発達障害と作業療法
[基礎編]

鎌倉矩子・山根　寛・二木淑子/編

岩崎清隆/著

三輪書店

編者の序

　作業療法はどの領域を取り上げてみてもそれなりの難しさをそなえているが，しかし発達障害領域の作業療法ほど，広範囲の知識と見識を要求される領域はないだろうと思う．疾患についての知識は言うに及ばず，神経学，神経発達学，発達心理学，人間発達学のほか，教育学，育児学についてもひとわたりの見識をそなえていなければならない．これに加えて，子どもの未来を見通す力と，その子の現在を最良にするための技が求められる．子どもが好きだからとこの領域に入り，続く2,3年をほとんど棒立ち状態のまま過ごした作業療法士は決して少なくない．

　発達障害作業療法は初め，肢体不自由児をおもな対象としたために，セラピストの意識が身体機能，とりわけ運動面に集中してしまった時代があった．新たな手技が発表されると，関係者一同がそれになびき，その眼鏡だけを使ってものを見てしまうような時代もあった．しかしいま発達障害の作業療法の対象となっているのは，重度脳性麻痺と重度精神遅滞をあわせもつ重症心身障害児・者から，脳性麻痺児，精神遅滞児，自閉症児，いわゆる学習障害児，不特定の発達障害児にいたるきわめて多様な子どもたちである．特定の治療手技をきわめただけで太刀打ちできる世界ではない．

　本書の主たる著者は岩崎清隆先生であるが，先生は岸本光夫先生と力を合わせ，発達障害の作業療法の基本的な理念，知識，技術のひとつひとつを丹念に書いて下さった．読者はきっと引用されている文献の多さとその領域の広さに目を瞠ることと思う．それも単なる引き写しではなく，完全に自分の血肉としたうえで書かれているので説得力がある．人間発達の解説ひとつをとってみても，岩崎先生らしい奥行きの深さが随所に感じられる．対象児を疾患の種類ではなく問題の質によって類別する視点や，アプローチの内容をその問題別に組み立てていく視点はたいへん示唆に富んでいる．

　書くべきことがあまりに多いので，本書はこのシリーズ始まって以来の上下二冊構成になった．基礎編と実践編の一組である．実践編には，生活や遊びのひとつひとつを組み立てていくための技術やヒントが述べられている．かっちりした記述は，豊かな臨床経験に支えられている．植物の名前を機関銃のようにならべ立て，一瞬たりともじっと坐っていない多動のSちゃんが，セラピストの，それらをすかさずホワイトボードに書き取っていくという咄嗟のアイデアに誘われて，やがて二人の間にやりとりの関係が始まっていった，というようなエピソードの挿入がとても興味深い．問題行動はきちんと止めなければならない，という主張には一種の気迫がある．

　岩崎先生は大学で哲学を専攻した方であるが，その後ゆえあって作業療法の途に転進され，発達障害領域ひとすじに臨床や教育を続けてこられた．障害児を育てることや親子関係を援助することについて，これまでにもきらりと光る文を書いてこられた．療育にかける思いの深さは並ではない．本書はその岩崎先生の思いが遺憾なく発揮された一冊であり，これから発達障害を手がけようという方にぜひとも読んでほしい一冊である．

2001年5月

　　　　　　　　　　　　　　　　　　　　　　　3名の編者を代表して　鎌　倉　矩　子

まえがき

　本書は発達障害の作業療法の教科書として使われることを念頭においている．いうまでもなく発達障害の作業療法とは，障害を持つ子どもの生活上，適応上の困難を改善することを意図した取り組みである．作業療法学は実践に向けられた学問であり，その内容も実践とともに追求されるべきものである．実践に向けられた学問にとって，知識と実践とはいずれも欠くことのできない車の両輪であり，両者は相互に作用し合ってはじめて真価を発揮する．学んだことが実践の中で確かめられ，実践で体験したことが知識として整理されることが理想といえる．そういう意味では多くの臨床家が「子どもから学べ」というのはまことに当を得ている．しかしそうはいうものの，子どもから学ぶためにも，学習者の側にそれなりの準備が整う必要があることもまた事実である．ここにそのための道すじを示す案内が求められるようになるが，本書の目的もそこにある．

　料理や観葉植物の育て方をはじめとして，いろいろなガイドブックがある．趣味とはいえアイザック・ウォルトンの『釣魚大全』くらいになると，その道の極意にまで到達した感がある．趣味や技術だけでなく．洋の東西を問わず魂や心を高めるためのガイドブックすらあることに驚かされる．禅の方法を説いた『碧巌録』や400年前日本にキリスト教をもたらしたイエズス会の創立者イグナチウス・ロヨラの『霊操』などもそのよい例である．その道の先達が初心者に歩むべき道筋を示すというのは，案外合理的な学習の方法かも知れない．

　発達障害領域における作業療法も半世紀をこす歴史を持ち，それがアメリカからわが国に導入されてからでも，はや30年が経とうとしている．ここら辺で自前の教科書を持ちたいという関係者の気持ちもよく理解できるが，わが国では発達障害の作業療法は学問的成熟と独自性という点ではまだ手放しで喜べる所まできているとは思えないし，本書もその道の先達者による道案内といい切れないところが辛いところである．しかし視点を変えれば，正念場を迎えている今だからこそ，この学問の持つ地平と進むべき方向をしっかり見すえておく必要があるともいえる．教科書には，その学問領域における現時点までの知識の体系化が期待される側面がある．しかし教科書にはまた学習者の学習過程を促進・援助するという水先案内人としての役割もある．本書は手本にすべき見本というよりは，本書が学習者に臨床的な思考を促す触媒として作用することを望んでいる．本書は「私たちはこう考え，こう取り組もうとしている」ことをそのまま読者の食卓に供するつもりである．その味付けはむしろ読者の課題であるといってもよい，その点で本書は時に多分に推論的にもなるが，やや開き直っていえば，そこを避けては実践学の教科書の使命を果たし得ないとも考えている．いずれにせよ本書では徹頭徹尾，実際の臨床につながるような具体的な記述をこころがけている．

発達を阻害する因子はさまざまある．障害が重くなればなるほど，それらが複雑に絡み合ってくるが，評価・治療とはその糸を一本ずつ解きほぐしていく作業に他ならない．著者らは問題を解きほぐしていくための手がかりを示すこと，それが教科書に求められる最も重要な課題だと考えている．本書は基礎編と実践編とに分けられ，基礎編では文字通り作業療法を実践する上で基礎となる知識を，実践編では問題を分析し，治療プログラムを立案し，それを実践する上での問題について記述する．基礎編の第1章では発達障害の概念，その対象，作業療法が発達障害に関わってきた歴史について述べ，第2章では作業療法が持つ方法論とその独自性について述べる．第3章では治療上の重要な視点となる正常発達を各機能間の相互作用に着目し，臨床的にとらえ直して紹介する．子どもの遊びも発達的経過の中でとらえることができるが，子どもにとっての特別な意味を考慮し，第4章に章を改めてその発達と構造について記述する．第5章では，発達障害児の療育を支援する上で参考になる発達障害児の家族が抱える問題や障害児の療育を支援する社会制度についてそれぞれ記述する．

　実践編では第1章に治療的取り組みの基本的な考え方を述べると同時に，作業療法を実施していく上での臨床上の留意点についても触れる．第2章から第4章までは，機能領域別に作業療法の実際について記述する．第2章では，嚥下・呼吸，食事，覚醒・生活リズム，姿勢保持・移動の援助など生存と健康な生活の維持に関わる問題について述べる．第3章では排泄や更衣の問題など日常生活活動の評価と指導について述べ，第4章では遊び，学業の支援，第5章では問題行動への対処，第6章では発達障害の今後の課題についてそれぞれ述べる．

　本書では各疾患の原因や診断的な基準については多く触れないが，それは他の専門書に当たることを意図したものであって，いささかも治療における疾患の意義を軽視するものではない．職業前指導や作業療法の管理・運営的な問題も特別に章立ててはいないが，本書の各所でそれらについて触れたつもりである．本書が読者の学習課程を促進し，寄与するものとなれば幸いである．
　　2001年5月吉日

岩崎清隆

発達障害と作業療法［基礎編］目次

編者の序 …………………………………………………………………………… 2
まえがき …………………………………………………………………………… 3

1　発達障害

1・1　発達障害とは ……………………………………………………………10
1・1・1　定義 ………………………………………………………………10
1・1・2　発達障害には治療的はたらきかけの意味がある …………………10
1・1・3　全人的アプローチを示唆する発達障害の概念 …………………11
1・1・4　人権思想としての発達障害の概念 ………………………………11

1・2　作業療法の対象となる疾患 ……………………………………………14
1・2・1　運動障害を主訴とする疾患群 ……………………………………14
1・2・2　知的・精神的機能の障害を主訴とする疾患群 …………………15
1・2・3　作業療法における治療対象の推移 ………………………………16
1・2・4　作業療法に対する潜在的な期待―多様化する疾患 …………18

1・3　障害児の処遇の歴史と作業療法の関わり ……………………………20
1・3・1　学問の発展における歴史の意義 …………………………………20
1・3・2　医学における歴史の意味 …………………………………………20
1・3・3　作業療法学にとっての歴史の意味 ………………………………21
1・3・4　障害児の処遇の歴史 ………………………………………………22
1・3・5　作業療法からの障害児への関わり ………………………………29
1・3・6　歴史から作業療法士が学ぶこと …………………………………31

2　発達障害における作業療法の基本的理念

2・1　作業療法の目的と手段 …………………………………………………36
2・1・1　自覚的なはたらきかけとしての治療行為 ………………………36
2・1・2　作業療法の目的 ……………………………………………………36
2・1・3　作業療法の手段 ……………………………………………………37

2・2　作業療法士の役割 ………………………………………………………39
2・2・1　発達の援助ということの意味 ……………………………………39
2・2・2　社会へのはたらきかけ ……………………………………………40

2・3　作業療法評価の過程 ……………………………………………………43
2・3・1　作業療法評価の基本的理念 ………………………………………43
2・3・2　評価の手順 …………………………………………………………45

2・4　治療的な介入理論 ………………………………………………………53
2・4・1　神経発達学的治療理論 ……………………………………………53

	2・4・2	感覚統合療法 …………………………………………………………55
	2・4・3	認知発達を中心とした治療理論 …………………………………57
	2・4・4	情緒・社会性を中心にした治療理論 ……………………………58
	2・4・5	応用行動分析理論 …………………………………………………59

2・5　介入理論適用の問題点 ……………………………………………………62
　　2・5・1　根拠に基づいた推論の必要性―合理的な考え方 ……………63
　　2・5・2　介入理論の選択における指針 …………………………………64

3　正常発達の基礎知識

3・1　正常発達の臨床への応用 …………………………………………………72
　　3・1・1　正常発達の指標 ……………………………………………………72
　　3・1・2　遅れと異常 …………………………………………………………72
　　3・1・3　治療を助ける発達の理解 …………………………………………73

3・2　姿勢・移動運動の発達 ……………………………………………………75
　　3・2・1　姿勢・移動能力と他機能との相互作用 ………………………75
　　3・2・2　姿勢の発達の方向 …………………………………………………76
　　3・2・3　姿勢調節能力の獲得過程 …………………………………………76
　　3・2・4　姿勢コントロールと運動コントロール ………………………78
　　3・2・5　姿勢の保持能力と姿勢の変換能力 ……………………………79
　　3・2・6　姿勢・移動運動の発達 ……………………………………………79

3・3　目と手の協調の発達 ………………………………………………………89
　　3・3・1　目と手の協調の発達の概要 ………………………………………89
　　3・3・2　手のはたらき ………………………………………………………89
　　3・3・3　視覚のはたらき ……………………………………………………90
　　3・3・4　視覚機能の発達 ……………………………………………………90
　　3・3・5　ものの操作に有利な神経と筋の諸特徴 ………………………92
　　3・3・6　目と手の協調の発達 ………………………………………………93
　　3・3・7　目と手の協調の発達の方向性（まとめ） ……………………97

3・4　認知機能の発達 ……………………………………………………………100
　　3・4・1　認知機能の定義 ……………………………………………………100
　　3・4・2　感覚・知覚・認識 …………………………………………………100
　　3・4・3　行動の要素とその構造 ……………………………………………101
　　3・4・4　感覚処理過程としての〈認知〉と〈感情〉 …………………102
　　3・4・5　認知機能に及ぼす上肢の影響 ……………………………………104
　　3・4・6　脳の活性化と上肢機能 ……………………………………………105
　　3・4・7　認知発達の方向 ……………………………………………………106

3・4・8　ピアジェによる認知発達理論 …………………………………………110
　　　3・4・9　認知発達段階 ……………………………………………………………112
　3・5　心理・社会的機能の発達 ……………………………………………………117
　　　3・5・1　発達における感情の重要性 …………………………………………117
　　　3・5・2　感情の機能 ……………………………………………………………118
　　　3・5・3　心理・社会的機能の発達 ……………………………………………121

4　子どもの遊び

　4・1　子どもにとっての遊び ………………………………………………………134
　　　4・1・1　遊びの3要素 ……………………………………………………………134
　　　4・1・2　自発的で自由な活動 …………………………………………………135
　　　4・1・3　非実利性・非現実性 …………………………………………………135
　　　4・1・4　快の追求とその経験 …………………………………………………136
　4・2　遊びの発達的意義 ……………………………………………………………137
　　　4・2・1　カタルシスとしての遊び ……………………………………………137
　　　4・2・2　生活の準備としての遊び ……………………………………………138
　4・3　遊びの楽しさの分析 …………………………………………………………140
　　　4・3・1　〈感じる〉楽しさ ………………………………………………………140
　　　4・3・2　〈演ずる〉楽しさ ………………………………………………………144
　　　4・3・3　〈競う〉楽しさ …………………………………………………………146
　4・4　遊びの発達 ……………………………………………………………………149
　　　4・4・1　感覚・運動遊び ………………………………………………………149
　　　4・4・2　構成遊び ………………………………………………………………152
　　　4・4・3　社会的遊び ……………………………………………………………156
　4・5　遊びの種類と遊具 ……………………………………………………………157
　　　4・5・1　遊びにみられる普遍的形式 …………………………………………157
　　　4・5・2　おもちゃと遊具 ………………………………………………………157
　　　4・5・3　おもちゃとの関わり方の変化 ………………………………………158
　　　4・5・4　遊びの種類とその育てる能力 ………………………………………159
　　　4・5・5　それぞれの発達段階で遊ばれるおもなおもちゃ …………………164

5　子どもの養育支援態勢

　5・1　養育支援としての作業療法 …………………………………………………172
　　　5・1・1　育児の意味 ……………………………………………………………172
　　　5・1・2　育児が問われる時 ……………………………………………………173
　　　5・1・3　個別的な問題としての親子関係 ……………………………………173

- 5・1・4　親子関係を規定するもの ……………………………………………174
- 5・1・5　親と子の自立の過程 ………………………………………………176
- 5・1・6　子どもの障害受容の過程 …………………………………………176
- 5・1・7　親の初期の悩みの本質 ……………………………………………179
- 5・1・8　障害受容が意味すること …………………………………………179
- 5・1・9　育児の援助者としての作業療法士 ………………………………180
- 5・1・10　障害児のきょうだいに対する配慮 ………………………………181

5・2　チーム医療 ……………………………………………………………………182
- 5・2・1　チーム医療の必要性 ………………………………………………182
- 5・2・2　固有の視点と共有すべきもの ……………………………………182
- 5・2・3　目的達成型解決のすすめ …………………………………………182
- 5・2・4　〈意志決定〉過程における問題点 …………………………………183
- 5・2・5　臨床におけるチームワークのあり方 ……………………………183
- 5・2・6　チーム医療の中の作業療法士の役割 ……………………………184

5・3　障害児支援の社会制度 ………………………………………………………185
- 5・3・1　心身障害児福祉施策の根本理念 …………………………………185
- 5・3・2　障害の軽減や改善に向けられた支援 ……………………………186
- 5・3・3　家庭での介護に向けられた支援 …………………………………187
- 5・3・4　心身障害児の学校教育 ……………………………………………188
- 5・3・5　心身障害児の療育をする家族への経済的支援 …………………188
- 5・3・6　社会参加を促進するサービスや施策 ……………………………189
- 5・3・7　施設サービス ………………………………………………………189

索引 ……………………………………………………………………………………192

発達障害

  1・1 発達障害とは 10
    1・1・1 定義 10
  1・1・2 発達障害には治療的はたらきかけの意味がある 10
   1・1・3 全人的アプローチを示唆する発達障害の概念 11
    1・1・4 人権思想としての発達障害の概念 11
    1・2 作業療法の対象となる疾患 14
   1・2・1 運動障害を主訴とする疾患群 14
  1・2・2 知的・精神的機能の障害を主訴とする疾患群 15
   1・2・3 作業療法における治療対象の推移 16
  1・2・4 作業療法に対する潜在的な期待―多様化する疾患 18
   1・3 障害児の処遇の歴史と作業療法の関わり 20
    1・3・1 学問の発展における歴史の意義 20
    1・3・2 医学における歴史の意味 20
   1・3・3 作業療法学にとっての歴史の意味 21
    1・3・4 障害児の処遇の歴史 22
   1・3・5 作業療法からの障害児への関わり 29
   1・3・6 歴史から作業療法士が学ぶこと 31

1・1 発達障害とは

1・1・1 定義

　発達障害（Developmental Disability）とは，文字通り発達の障害を意味する[1]．器質的なものであれ環境的なものであれ，その原因が18歳くらいまでの心身の発達期にあってその成長・発達を妨げるようなものであれば，それらはすべて発達障害といって差し支えない．反対に発達期における病気やケガであっても，発達を妨げるものでなければ発達障害とは呼ばない．胎生期における障害の原因としては，染色体異常や遺伝病による先天異常，ウイルス感染による諸器官の形成不全，周産期では仮死[*1]，乳幼児期では脳炎など出生後の病気の後遺症[*2]，頭部外傷などの事故，劣悪な養育環境の影響などがあげられる．

　発達障害の概念の対極にあるものとして，成人期に発症する障害が想定される．脳卒中などは同じく脳に起因する障害であるが，それは一度獲得された機能の喪失であり，その喪失の程度は，おおむね脳の損傷の部位と程度が症状に直接的に反映されていることが多い．それに対して発達障害では脳損傷の直接的な症状に加え，特定の機能低下が発達過程全般に与える影響もあり，それらの総合として発達障害の臨床像をとらえる必要がある．発達障害の代表的な疾患である脳性まひも，かつては作業療法では身体障害の一部として教えられていたこともあったが，このような発達領域の独自性から作業療法の治療的取り組みにおいて，ひとつの独立した治療領域として主張されるべきである[2]*3．

1・1・2 発達障害には治療的はたらきかけの意味がある

　医学的診断名では，通常，① 原因，② 臨床像，③ 経過，④ 発症の時期，⑤ 予後の5つについて記述されることになっている．「精神薄弱」という概念はこの規範に沿っているが，「精神遅滞」という概念では，② 臨床像に触れているだけで，① 原因，③ 経過，⑤ 予後についてはまったく触れておらず，この規定に従えば医学的診断名にはならない[3]．しかし「精神薄弱」が予後に触れているとはいえ，それは「症状の改善はみられない」という否定

---

　*1　新生児医療の進歩により，1000g未満の出生時体重の超未熟児の救命率は上ったが，超未熟児は脳損傷をもたらす合併症を持つことが多い．この超未熟児のインタクトサバイバル率（障害を残さない生存）を高めるのが今後の新生児医療の課題といえる．
　*2　この中には心疾患の手術中の低酸素脳症など，治療に関連する原因の脳障害も含まれる．
　*3　1990年の理学療法士，作業療法士養成施設指定規則改訂によって正式に「発達障害作業療法」がカリキュラムに位置づけられた．

的なものであり，予後に触れることでかえって治療や教育に対する積極的な姿勢を生みにくくしているともいえる．明治時代以降2，3の例を除いて日本の医学が知的障害に興味を失い，教育や福祉にその処遇を委ねてきた理由は，医学からの知的障害のこういう解釈と関係がある．実際には，その予後は，治療的はたらきかけの内容や程度によって大きく変わりうることが実践の中で明らかにされており，「精神薄弱」流の解釈が単に悲観的であるばかりでなく，正確さを欠くものであることも分かってきた．予後に対する柔軟な考え方は，教育・福祉・家庭での実際の取り組みの中で生れ，それらの実績に裏打ちされて育ってきたものといえる．このように「精神遅滞」とは，障害を発達の遅滞ととらえる見方であり，発達障害という概念には，障害に対する治療的取り組みを促す視点が存在する．

1・1・3　全人的アプローチを示唆する発達障害の概念

　発達障害には，脳の何らかの損傷・欠陥によってもたらされた障害が多い．そして脳の再生が困難であるだけに，通常その障害は生涯にわたる場合が多い．そうであるならば，障害を持ったままどう生きてゆけばよいか（あるいは育てていけばよいか）という発想が出てくるのも自然である．このように発達障害という概念には，症状の改善だけに注目せず，子どもの育つ過程そのものを全体的に見ていこうとする視点がある．作業療法からの治療的取り組みも，子どもの発達のあらゆる側面に目を向けたアプローチであることが期待される．それゆえ脳性まひは姿勢と運動の不全を主訴とする障害であるが，作業療法からの取り組みは，運動という単一な機能に対する取り組みに尽きるものであってはならない．姿勢・運動の制限によってもたらされる能力低下の全容を視野においた援助である必要がある．

1・1・4　人権思想としての発達障害の概念

　発達障害という用語は，アメリカで法律用語として1970年代頃から使われはじめたものである[4]*4．同一の子どもが複数の異なる障害を持つ場合も多く，サービスを実施する点ではすべてを包括するような発達障害という概念が求められたことは理解できる．しかしそうした運用面での理由はさておき，発達障害という概念には障害が正当に理解されるための主張が込められていることに留意する必要がある．

　かつての障害の名称の多くに，多かれ少なかれ人格の低下を示唆するようなニュアンスが認められる．知的障害を例にとれば，Mental Deficiency，Abnormal Child などの呼び方には，人間として何か欠けていたり，劣っているという響きがあることは否めない．全米知的障害者協会（AAMR）は，人権尊重の見地から1973年にその名称を Mental

---

*4　42合衆国法典2670（Developmental Disabilities Act of 1970, PL 91-517）．42合衆国法典6000（Developmental Disabilities Act Amendments of 1978, PL 91-517）

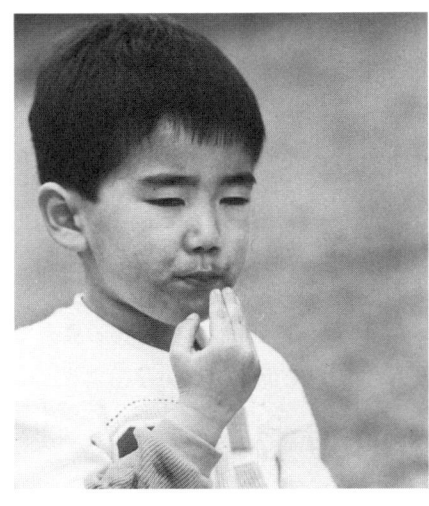

図 1・1-1
発達障害児が生きている現実の中に「人間としてもっとも大切なこと」を学ぶ

Retardation と改めたが，わが国でも障害の名称変遷はほぼアメリカの動向に倣っている．戦前には低能児，異常児，不具・廃疾など，口にするのもはばかられそうな名称が学術書の中にすら散見できる[5)〜8)*5]．これらが「精神薄弱」となり，さらに「精神遅滞」とその名称を変えてきた．1980年代に入って人権擁護の視点はさらに強調され，マスコミでは「精神遅滞」に代わって「知的障害」という名称が使われるようになってきた[9)*6]．このように発達障害という概念が生まれてきた背景には正当な障害観を求める障害者とその家族の要望があり，そのことが人々の障害観を修正してきたという側面がある．

人間関係において一方通行の関係はありえず，どんなかたちであれ相互に影響を与え合うものであることを指摘したのは現代の哲学者レビナス（Levinas, E）であったが，大江健三郎氏もそのことを障害者と健常者との関係の核として認めている[10)]．彼によると障害

*5　劣等児，白痴児，精神低格児，不良児，不具児童などの名称が戦前の学術書などにみられる．しかし田代義徳（東京帝国大学整形外科教授）は柏学園の設立書（1923年）の趣意書に〈不具児童〉ではなく，〈手足の不自由な児童〉という用語を使用しており，人権に対する配慮が大正年間にすでにみられることに注目する必要がある．〈不具〉を肢体不自由という用語に変えたのは，高木憲次（整肢療護園園長）であった．高木は元厚生大臣橋本竜伍氏が子どもの頃「自分は外見や動作を批判されるような名称で呼ばれたくない．自分はただ不自由に感じているだけであって…(後略)」（1928年）ということばにその名称のヒントを得たという．
　　総理府，厚生省などによる法律からの不快語追放運動で，1981年時点でも「不具，廃疾」は約140の法律，「白痴」は2つの法律に使われていることが分かった．「精神薄弱の用語の整理のための関係法律の一部を改正する法律案」（平成10年9月28日公布，平成11年4月1日施行）により精神薄弱という用語はすべて知的障害に変更されている．

*6　知的障害者フランス大会で知的障害者自身が「知的障害」という名称を採択した．1982年，国連広報部は「マスメディアと障害者に関するセミナー」の提言を受けて，「障害者についての報道の改善」を発表した．日本ではある新聞の社説がこの問題を取り上げてから「知的障害」という名称が定着してきたといわれている．
　　しかし診断名としての〈精神発達遅滞〉の意味するところを〈知的障害〉という用語がすべて表わすかどうかは議論の対象になるところである．診断名としてほかの疾患と区別する場合には，今後も広く〈精神発達遅滞〉が用いられるものと考えられる．

者を理解することとは、「障害者が生きる現実の中に、人間としてもっとも大切なことを健常者自身が学ぶこと」であるという[11]．つまり障害者の理解とは健常者の善意のはたらきかけというよりは、健常者が逆に障害者から力を与えられている側面に気づくことに他ならないというのである*7．人間関係のあり方の模索が障害に対する見方を変えたともいえるが、障害の意味を考えることによって人間関係の理解が深められるともいえる．いずれにしても発達障害という用語は21世紀初頭における人々の障害観を代表する概念といえる（図1・1-1）．

---

*7 群馬県民200万人突破を記念して作られた映画「眠る男」（小栗康平監督）は異色の映画であった．知的障害者の青年ワタルは、山で遭難して昏睡状態にあった男を発見した．その男はその後も昏睡から覚めず、ただ生かされているだけだと思われていた．しかしその男が死んだ時、周りの人は実はその男に支えられていたことに気づく．ラストの女子高生の「ワタルくん、おはようございます」というさわやかな挨拶にそのことが暗示されていた．先の阪神大震災でも、多くのボランティアが「自分たちのほうこそ被災者からいっぱい宝をもらった」というような感想をもらしている．

1・2 作業療法の対象となる疾患

　作業療法の対象となる疾患としては，当然のことながら発達障害をもたらすすべての疾患が含まれる．これらの疾患は，原因や発生の時期，損傷部位や臨床像などを基準にして分類されることが多いが[*8]，本書では治療的なはたらきかけの類似性を基準にして疾患を分類してみる．作業療法とは疾患そのものの治療ではなく，疾患がもたらす具体的な能力低下に着目し，その改善を目指す治療的はたらきかけである．それゆえもともと疾患別に固有な作業療法が存在するわけではなく，問題となる能力低下の質が同じであれば異なる疾患においても同じはたらきかけがなされ，また同一疾患においても問題の性質が異なれば異なるはたらきかけがなされるものなのである．本書では発達障害を大きく，① 身体・運動機能の低下を主とするものと，② 知的・精神的機能の低下を主とするものとに分け，これらをさらに治療内容の類似性を基準にして分類することにする（**表1・2-1**）．

表1・2-1　臨床的視点からの発達障害の疾患分類

姿勢・運動機能の低下を主とする障害	骨・筋肉レベルの疾患に起因する障害
脳の損傷に起因する障害 　脳性まひ 　脳炎後遺症 　頭部外傷 　脳血管障害 　てんかん 　その他	奇形 　切断 　骨系統の疾患 　神経・筋疾患 　進行性筋ジストロフィー症 　その他
	知的およびその他の精神的機能の低下を主とする障害
脊髄および末梢神経の損傷に起因する障害 　二分脊椎 　分娩まひ 　末梢神経まひ 　その他	精神発達遅滞 　自閉症 　学習障害 　その他

1・2・1　運動障害を主訴とする疾患群

　運動障害を主訴とする疾患群では，姿勢・運動のコントロールの獲得がおもな治療目標となるが，運動障害の質の違いによってさらに3つの群に分類することができる．脳の損傷に起因する運動障害を第1のグループとすると，脳性まひ，頭部外傷，脳炎後遺症など

[*8] DSM-IV (Diagnostic and Statistical Manual of Mental Disorders)，ICD-10 (International Classification of Diseases)（WHO第10回修正国際疾病分類基本分類表）による分類がある[12]．

がこれに属する．脳の損傷の部位や範囲，発症の時期などによって臨床像が多少異なるが，それが全身性の運動障害で，治療的なはたらきかけも随意運動の基盤となる姿勢コントロールの獲得に治療の焦点が当てられるという点で共通している．しかし脳性まひといっても脳性まひに対して普遍的な作業療法があるのではなく，アテトーゼ型，痙直型など麻痺のタイプや運動パターンの違いによってその援助方法も異なってくる．

　脊髄や末梢神経系の損傷などによる障害が第2の運動障害のグループであり，二分脊椎や分娩まひなどがこれに属する．これらも神経の損傷の程度と範囲によって随意運動のコントロールの程度は異なってくるが，通常，運動障害は局所的で中枢部の姿勢コントロール能力は保たれている場合が多い．それゆえその治療的なはたらきかけは関節可動域の拡大，支持性の強化，筋力強化など運動性をより直接的に引き出すことに向けられることが多い．

　第3の運動障害のグループは，治療的内容では第2のグループに重なるところもあるが，筋肉や骨レベルでの運動障害を中心とした疾患で，切断，先天奇形，神経筋疾患などがこれに当たる．しかし筋ジストロフィー症などそれが進行性で不可逆な経過をたどるものは現在持っている能力の保全が優先され，整形外科疾患とは異なる配慮が必要になってくる．

1・2・2　知的・精神的機能の障害を主訴とする疾患群

　ものの理解や自己抑制が不十分であったり，対人関係がうまくいかないために家庭や社会への適応が困難になり，子どもの生活の質が著しく損なわれることが知的・精神的機能低下による発達障害のおもな内容である．これらを代表する疾患は精神発達遅滞，自閉症，学習障害などである[*9]．これらはいずれも独立した診断で，それぞれ固有の臨床像を持つものであるが，臨床像には重なる部分も多い．例えば自閉症児の8割以上に知的低下が認められるともいわれている．また自閉症児の特徴とされている希薄な対人意識やものへのこだわりは，精神発達遅滞児にもみられるものである．また自閉症の高機能群では，加齢とともに，ことば，対人関係を主とする自閉的症状から社会的スキルの低下[*10]，読み書きの障害[*11]を中心とする学習障害児が示す高次脳機能障害に移行することが多いといわれている[13]．本書ではそれぞれの疾患に固有なはたらきかけの必要性を認めつつも，これら疾患を〈学習の障害〉として共通の枠組みの中でとらえている．

　理解力の低下が学習の停滞（Delay of Learning）をもたらし，それが家庭や社会への適応の困難の原因になるのが精神発達遅滞児の場合である．それゆえこれらの疾患ではど

[*9]　学習障害（Learning Disability）は，医学的な疾患概念ではなく，教育の領域で使われれきた用語であった．DSM-III-Rまでは Academic Skill Disorder（学習能力障害）という用語が使われていたが，DSM-IVでは Learning Disorder（学習障害）という用語になっている．

[*10]　よく迷子になる．不器用である．右左を間違う．整理整頓が下手なので，ぐず，だらしないなどの評価を受けてしまうことが多い．

[*11]　文字が正しく書けない．文字が書けても読めない．正しく発音できない．文章が理解できない．記憶に基づいて絵が描けないなど．

こに学習のつまずきがあるかを明らかにし，その発達段階に合わせて繰り返し指導していくことが学習の停滞に対する治療原則となる．これに対して単なる学習の停滞というよりは，学習の歪み（Distortion of Learning）によってもたらされる不適応も考えられる．自閉症児などでは各機能間に発達のばらつきがあり，そのいびつさが知覚や認識の歪み，こだわり，思い込みを生みやすくしている．こういうケースでは学習の促進ばかりではなく，行動の抑制を伴った誤学習の修正が必要な場合もでてくる．学習障害児における学習の困難は，学業や社会性の低下など特に高次脳機能障害が関わる領域で顕在化する場合が多い．対人スキルや巧緻性，協調性を改善するようなはたらきかけをしていくとよいが，触覚過敏など何らかの神経学的な問題がみられる場合は，行動の背景としての感覚・運動の処理過程へのアプローチも必要になってくる．しかし一般的にいって知的機能の障害では，臨床像によるそのはたらきかけの違いは運動障害におけるはたらきかけの違いほど明確ではない．

1・2・3　作業療法における治療対象の推移

1）肢体不自由児への関わり

1921（大正10）年5月1日，東京市小石川区大塚仲町，建坪16坪，庭6坪の民家でわが国最初の肢体不自由児施設「柏学園」が開所した．園主柏倉松蔵のその日の園誌によると，「入園希望者，ついに唯一名なりしが予定の如く開園式を挙行す」とある．開所式の出席者は園主柏倉松蔵，その妻とく，入園者である9歳の女の子，その父親，顧問東京帝国大学整形外科教授田代義徳，来賓として陸軍軍医少佐，園医のほか，参観者1人の合計8人であったという．午前10時半，6畳3畳を一間にした日本間で，妻とくの弾くオルガンにあわせ，皆で「君が代」を斉唱した後，教育勅語を奉読し，園主松蔵の挨拶，田代義徳の祝辞でつつましやかに式が終了したとある[14]．今から80年前，日本で肢体不自由児の組織的な療育が始まった時の情景である（図1・2-1）．

「障害者白書」によると平成10年現在，通園施設を含め肢体不自由児施設は全国に157カ所となり，約8,000人の児童が入・通所している．同じく肢体不自由児の養護学校は195カ所あり，18,464人の児童が通っている[15]．たった一人の少女と数人の関係者から始まった肢体不自由児への福祉・教育サービスは，半世紀ばかりのあいだに夢のような広がりを見せている．発達障害の作業療法が医学との結びつきが深かった肢体不自由児の領域から始まったことはむしろ自然なことであったが，作業療法士が日本に誕生した1960年代からの20年間は，発達障害領域の作業療法士の就職先のほとんどがこの肢体不自由児施設であった[16),17)]*12．初期には装具による補助・矯正，筋力強化，関節可動域の拡大など整形外科的

---

*12 身体障害，精神障害領域に比べ，発達障害領域は作業療法士がもっとも少ない分野であり，当初発達障害領域ではたらく作業療法士の数は，全体の1割程度のおそらく100人前後であったかと思われる（1985年版「作業療法白書」調べ）．それから10年後の1995年版の実態調査でも，総数は増えたもののその割合は変わらず1割前後のまま推移し現在に至っている．

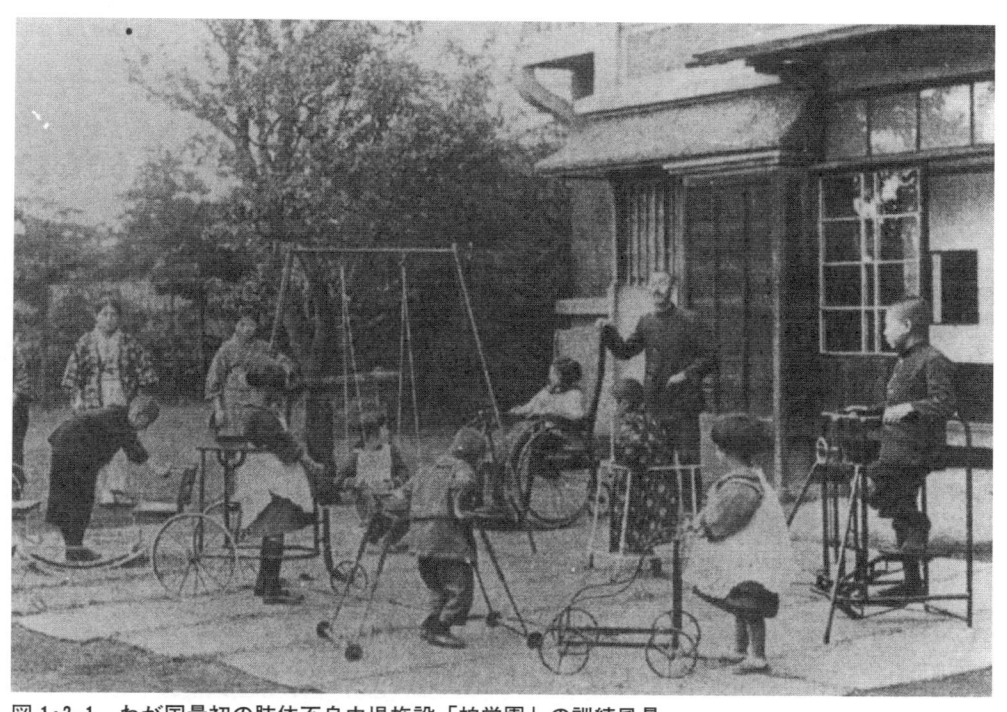

図 1・2-1　わが国最初の肢体不自由児施設「柏学園」の訓練風景

手法が主であったが，1970年代に入ってボバース夫妻らの神経発達学的治療法の導入によって脳性まひ児の作業療法も運動療法的な色彩が濃くなってきた．発達障害児の超早期の治療の意義が強調され，作業療法士も乳幼児の超早期治療に積極的に携わるようになってきた．日本作業療法士学会での演題テーマを分析した杉原は，発達障害領域の作業療法士の関心がずっと運動障害に集中していたことを指摘している[18]．わが国における発達障害領域での作業療法の30年を振り返ってみると，作業療法からの取り組みとは肢体不自由児を中心にした取り組みであったことがよく分かる．

2）職域と治療対象の拡大

1980年代から90年代にかけては，作業療法士が新たに重症心身障害児施設（以下，重症児とする），知的障害児通園施設，養護学校などにも入職できるようになり，その職域に多少の変化がみられるようになった．この中で重症児施設における入職の増加は特記すべきものがある．1970年代では，全国で常勤の作業療法士の数は十指に満たなかったが，1990年代では百数十人となり，20年で約40倍の伸びを示している[*13]．重症児の治療経験は，作業療法からの治療的はたらきかけの意義を改めて考えさせたという意味において，作業療法士にとっては貴重な体験であった．リハビリテーションの目的が社会復帰と同義に考えられている段階では，どうしてもその対象は中等度以上の障害児に限定されやすくなる．

[*13]　公・法人全国重症心身障害児実態調査調べ（1979年版，1998年版）

しかし重症児の場合は，まず社会での役割の獲得ということより，生存と健康で豊かな生活を送るための機能の維持，獲得が問題なのである．重症児施設にはもともと子どもへのはたらきかけの意義を，個々の子どもの生存の事実の中に考えようとする"生命医学"という発想があり[19)*14]，このような理念の下に作業療法士も姿勢保持，摂食機能，呼吸機能，覚醒状態など生命維持機能の改善にも積極的に取り組むようになってきたのである．

3）療育の地域化

1981年の「国際障害者年」とそれに続く「国連・障害者の十年」を契機に，発達障害児の養育に関する考えが大きく変化し，従来の施設や病院を中心とした療育から家庭や社会に生活の基盤を置いた療育活動が提唱されるようになってきた．これに合わせて政令都市では肢体不自由児施設も総合的な療育センターに発展し，そういう動向の中で従来医学的リハビリテーションの対象とされていなかった精神発達遅滞児，学習障害児，自閉症児なども本格的に作業療法の対象として考えられるようになってきた．これと並行して，1990年代においてそれぞれ十指に満たない数ではあるが，知的障害児通園施設，養護学校などが作業療法士の職場として加わるようになっている．

特に知的障害児通園施設は，それが制度化された時(1957年)，6歳以上の中等度知的障害児を対象としており，当時未整備であった養護学校の代替え施設としての役割も果たしていた．しかし現在では利用者のほとんどが就学前児となり，その障害も重複化してきた実態がある．これに対し1990年度から厚生省は「心身障害児通園施設機能充実モデル事業」を開始し，肢体不自由児のクラスを設ける場合，作業療法士や理学療法士を配置することを勧めている[20)*15]．また同年に同じく「重症心身障害児通園モデル事業」が開始し，在宅のまま障害をより重度化させないために早期からの訓練を含めた療育が重視されるようになってきている．これらの事業は両者とも順調に発展しており，平成8年モデル事業は一般事業になり，作業療法士にも地域に根ざした療育の場が職場として提供されている．

1・2・4　作業療法に対する潜在的な期待―多様化する疾患

生きることがとりあえず優先されなければならない時代や社会では，発達障害児であっても生存上の深刻な支障がないかぎり，治療の対象にされるゆとりが社会には乏しい．しかし人々が生活の質を問い，福祉サービスが在宅療育と社会への適応に標準を合わせるようになると，適応に問題を持つ子どもも治療の対象として浮かび上ってくる．そういう意味では豊かになった日本は，適応に問題を持つ子どもにも治療的なはたらきかけを行う余

---

*14　小林提樹は，第1は保健医学，第2は予防医学，第3は治療医学，第4はリハビリテーション医学，第5に生命医学，つまり死に対して天寿を全うする医学として重症心身障害児の医学を提唱した．

*15　心身障害児通園施設機能充実モデル事業の概要には，「なお新たに配置する職員は，重複障害に適応した指導訓練を行えるものであること（中略）……理学療法士または作業療法士」となっている．しかし精神薄弱施設の場合は，現在でもリハビリテーション職員の雇用の困難性が指摘されている．

裕を持てるようになったともいえる．特に近年は，社会構造の急激な変化に伴う歪みとして新たな問題が指摘されるようになってきており*16，それとともに作業療法士に対する新たな期待も生まれている．

　例えば不登校児や被虐待児に対しての作業療法士の取り組みへの要望がある[23]．不登校が他者と自己に対する信頼の欠如に原因を持つものであれば，自我の発達の問題ととらえることができる．そうするとそのはたらきかけもカウンセリングに限らず，創作活動，レクリエーションなど言語を主要な媒介としないアプローチも当然考えられるし，むしろ身体活動を通したはたらきかけのほうが有益な場合もでてくる．そういう意味では合目的な活動を治療手段とする作業療法に，不登校児へのはたらきかけの期待が生まれていることはむしろ自然なこととも言える．いじめ，家庭内暴力，幼児虐待などの問題も，本質的には小児領域の作業療法の延長線上として考えられる．また平成11年に日本作業療法士協会が刊行した治療モデル事例集には，日本でもホスピスの成人終末医療患者の事例が掲載されている[24]．やがて小児の終末医療の臨床への関与を求める期待が高まってくることも予想される．学校や行政機関などへ作業療法士の入職など職場の拡大とともに，作業療法の対象も徐々に拡大していくと思われる．

---

*16　虚弱児施設，養護施設での障害児の増加など，施設のボーダーレス化が起こってきた[21]．また家庭内暴力，非行，いじめ，不登校，学級崩壊などが社会問題として提起され，それらが子どもの高学歴化，受験競争の激化，家庭や学校でのいびつな人間関係などと関連づけて考えられることが多い[22]．

 障害児の処遇の歴史と作業療法の関わり

　21世紀を迎えた現在，わが国ではどんなに障害の重い子どもでも就学できるようになっており，卒業後の指導やケアの場としてさまざまな施設が整備されつつある．また1960年代に欧州に始まった「ノーマライゼーション」という啓発運動は，障害者に留まらず，老人，子ども，貧困にあえぐ人々も含めた社会的弱者すべてに向けられ，今や世界の福祉の基調になろうとしている．こうしてみると国によって，地域によって，その歩みの速度，浸透の度合は違っていても，世界は確実に社会の向かうべき方向を見すえたように思える．しかしこれらは，ほんのここ半世紀の社会・経済的発展の中で加速された動向であることも忘れてはならない．今後の発達障害児への医療・福祉がその方向を見誤らないためにも，過去の障害児の処遇の歴史を振り返ることの意義は小さくない．

1・3・1　学問の発展における歴史の意義

　学問にはそれが学問として発展してきたそれぞれの歴史がある．しかし学問における歴史の意義は，学問が扱う対象や方法論によってその位置づけが異なってくる．例えば哲学は，人間の存在を全体的に扱う学問であり，紀元前のギリシャ社会においては，現代でも関心を集めそうな愛，幸福，平和，正義といった主題が既に余すところなく議論されている．しかし学問としての哲学は，プラトンやアリストテレスの到達した結論をそのまま受け継ぎ，そこから出発することを許さない．むしろ彼らが立脚した基盤そのものを批判的に吟味することから，その後の学問的探求が始まるといっていい．

　つまりものごとの意味や価値を問う学問の発展とは，後の時代のものが前の時代の価値を問い，前の時代に見られなかった新しい地平を示し得た時に，はじめて成立するものと考えられる．それゆえ古典と呼ばれるものも常に意味を失わない反面，過去の業績を鵜呑みにできない点で，学問の発展は必ずしも単純に上昇的・直線的軌跡とはならない．以上の点からこういう学問領域においては，学問的真理は常に反芻しながら追求されており，その過程の考察としての歴史は，その学問の中心的な部分に位置づけられることになる．

1・3・2　医学における歴史の意味

　それでは科学における歴史の位置づけはどうであろう．科学においては数理的・実験的な検証を経て，妥当性を得たものしか学問的成果として残らないことになっている．つまり客観性が得られた内容だけしか学問的な所産にならないので，研究者は前の時代の成果を踏まえ，そこから出発することが許される．新しい飛行物の開発を志すものは，新しい

発見にはひらめきや想像力が必要であっても，わざわざレオナルド・ダ・ビンチの人力飛行機やライト兄弟が初めて飛ばした飛行機の原理から研究する必要はなく，現代の航空力学が示す地平を入念に吟味することからその研究を始めて差し支えないのである．それはこの種の学問においては，先人の成果は現代の学問の中に包含されるはずになっているからである．その意味では，科学では新しい成果に過去は栄光を譲り，学問の発展も検証された事実の連続の上に成り立つ上昇的・直線的なものとなる．こういう学問領域における歴史の位置づけは，哲学などとはやや異なり，必ずしもその学問の中心に位置づけられてはいない．その学問の目標や方向性が問われる時にのみ浮上し，そこに何らかの手がかりを与えるものとして，常にひかえめに位置づけられることになる．

　医学は科学の持つ方法論を中心にすえることにより，科学の一分野になり得た．学問としての医学も人間を対象にしているが，それは健康という観点からのみ人間を扱うのであって，必ずしも人間の生を全体的に問うものではない．医学がほかの諸科学と同様，人類の幸福に貢献することをその出発点としていることは明らかである．しかしそれは医療に携わる人々の暗黙の了解ではあっても，学問それ自体から問える性質のものではない．むしろその動機，目標を問わないことによって学問として成立してきたともいえる．ここに医学が文化そのものの中に，その目標を求めなければいけない側面がある．最近，世界の福祉をリードしてきた北欧諸国にも，かつて優生学思想による知的障害者への不妊手術が強制された事実があったことが報じられ[25]，人々を驚かせた．また先の大戦中ナチス・ドイツや日本の旧帝国陸軍によって行われた民間人への人体実験，アメリカでのマンハッタン計画なども偶発的なものとして片づけることはできない[26]〜[28]*17．これらは，医学が倫理のコントロールを失った場合に，今後も起こり得る例証としてとらえらるべき問題である．

1・3・3　作業療法学にとっての歴史の意味

　作業療法の歴史の意味も，基本的には医学に準ずるものである．それゆえここでの養育の歴史を振り返る意義は，技術的な示唆を得るところにではなく，発達障害の作業療法の現在と今後を考える上での参考にすることにある．作業療法の技術や知識に関しては，医学がそうであったように，有効でなかったものは淘汰され，有益なもののみが累積されているはずなので，基本的には作業療法学の歴史に対する楽観が許される．

　しかし楽観が許されるといいつつも，作業療法学には扱う対象と学問を進める方法において，医学とは異なる事情があることもまた事実である．作業療法学が対象とする人間の作業活動は諸能力の総合である．それゆえそれが多元的であり，質的な問題を含んでいる分だけ，作業療法で用いられる方法論も，医学モデルに限定されるものではなくなってくる．さらに作業療法の歴史は1世紀にも満たなく，その歴史はあまりにも短い．過去に紛

---

*17　ナチス・ドイツ下のアウシュビッツ収容所や旧日本帝国陸軍下の旧満州では731部隊による捕虜の人体実験が行われた．またアメリカでもプルトニウムの影響を調べる人体実験があったことが暴露された．

れてしまった技術や知識に再評価の可能性がないともいいきれない．また現在の作業療法学に引き継がれてきたものの中にも，検証を要するものが混在している可能性もある．そういう事情を念頭に置くと，作業療法にとってその発展の歴史を振り返ることの意義は，作業療法の内容の吟味も多少含むものであり，自然科学と人文科学との間にやや折衷的に存在するものともいえる．

　障害者に対する人々の意識の歴史的な変遷を，ヘック（Heck, A O）は，① 遺棄・撲滅の時代，② 虐待・嘲笑の時代，③ 身体的保護の時代，④ 教育の時代と端的に要約している[29]．本書でもこの枠組みにそって発達障害児の処遇の歴史を簡単に振り返ってみる．

1・3・4　障害児の処遇の歴史

1）遺棄・撲滅の時代

　限られた文献を見るだけでも，18世紀以前の障害者に対する処遇がいかに偏見と差別に満ちたものであったかが容易に想像される．戦前まで使われていた idiot（白痴）の語源はギリシャ語の Ιδιος にあり，それには「分離されるもの」の意味がある．事実，紀元前のギリシャ社会では障害児は社会に貢献しないとの理由から，実際に家族から引き離され山に遺棄された事実があったらしい[30]．障害児の外見や能力はギリシャ社会のいわゆる「真・善・美」の理想からは，いかにも遠いものと見えたのであろう[31),32]*18．紀元前後の古代ユダヤ社会においても，障害者は悪魔つきあるいは何らかの罪過の報いと考えられていたような表現が散見できる[33]*19．わが国においても「古事記」「日本書紀」に「水蛭子（ひるこ），此の子はあし船に入れて流し去（う）てき」とあるように*20，もっとも古い神話の中でさえ肢体不自由児の存在意義が否定されているのである[34),35]．平安時代に書かれた仏教説話集「日本霊異記」にも，重度の痙直型四肢まひ児と思われる障害児を抱えた母親が，ある僧からその原因が前世にあると断罪され，障害児を溺死させてしまうという悲惨な話が出ている[36]．いずれも事実を確かめようがない逸話であるが，これら逸話の存在そのものがかえって障害児がいわれのない理由によって遺棄・撲滅の対象とされていたことを十分想定させるものである．

---

*18　プラトンの『国家』第3巻に医学についての議論があり，病者や障害児に関する差別的な記述が見られる．またアリストテレス『政治学』第7巻，b 20，1335 b にも，障害者を育てることを禁止する法律の制定を擁護する記述がみられる．

*19　〈キリスト教は過去二千年の歴史のなかで，聖書の「文字」によって異民族，異教徒，奴隷の支配，病人，障害者，子供，女性の差別を正当化する誤りを犯し続けてきた．私たちはこのようなキリスト教的「貴・賎」「浄・穢」から自由になるべきではないか〉と荒井　献はその著作『聖書のなかの差別と共生』の中で指摘している．

*20　岩波文庫の注釈では，〈ひるこ〉は，ひるのような骨無し子としているが，新生児医療の第一人者山内逸郎氏は蛭の体のように透き通った肌を持った「超未熟児」のことだとしている．日本書紀には「三歳になるまで足立たず」とあるので，未熟児で脳性まひになったケースと考えられる．

2）虐待・嘲笑の時代

　西洋の中世社会においては，キリスト教の慈善的な立場から障害者が保護されることもあったらしいが，基本的には哀れみの対象であり障害者が見せ物に供せられていた事実もあった[37)*21]．特に精神障害者は魔女狩りの対象とされることも多く，一般には障害者が社会に害悪をもたらすものと考えられていたふしがある．もともと近代以前には，子どもの特性はあまり顧みられることがなく，子どもは常に戦争や貧困の犠牲になっていたともいえる．ルネサンス期のイタリア，フランス革命期のパリでは，いわゆる人間性の解放に伴う私生児の捨て子が絶えなかったともいわれている．またやっと生きながらえたとしても，学童期に当たる年齢から労働を強いられ，しばしばそれに耐えかねた子どもたちが，洋の東西を問わず集団的ヒステリー行動や打ち壊しを起こしたと報告されている[38)*22]．「ハーメルンの笛吹き男」やグリム童話の中の森をさまよう「ヘンゼルとグレーテル」の話は伝承民話であるが，実際そういう逸話の原型ともなるべき子どもの集団失踪事件が13世紀には頻発したようである[39)]．

　近世，特に宗教改革以降では，信仰における個人の自由は尊重されたものの，その個人の尊重は逆に社会における責務を要求するプロテスタンティズム倫理を生み，そういう要求が果たせない障害者はしばしば「鞭と鎖」の対象となったといわれている[40)*23]．特に近世の日本では子どもの「間引き」が一般化しており，日本では明治の末頃までの子どもの生存率は5割程度でしかなかったという報告もある[41)]．健常な子どもでもこのような過酷な状況に置かれていたことを思うと，障害を持つ子どもが十分保護されなかった可能性は容易に想像できることである．発達障害児にとってこれらの時代はまさに虐待・嘲笑の時代であった．ギリシャ社会の理想，中世社会の正統性の主張，プロテスタンティズム倫理の確立，近代国家にみられた優生学的思想[42)*24]，先の戦時下での「産めよ増やせよ運動」，戦後の高度経済成長下における社会に役立つ人間像など，それが何であれ人が作為的に理想を掲げる時に，そのことによって障害者をはじめとする社会的弱者が虐げられる危険性があることを忘れてはならない．

---

*21　ハーバード大学医学部博物館にファイネス・ゲイジという人の頭蓋と1.5mの鉄の棒が陳列されているが，それはダイナマイト事故で前頭葉に突きささった鉄棒とその作業員の頭蓋ということである．この事故以来彼は職を失い，それからこの鉄棒と自分自身を見せ物にして生計を立てたといわれている．また「エレファントマン」は，19世紀においても障害者が見せ物に供せられていたことを題材にした実話に基づく映画である．前世紀においても障害者が自活するにはこのような方法しかなかったのかもしれない．

*22　江戸時代には周期的に「おかげ参り」があったという．「元禄宝永珍話」によると，これらの参加者のうち，圧倒的に多かったのが，7, 8歳から14, 15歳の児童であったという．西欧でも13世紀初頭においては，フランスのオルレアン，ドイツのケルン，ハーメルンで少年少女の集団失踪事件があったという．

*23　プロテスタントの召命観に裏打ちされて労働の価値と近代資本主義が育てられたとウェーバーは指摘する．

*24　ニーチェ「道徳の系譜」の優れた人間の資質についての考察には，障害者の劣等性が示唆されている．

3）身体的保護の時代

障害者が保護の対象と考えられるようになったのは，ようやく18世紀に入ってからのことであったが，そのことは西欧のこの時代の精神と深く関わっている．「理性によってのみ人間は幸福になりうる」と考えた啓発の精神は，社会の構造だけではなく人間性の追求にも向けられるようになった[43]*25．作業療法の先駆的役割を果たした道徳療法（Traitment Moral）はまさにそういう時代の精神のあらわれであった．道徳療法とは患者を人道的に扱うことによって，患者の持つ健康的な側面を促進できると考えるものであり，精神障害者の処遇の中から提唱されるようになった理念である[44]．その後こうした流れの中から精神障害者と発達障害児が次第に区別されるようになり，ピネル（Pinel, P），エスキュロル（Esquirol, D），イタール（Itard, M）を経，セガン（Séguin, E O）に至ってはじめて発達障害児の固有な教育論として結実することになる[45]（図1・3-1）．こうした動向の背景には，人道主義とともに18世紀における子どもに対する見方の画期的な変化をあげなければならない．それ以前では子どもは単なるおとなの縮小版と見られ[46]*26，子どもの人格や固有の価値が顧みられることはなかったという[47]（図1・3-2）．こういう子どもの見方に対して，おとなとは違ったその固有の能力を明らかにし，発達障害児の療育の着手にはずみを与えたのがロック（Locke, J）やルソー（Rousseau, J J）などであった[48),49]．

4）教育の時代

発達障害児が教育の時代を迎えるようになったのは，実質的にはセガン以降のことといえる．この時代，人間性の追求の理想のもとに建国されたアメリカはまさに啓蒙精神の実験場でもあった．セガンは1848年2月革命の後アメリカへ移住し，知的障害児の教育に携わりアメリカでの発達障害児の教育の発展に貢献している（図1・3-3, -4）*27．

わが国の発達障害児の養育はアメリカに半世紀遅れて出発しているが，その始まりからアメリカと密接な関係を持っている[50]*28．わが国における障害者の処遇は，文明開化とともにまず貧困に対する施策の中から始まっている．救貧施設に収容された精神障害者に特別の処遇が考えられ，その中からさらに発達障害児が区別されてきた経過は欧米のそれと

---

*25 コンディアックら「百科全書派」と呼ばれる人々は，ロックの認識論をさらに発展させて，人間の精神は感覚から発生するとした．「人間はもともと白紙であるから，教育によって変化しうる」とした考えが実質的に発達障害児の教育の契機にもなった．

*26 ベラスケス「青い衣裳の王女マルガリータ」．8歳の幼女がおとなと同じように8等身に描かれ，コルセットをつけ，当時の女性の正装をしている．

*27 ウィルバー（Wilber, H B）のニューヨーク州立学校に招かれ，そこを拠点に多くの州立白痴学校の設立とその教育に関わる．1933年，AAMDの前身アメリカ白痴および精神薄弱者施設医務職員協会の初代会長となる．

*28 アメリカで知的障害児の最初の寄宿制白痴学校が建てられたのが，「滝乃川学園」に先立つこと約50年前である．知的障害児の療育施設関係者の団体である精神薄弱児愛護協会設立（1934年）もAAMD（米国知的障害者協会）に遅れること約50年である．1884年内村鑑三は，8カ月間カーリンの下でマサチューセッツ州精神薄弱児施設に寄宿し，その見聞を『流竄録』に著している．

1・3 障害児の処遇の歴史と作業療法の関わり

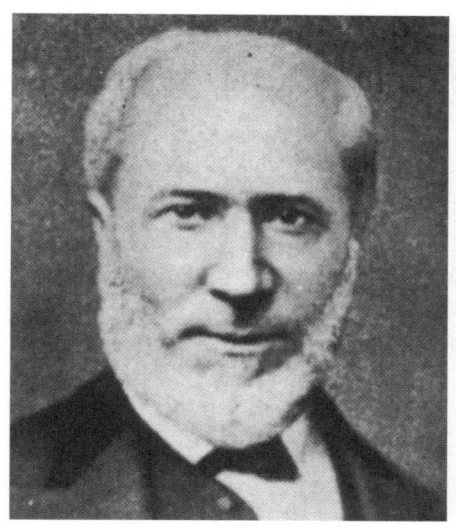

図1・3-1 セガン
(大井清吉, 松矢勝宏訳：イタール・セガン教育論. 世界教育学選書, 明治図書, 1983)

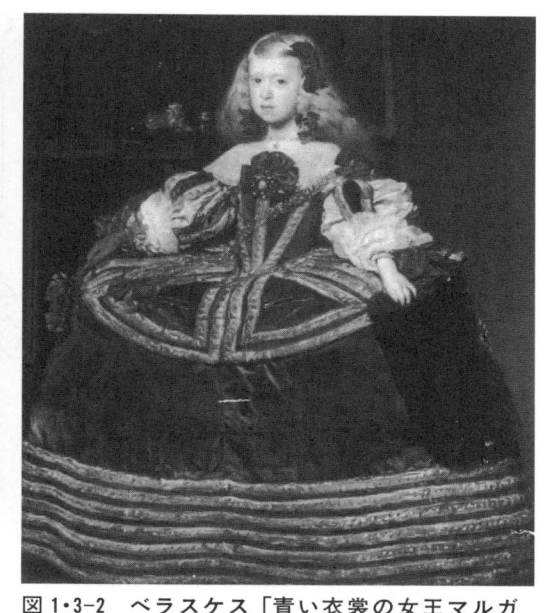

図1・3-2 ベラスケス「青い衣裳の女王マルガリータ」

図1・3-3 ブランコ盤：足底に圧力を感じるように揺らす

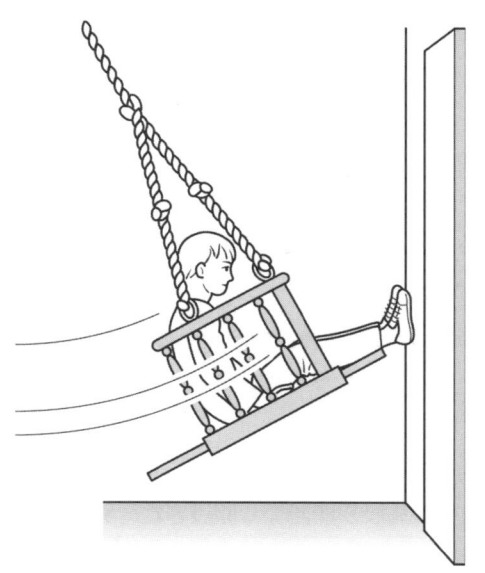

(エドウアール・セガンの教育学. 福村出版, 1994)

ほぼ同じである[51)*29]．ただし洋の東西を問わず，こういう救貧施策は障害者の側に立ったものというより，障害者が社会の害悪にならないように社会から隠蔽しようとする発想が

---

*29 1874（明治7）年，「恤救規則」が制定されてから救貧施設が建てられ，その中から精神障害者のために1875（明治8）年京都府癲狂院，1882（明治15）年東京府癲狂院が建てられた．この東京府癲狂院の中から「白痴」が分離され，1909（明治42）年巣鴨病院内に「修養学院」という学級が設けられた．

図1・3-4　腕と身体の動きを教える際，補助具として使われた吊輪

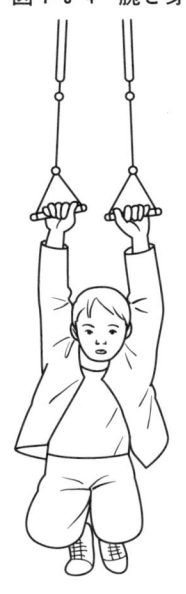
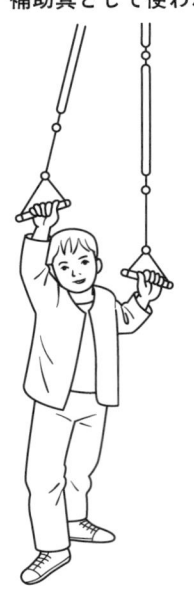

(エドウアール・セガンの教育学.
福村出版，1994)

あったことは否めない[52)*30]．1877年の全米知的障害者協会での決議事項の中に，① 発達障害児は恤救(じっきゅう)施設で精神病者と一緒にされるべきではないこと，② 刑務所に投獄されるべきではないこと，③ 救貧院で貧民と混合収容されるべきではないことなどが掲げられている[53)]．明治期の発達障害児の置かれた状況もほぼこれと同様とみることができるだろう．

この時期のわが国の発達障害児への社会的な取り組みは，学校教育と福祉的保護の両方の中にその萌芽をみることができる．学校教育においては，明治中期から後期にかけて現在でいう特殊学級のようなものが各地で試みられたようである[54)*31]．しかしこの時期の学校教育は，基本的には聴覚・視覚障害児を除く発達障害児を教育の対象とは考えておらず，法的保護のない状態の中で少数の教師の情熱でかろうじて支えられていた．こうした試みもその多くがやがて消滅していった[*32]．

一方福祉施設の歩みはもう少し力強い．明治中期から昭和の初めの約半世紀の間に，十指をかろうじて超す数ではあったが，知的障害児の施設が間断なく開設されている[*33]．法的保護を受けないままの施設運営には，財政面も含め多くの困難が想像されるが，設立者

---

*30 特にイギリス，アメリカで巨大施設化，隔離収容化する傾向があったが，セガンは1880年にすでにそのことに警告を発している．

*31 1890(明治23)年，長野県松本尋常小学校の「落第生学級」．4年間で廃止．1896(明治29)年，長野尋常小学校の「晩熟生学級」のちに低能児学級と改名．24年間継続．1901(明治34)年，群馬県館林尋常小学校の劣等児教育．東京高等師範学校附属小学校(現筑波大学附属大塚養護学校)の特別学級を除いてこれらのほとんどが大正半ばまでに消滅した．

*32 1900(明治33)の第3次小学校令33条には「瘋癲白痴又ハ不具廃疾」は就学免除，「病弱又ハ発育不完全」は就学猶予とあるが，基本的にはこの法律は，昭和54年の発達障害児の養護学校義務制まで79年間続くことになる．

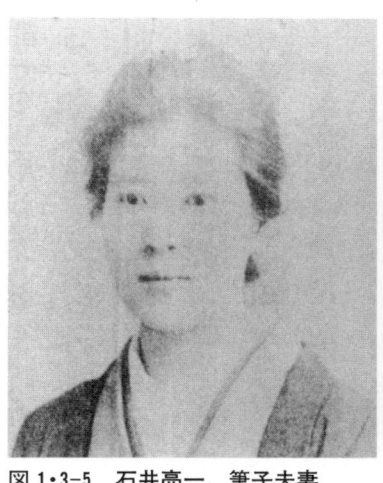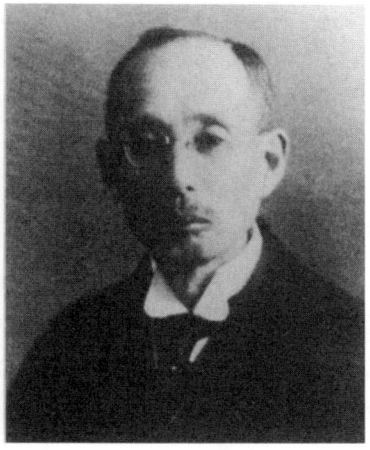

図1・3-5　石井亮一，筆子夫妻
（上笙一郎：日本児童史の開拓．小峰書店，1989）

の強い信念によって日中戦争，太平洋戦争を持ちこたえ，現在も知的障害児施設として現存しているところが多い[55)*33]．数において多くはなかったが，これらの先駆者たちが残した遺産は決して小さくない．戦後，知的障害児の福祉を復活させ発展させた立役者は，その多くがこれらの施設あるいはここから育った人たちといえる．

　日本における知的障害児の処遇は，アメリカと日本の精神医学の先駆者たちが留学したドイツから影響を大きく受けたといわれている．後者がおもに知的障害の分類や原因論的究明に寄与したのに対して，前者は実際の療育技術の面で影響を与えたといわれている．日本で最初の知的障害児の施設滝乃川学園の創立者石井亮一はアメリカに学び，そこで学んだセガンの生理学的教育法を彼の知的障害児教育の中心にすえている（図1・3-5）[*35]．川

[*33]　1899（明治32）　白痴教育施設滝乃川学園（石井亮一，筆子）東京
　　　1909（明治42）　白川学園（脇田良吉）京都
　　　1916（大正5）　桃花塾（岩崎佐一）大阪
　　　1919（大正8）　藤倉学園（川田貞治郎）東京，大島
　　　1923（大正12）　筑波学園（現筑峰学園）（岡野豊四郎）現茨城県つくば市
　　　1925（大正14）　島村学園（大阪治療教育院）（島村保穂）大阪
　　　1927（昭和2）　三田谷治療教育院（三田谷啓）兵庫県芦屋市
　　　1928（昭和3）　八幡学園（久保寺保久）千葉県市川市
　　　1930（昭和5）　小金井学園（児玉　昌）東京都小金井市
　　　1931（昭和6）　広島教育治療院（現六方学園）（田中正雄）広島
　　　1933（昭和8）　江北農園（現久美愛園）（笠井福松）埼玉県浦和市
　　　　　　　　　　　浅草寺カルナ学園（林蘇東）東京　1945閉園
　　　1937（昭和12）　八事少年寮（杉田直樹）愛知

[*34]　草創期の知的障害児施設の創立に関わった人の多くにキリスト教の信仰を持つものが多かった．石井亮一，筆子（滝乃川学園），脇田良吉，悦三（白川学園），渡辺代吉（富士育児院），川田貞治郎（藤倉学園），笠井福松（久美愛園），渡辺　実（八幡学園）らがそうであった．明治初期のヘボンらのキリスト教医療伝道活動，キリスト教の慈善団体楽善会訓盲院の活動の影響もあるが，明治期の内村鑑三，中村正直らのキリスト教知識人の影響も大きかった．また渡辺代吉，渡辺政太郎，原子　基（富士育児院）など社会主義的理想を同時に持つものも多かった．戦後では糸賀一雄（近江学園），十亀史郎（あすなろ学園）らがキリスト教の信仰を持っていた．

田貞治郎（藤倉学園）の「心練」[56]と呼ばれる訓練法も，社会適応の基盤を心の通い合いや労働におくものであり，セガンの療育思想に多くの影響を受けている[*36]．そういう意味では日本の知的障害児の療育は，その草創期からアメリカ経由で欧州の道徳療法家に始まる障害児療育の本流に直結していたともいえる．知的障害児の処遇は社会的救済から始まった場合が多いが，その出発から単なる保護・収容ではなく，指導・教育がその中心にすえられていたことは注目に値することである．知的障害児の保護およびその教育に関する法的な整備は，すべて戦後の新憲法のもとで日の目を見ることになったが，法制度の確立とともに養護学校，知的障害児の施設拡充は急速に進んでいった．この時期，糸賀一雄（近江学園，昭和21年設立）の果たした役割はきわめて大きいといえる（図1・3-6）．昭和20年代に，すでに現在のノーマライゼーションの先駆ともいえる啓発運動を展開し，知的障害児の保護に留まらず社会の一員として積極的に定着させる試みをし，成人した後の処遇[*37]，重症児の療育のさきがけ的なはたらきもしている[57]．

一方肢体不自由児の処遇においては，1903（明治36）年に富士育児院（渡辺代吉創立）

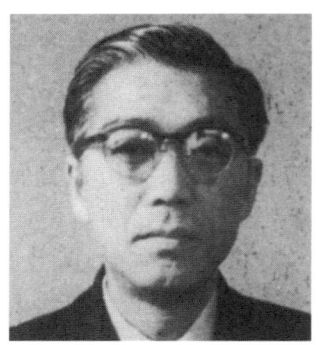

図1・3-6　糸賀一雄
（糸賀一雄著作集Ⅱ，日本放送出版協会）

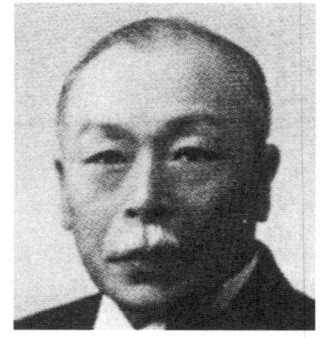

図1・3-7　高木憲次
（精神薄弱問題史研究会編：人物でつづる障害者教育史〈日本編〉．日本文化科学社，1992）

[*35] アメリカ初期の精神薄弱児施設であるマサチューセッツ州精神薄弱児施設ファーナルド校に学ぶ．ミネソタ州立精神薄弱児教育学校では，セガン未亡人からセガンの生理学的治療教育法を学ぶ．

[*36] 1916年，ニュージャージー州ヴァインランド訓練学校で学び，1919年，藤倉電線の中内春吉の援助で藤倉学園を開く．

[*37] 仕事を通して社会での役割を位置づける「あざみ寮」を開設した．このほか，現在のグループホーム，授産施設ともいうべき知的障害者の施設「信楽寮」を開設している．また重症心身障害児の「杉の子組」をつくっている．

[*38] 最初の知的障害児の養護学校は，大阪市立思斉学校（校長田村　肇）（1940年）である．田村校長は戦争中校舎が兵舎として徴用されそうになった時，軍部からの圧力に対して体を張って学校を守ったといわれている．東京都立青鳥養護学校（校長小杉長平，1952〈昭和27〉年）は戦後まもなく建てられた養護学校のひとつである．小杉は上級生に強制されて鶏を万引きしてしまった知的障害児に，「なぜそんな鳴くものとったの．鶏なんか盗んだら騒ぐにきまってるでしょ」とたしなめたという．おきまりの説教ではなく，いつも本当のコミュニケーションを実践した人であった[58]．

[*39] 柏学園，公明学校の創立には，東京大学整形外科教授田代義徳が関わった．

にその保護の記録があるが，最初の肢体不自由児施設の設立は，1921（大正10）年の柏学園（柏倉松蔵創立）であり，知的障害児の施設に約20年遅れて出発している．しかし学校教育では，最初の肢体不自由児養護学校である東京市立光明学校が1932（昭和7）年に設立されており，その多くが戦後の設立となる知的障害児の養護学校に先行していることは特記すべきことである[59]*38．肢体不自由児の教育はその障害の性格上，始めから医療との関わりが強かったが*39，ドイツでのモデルにならって日本の肢体不自由児の療育の必要性を訴え，行政機関に積極的にはたらきかけたのは高木憲次であった*40（図1・3-7）．高木は子どもの回復能力，残存能力，代償能力の3つを統合し，自活ができるように育成することを「療育」と呼んだが，整形外科的な治療に加え，肢体不自由児への治療的はたらきかけの中心にはじめから社会への適応，自立といった理念をすえたことは注目に値することといえる．整肢療護園の設立（1942〈昭和17〉年）は家族および多くの関係者の長年の悲願の実現でもあった．戦後各地に児童福祉法による肢体不自由児施設が開設されるようになるが，この整肢療護園の活動は戦前・戦後を通じ，作業療法・理学療法が日本に導入される以前の，医学からの肢体不自由児への取り組みの中心であったといえる[60]．

昭和30年代に入って，その当時肢体不自由児施設にも保護されなかった重症児の療育が島田療育園（東京）の開設で始まったことはもうひとつの画期的なできごとであった．これにはその初代園長小林提樹のはたらきが大きかったが，その保護者団体である「重症児を守る会」の結束も強く[61]，以来30年で，世界にも例を見ない医療と福祉の合体した重症児の療育システムを発展させている．

1・3・5　作業療法からの障害児への関わり

職種はさまざまであったが，道徳療法の積み重ねの中から作業活動を治療手段とする人々がアメリカで専門的職業集団を発足させ（1917年），今日の作業療法士の職業的基礎を築いた*41．第1次世界大戦後の傷痍軍人の増加という事情もあり，1920年代にはその対象が精神障害者から身体障害者に広がっていった．発達障害児が作業療法の対象とされるようになったのは，1930年代頃からではないかと思われる．この頃日本では肢体不自由児のための最初の公立学校公明学校がすでにできていたが，教科教育のほかはほとんど手本もなく暗中模索の中で，マッサージ，砂袋矯正*42，玩具治療，水治療，歩行訓練，治療体操などが試みられていたという[62]．同時代のアメリカでも事情は同じようで，作業療法士たちは従来精神障害者の治療に使われていた籐細工，機織り，革細工，木工など伝統的手芸を

---

*40　「クリュッペルハイムについて」（國家医学雑誌，449，292-298，1924）を著し，全国に肢体不自由児施設開設の必要性を説くと同時に（障害児を）「隠すなかれ運動」を展開した．戦後設立された肢体不自由児協会（1948年）初代会長となる．
*41　アメリカ作業療法士協会の設立の経緯は，リヒト（Licht S）の文献に詳しく述べられている．
*42　脳性まひアテトーゼ児の不随意運動の抑制の目的で使われたように想像されるが，その内容はよく分からない．
*43　1937年，第21回全米作業療法学会でMyeres, J.：Occupational Therapy as a Treatment for Spastics と題された発表の中に当時の訓練内容の記述がある．

悪戦苦闘しながら脳性まひ児に適用しようとしていたようである[63)*43]．しかし高橋によると，先の高木は1925年にすでに脳性まひ児には，単に手足にアプローチするだけではなく，脳にはたらきかける必要性を指摘していたということである．神経学的なデータが不十分な時代に，体験に基づく直観とはいえ，こういう点に気づいていたとすれば，驚くべき慧眼といわざるをえない[64)*44]．

　対象患者が広がるとともに，作業療法で用いられる手段やその理論に対して，特に医学からその科学性が問われるようになり，それに応えて治療理論を確立する気運が作業療法士の中にも次第に高まっていった．こうした中で，特に神経生理学，神経解剖学をはじめとする関連医学の発展と相まって，障害者が持つさまざまな問題をそれを構成する要素に還元して，その因果関係を明らかにしつつ臨床像を理解しようとする医学モデルが取り入れられるようになってきた．

　発達障害領域においても，医学モデルによる作業療法が本格化してきたのは，第2次世界大戦後のことである．特にアメリカに亡命してきた精神科医シュトラウス（Strauss, A A），発達心理学者ウェルナー（Werner, H）らの脳障害の研究[*45]，発達心理学者フロスティヒ（Frostig, M）やケファート（Kephart, N）の運動企画と視知覚の研究などは，発達障害を脳の機能との関連においてとらえようとするものであり，当時医学モデルへ傾き始めていた作業療法に大きな刺激を与えたといわれている．さまざまな行動障害を感覚刺激に対する反応性の障害としてとらえるエアーズ（Ayres, J）による感覚統合療法理論などは，はたらきかけの科学性を問う動向に対する作業療法からのひとつの有力な応答であった．

　身体障害に関していえば，戦中・戦後，次々に神経筋促通技法と呼ばれる一群の治療手技が，脳性まひや脳血管障害など脳の損傷に起因する運動障害の治療手段として発達した．1930年代に一連の動物実験から，マグナス（Magnus, R）は脳の部位と姿勢コントロール能力との関係に気づいたが[65),66)]，シャルテンブラント（Schaltenbrand, G）はこれを乳児の立ち直り反応に読み取り[67)]，さらにマクグロウ（McGraw, M）は運動発達を姿勢反応の発達として理解しようとした[68)]．神経筋促通技法（facilitation technique ファシリテーション・テクニック）とはこういう考えを治療に応用しようとする試みといえる．これ以降，臨床像を脳機能との関連においてとらえようとする医学モデルは，作業療法においても本流をなすものとなったが，1980年代くらいから，過度に要素的機能の改善に向かう傾向が，総合的な方向へ少し修正される動きが見られるようになり，現在ではいずれの治療

---

*44　1960年に復刊された学術雑誌「療育」の中で，高木は「治療は手足そのものの訓練ではない．その手足を駆使する脳の指南力の修得が第一義なのである．従ってその運動が旨くできる様に指導し，または刺激を与えて誘導すべく，本人もこれを遵奉，且つ繰り替えして自己鍛錬に努めねば克服は難しい．之即ち脳性治療の謂いであり，脊髄性まひの場合とは全くその趣を異にするものである」と述べている．

*45　アメリカ・ミシガン州，ノースビルのウェイン郡立養護学校に呼ばれ，今日の学習障害児の研究の基礎をつくった．

アプローチも全人的なアプローチを強調するようになっている．

わが国の精神科領域医療の先駆者の中にも，病気の治療だけに焦点を当てるのではなく，健康な部分の回復も含めた全人的なアプローチを目指す発想があった．そして患者に対する人道的な処遇を求める声とともに，作業療法の意義が唱えられ，加藤普佐次郎，菅　修などそれを体系づけようとする経緯もあった[69]．また肢体不自由児や当時難病であった結核[*46]，ハンセン氏病，傷痍軍人の治療にもそのような発想のもとでの取り組みが展開された事実があった．しかしさまざまな法律上の規制のほかに，その作業療法自体も医学の中では治療手段として認められるまでには成熟しておらず，残念ながらわが国では独自の専門家集団に発展するようなことはなかった．

こういう状況の中で，戦後，G. H. Q.[*47]などの勧告によりアメリカの医学的リハビリテーションをモデルにしつつ，わが国にも作業療法，理学療法が出発したのであった．これ以降の医学的リハビリテーションの一領域としての作業療法の発展は，ほぼ個々の作業療法士の専門家としての成熟の過程と重なっており同時代的に進行している．

1・3・6　歴史から作業療法士が学ぶこと

作業療法士が誕生して約80年経とうとしている．80年といえばほぼ2世代が仕事にたずさわる期間である．長寿国日本では，ひ孫の顔を見ることができるお年寄りも増えてきたが，初期の作業療法士からいうとわれわれは，ちょうどそのひ孫に当たることになる．3代目は店をつぶすという悪口もあるが，危機はまた飛躍の時ともいえる．作業療法を学問として体系化するための理論づけの試みがアメリカを中心として行われ，日本の作業療法士の関心も集めているが，これもそういう危機感の表れとして受け止めることができる．そしてこのことは治癒を中心にする医学が持つ限界に気づくとともに，作業療法が本来持っていた全人的な視点を再認識しようとする動向とも重なっている．障害者のトータルな生の充実を求めて出発した作業療法は，この80年でそれなりの知識と技術を身につけてきた．身につけた上で，今またその出発点を振り返る必要性を感じている．そういう飛躍を求める時にこそ，先駆者の精神を確かめる意義が大きいからである．

発達障害児の療育の発展は，善意と理想を持った多くの個人に支えられてきたともいえる．しかもその多くが読者と同年齢くらいの若者であったことは，意外と知られていない．新しい仕事を切り開くにはそれだけエネルギーが必要であるとともに，彼らの情熱を支えた価値観が，若さの中でより純粋に発揮できたということでもあろうか[*48]．糸賀は戦前の

[*46] 新井英夫，北練平，野村実らが肺結核患者に作業療法を行った．
[*47] G. H. Q.：General Head Quarter. 占領軍司令部
[*48] イタール，セガン，グッゲンビュールらが精神遅滞児の教育に取り組んだのは，ともに25歳の時であった．またヘレン・ケラーを教育したサリバン先生は21歳であり，しかもそれまで特殊教育の経験はまったくなかった．日本国憲法第24条から28条までに盛り込まれた「子どもや女性の権利に関する草案」づくりに奔走した時，GHQ民生局のベアテ・シロタ・ゴードンは22歳であった．糸賀一雄は近江学園を28歳で創立した．

発達障害児の教育を振り返り，「熱心な人がその地方に存在すると，そこはこの種の教育が隆昌する．その人がいなくなると衰えてくる」[70]と嘆いているが，これら先駆者の多くが同時に発達障害児保護の法的，社会的整備の推進者でもあった．人が人を育て，それらの点がつながって今日の福祉の流れが方向づけられたといってもよい．さしづめパリのサルペトリエール施療院，ビセトール施療院，アメリカ・ペンシルバニア州立アーウィン校知的障害児学校，ミシガン州ノースビルのウェイン郡立養護学校，東京都板橋区の整肢療護園，滋賀県の近江学園などはまさにそういう拠点であった．

筆者はかつて欧州の知的障害児の施設を訪れた時，長い歴史を持つ巨大な施設の裏庭に墓標が連綿と連なる光景を目にしたことがある．聞けばそこで亡くなった子どもたちと職員の墓だという．世話したもの，世話されたものは時の流れの中で，等しく同じ墓標となって並んでいた．歴史には残らなかったそういう多くの人々がいたからこそ，点となるべき人物を残し得たともいえる．近代の福祉観は個人の超人的な献身に頼ることなく，社会全体がそういうサービスを提供すべきだとするところに成立している．しかし「児童福祉法もでき補助金も出るようになり，公立の施設も増えたが，さてその筋金は減ったか軟化したか，それはわからない．しかし人間は法律で守られ金で助けられるようになると，それはそれでよいことなのだが，反面筋金はゆるむらしくどうもままならぬ」と知的障害児教育の先覚者，田村[*49]は療育の本質をするどく指摘する．[71]

いつの時代の中にあってもいつも障害者の処遇を推進した理念は，人間に対する深い洞察であった．現在が過去から直接派生したものではないように，未来も必ずしも現在から直接つながるものでもない．遺棄・撲滅の時代，虐待・嘲笑の時代にも，障害児とその家族に共感を示した人々は確実に存在したと思われるが，福祉の時代といわれる現代においても形を変えた偏見や差別の事実がないとはいえない．今後，障害者へのサービスが細分化・専門化するにしたがってサービスは経済性とますます不可分になっていくであろうが，そうなればなるほど福祉や医療がかつて慈善と呼ばれていた時代の精神の中に，援助職のあるべき姿を見い出すことが重要になってくる．そのことは作業療法という実践学が本来持っていた他者への関わりという出発点を堅持し，その創立の精神につながることでもある．

1) 山本多喜司監修（1991）．「発達心理学用語辞典」p. 252．北大路書房．
2) 杉原素子（1996）．小児領域作業療法の30年と今後．OTジャーナル，30(4)，305-312．
3) 山崎晃資，他（1984）．精神遅滞と幼児自閉症．臨床精神医学，13(6)，635-644．
4) 根ヶ山俊介，根ヶ山公子（1979）．アメリカの発達障害法をめぐって．発達障害研究，1(1)，57-61．
5) 東京大学医学部整形外科学教室開講70周年記念会編（津山直一）（1975）．「田代義徳先生．人と業績」p. 951．

[*49] 田村一二．戦前から特殊教育に携わる．石山学園を経て，糸賀一雄らとともに近江学園の運営に当たる．

6) 村田　茂 (1977).「日本の肢体不自由教育」p. 43. 慶応通信.
7) 高木正幸 (1996).「差別用語の基礎知識」p. 330. 土曜美術社出版販売.
8) 高木正幸 (1996). 前掲書. pp. 120-123
9) 武田幸治, 手塚直樹 (1991).「知的障害者の就労と社会参加」p. 3. 光生館.
10) レビナス E (合田・谷口訳, 1993).「われわれのあいだで」p. 415. 叢書ウニベルシタス. 法政大学出版局.
11) 大江健三郎 (1994). 自立ということの意味. 東京都精神薄弱者育成会編「自立ということの意味」p. 61. 大揚社.
12) 加藤正明, 他編 (1985).「新版精神医学事典付録」pp. 1013-1023, pp. 1033-1040. 弘文堂.
13) 森永良子, 上村菊朗 (1980).「LD—学習障害」p. 31. 医歯薬出版.
14) 山形県特殊教育史研究会編 (1986).「柏学園と柏倉松蔵：日本最初の肢体不自由学校 (杉浦守邦)」pp. 75-76.
15) 総理府編 (2000).「よくわかる障害者施策 2000 年版」p. 20, p. 41. 中央法規出版.
16) 社団法人作業療法士協会編 (1985).「作業療法白書 (1985 年版)」p. 72.
17) 社団法人作業療法士協会編 (1995).「作業療法白書 (1995 年版)」p. 9.
18) 杉原素子 (1996). 小児領域作業療法の 30 年と今後. OT ジャーナル, 30, 306.
19) 小林提樹 (1978).「福祉の心」珠真書房.
20) 日本精神薄弱者福祉連盟編 (1991).「精神薄弱問題白書 1991, 92」p. 57. 日本文化科学社.
21) 日本子どもを守る会編 (1997).「子ども白書 (1997 年版)」p. 116.
22) AERA 臨時増刊：「子どもがあぶない」号. アエラ N. 45. 11/1 号
23) 佐々木正美 (1994). 小児作業療法士に期待すること—「不登校」児にも支援を. OT ジャーナル 28 (5), 306, 369-370.
24) 目良幸子 (1998). 患者と共に学んだホスピスケア. 社団法人作業療法士協会編「事例集」p. 134.
25) 読売新聞. 1972 年 9 月 2 日朝刊.
26) フランクル VE (霜山徳爾訳, 1985).「夜と霧」みすず書房.
27) 高杉晋吾 (1993).「公判記録七三一細菌戦部隊」不二出版.
28) ウェルサム I (広瀬隆監訳, 1994).「マンハッタン計画—プルトニウム人体実験」小学館.
29) ヘック AO (岩田, 阪田訳, 1951).「特異児童の教育」pp. 110-111, 河内文庫.
30) 糸賀一雄 (1982).「糸賀一雄著作集 II—精神薄弱児と社会」p. 16. 日本放送協会出版.
31) プラトン (藤沢令夫訳, 1979).「国家」岩波書店.
32) アリストテレス (山本光雄訳, 1969).「政治学」アリストテレス全集 15. p. 320. 岩波書店.
33) 新井　献 (1999).「聖書における差別と共生」pp. 1-14, 岩波書店.
34) 山内逸郎 (1986).「新生児」p. 130. 岩波書店.
35) 石部元雄, 他編 (1981).「心身障害辞典」p. 266. 福村出版.
36) 中田祝夫訳, 校注 (1989).「日本霊異記」完訳日本の古典. 第八巻. pp. 137-138. 小学館.
37) 久保田競 (1984). 新皮質における感覚統合と運動発現. 感覚統合研究第 1 集. p. 77. 協同医書出版社.
38) 氏家幹人 (1994).「江戸の少年」pp. 128-138. 平凡社.
39) 立川昭二 (1984).「病いと人間の文化史」pp. 73-88. 新潮選書. 新潮社.
40) ウェーバー, M. (大塚久雄訳, 1988).「プロテスタンティズムの倫理と資本主義の精神」岩波書店.

41) 氏家幹人 (1994). 「江戸の少年」. pp. 75-96. 平凡社.
42) ニーチェ FW (信太正三訳, 1993). 「善悪の彼岸/道徳の系譜」筑摩書房.
43) コンディヤック (古茂田宏訳, 1994). 「人間認識起源論 (上・下)」. 岩波書店.
44) 加藤正明, 他編 (1993). 「新版精神医学」p. 583. 弘文堂.
45) イタール・セガン (大井清吉, 松矢勝宏訳, 1983). 「イタール・セガン教育論」世界教育学選書. 明治図書.
46) バウワー TGR (鯨岡峻訳, 1985). 「ヒューマン・ディベロップメント」p. 17. ミネルヴァ書房.
47) アリエス P (杉山光信, 杉山恵美子訳, 1992). 「〈子供〉の誕生」p. 35. みすず書房.
48) ロック J (押村訳, 1976). 「教育に関する考察」玉川大学出版.
49) ルソー JJ (樋口謹一訳, 1986). 「エミール」(上, 中, 下). 白水社.
50) 内村鑑三 (1979). 「流竄録」内村鑑三信仰著作全集2. pp. 193-210. 教文館.
51) 精神薄弱問題史研究会編 (1992). 「人物でつづる障害者教育史」(日本編). p. 13. 日本文化科学社.
52) イタール・セガン (大井清吉, 松矢勝宏訳, 1983). 「イタール・セガン教育論」世界教育学選書. p. 253. 明治図書.
53) 精神薄弱問題史研究会編 (1992). 「人物でつづる障害者教育史 (世界編)」p. 113. 日本文化科学社.
54) 精神薄弱問題史研究会編 (1992). 「人物でつづる障害者教育史. (日本編)」p. 16. 日本文化科学社.
55) 柏木隆法, 他 (1980). 「大逆事件の周辺」pp. 99-160. 論創社.
56) 川田貞治郎 (1989). 「教育的治療学全集II」pp. 332-324. 文化出版局.
57) 糸賀一雄 (1982). 「糸賀一雄著作集II」日本放送協会出版.
58) 東洋 (1998). 巻頭言:なぜそんなものとったの? 発達教育. 7. 1998
59) 日本肢体不自由児協会 (1981). 「肢体不自由教育の発展」肢体不自由児協会.
60) 高木憲次著/田波幸男編 (1967). 「高木憲次:人と業績」日本肢体不自由児協会.
61) 荘田智彦 (1986). 「同行者たち―絶望の福祉はこうしてつくられた「重症児施設」島田療育園の二十年」千書房.
62) 精神薄弱問題史研究会編 (1992). 「人物でつづる障害者教育史 (日本編)」p. 133. 日本文化科学社.
63) Licht S (1967). The founding and founders of the American occupational therapy association. *American Journal of Occupational Therapy*. 21 (5), 269-277.
64) 高橋孝文 (1994). 医学の進歩と疾病像, 概念の変化. 岩倉, 岩谷, 土肥編「小児リハビリテーションI」医歯薬出版.
65) Magnus R (1926 a). Some results of studies in the physiology of posture. Cameron Prize Lectures:Part I. *Lancet* 211 (2), 531-535.
66) Magnus R (1926 b). Some results of studies in the physiology of posture. Cameron Prize Lectures:Part II. *Lancet* 211 (2), 585-588.
67) Schaltenbrand, G (1928). The development of human motility and motor disturbances. *Arch Neural Psychiatry* 20, 720-730.
68) McGraw M. (1945). *Neuromuscular Maturation of the Human infant*. New York, Hafner.
69) 秋元波留夫, 冨岡詔子編 (1991). 「新作業療法の源流」pp. 207-227, pp. 254-270, pp. 313-324. 三輪書店.
70) 糸賀一雄 (1982). 「糸賀一雄著作集II」日本放送協会出版.
71) 前掲書.

2

発達障害における
作業療法の基本的理念

2・1　作業療法の目的と手段 36
2・1・1　自覚的なはたらきかけとしての治療行為 36
2・1・2　作業療法の目的 36
2・1・3　作業療法の手段 37
2・2　作業療法士の役割 39
2・2・1　発達の援助ということの意味 39
2・2・2　社会へのはたらきかけ 40
2・3　作業療法評価の過程 43
2・3・1　作業療法評価の基本的理念 43
2・3・2　評価の手順 45
2・4　治療的な介入理論 53
2・4・1　神経発達学的治療理論 53
2・4・2　感覚統合療法 55
2・4・3　認知発達を中心とした治療理論 57
2・4・4　情緒・社会性を中心にした治療理論 58
2・4・5　応用行動分析理論 59
2・5　介入理論適用の問題点 62
2・5・1　根拠に基づいた推論の必要性—合理的な考え方 63
2・5・2　介入理論の選択における指針 64

2・1 作業療法の目的と手段

2・1・1　自覚的なはたらきかけとしての治療行為

　治療とは問題の解決を目指した自覚的・意図的なはたらきかけである．ある問題に対して何らかのはたらきかけをして期待した結果が得られるならば，それは患者や家族の求めに応えたことになる．しかしその結果の良し悪しが作業療法士のはたらきかけを"治療"的にしているわけではない．それが治療的であるかどうかは，治療者によるはたらきかけの質によって決まるのである．たまたまいい結果が得られた場合でも，それが問題の理解に基づいて自覚的に行われたものでなければ治療行為とはいえない．もちろん，はたらきかけが自覚的であっても，期待した結果がいつも得られるとは限らない．しかしその結果が期待されたものでなかった場合でも，それが自覚的な営みである限り，治療者はそこからはたらきかけの不十分さや無効性を知ることができる．反対に自覚的でないはたらきかけからはそれがなぜよかったのかが確認されないので，よい結果からさえも学ぶことが乏しい．治療とははたらきかけの根拠を問う過程の中でのみ形作られるものである．

2・1・2　作業療法の目的

　従来，医学における治療とはおもにケガや病気，心身の異常をもとの健康で正常な状態に近づけ，戻すことを目的とした処置を意味していた．しかしもとの状態に戻すことができなくても，病気がもたらす生活上，適応上の困難を解消することによって，人として豊かな生活が送りうるとするのが，不可逆な状態である後遺症に対する作業療法の見方である．このように作業療法における治療とは，疾患の治癒を目的とするものに限らず，社会的不利益の改善につながるすべてのはたらきかけを含むものである．

　生活の質を問う視点をうちに持つ点で，作業療法学は医学の中にあって従来の治療医学と同一視されえない独自性を持つものである[*1]．しかし作業療法士は宗教家のように生活の質の内容を教え導くわけではない．作業療法士の仕事とは，生の質の模索をあくまで本人や家族の課題として残しつつ，その獲得を困難にしている生活上の阻害因子を極力排除することにあるといえる．日常生活においてであれ，社会生活を遂行する上であれ，あるいは生命を維持する上であれ，〈何かがうまくできないこと〉が生活の質を著しく低下させ

[*1]　最近では医学界の中で，治療医学だけではなく，医療学の確立の必要性を訴える論調も強まってきている[1]．

るようなことがあれば，作業療法はそれに対して直接的にはたらきかけるものである．

　この心身の主体的な活動を〈作業〉と呼び，それがうまくいかないことが〈作業の障害〉である．日本語の「作業」も英語のoccupationも通常，仕事や職業を意味しても遊びや生活技能までを意味しないが*2，作業療法の作業の概念はそれら主体的で目的を持った活動のすべてを表わす概念として使われている*3．もとより人が行う心・身の諸活動は，いろいろな機能的要素を持つ複合産物である．それゆえ作業療法では運動機能であれ，認知機能であれ，その中の単一な要素だけに焦点を当てるということはない．あくまで〈何かがうまくできないこと〉，そのことを全体的，直接的に扱うのである．

2・1・3　作業療法の手段

　作業療法の定義はいずれも作業療法が〈作業の障害〉を対象とし，その治療手段として〈作業〉を用いることを明示している[2]*4．関西落語界きっての勉強家だった故桂枝雀氏にも，かつて売れない時期があったという．悩み抜いた末，登場人物になりきり，できるだけその感情を出そうとしたら，あの派手な身振り手振りになったそうである．しかし彼の中ではその大きなアクションにも，とりあえず足の一本は座布団につけておくという基本が守られているという．それを崩せば芝居にはなっても，落語にはならなくなってしまうからだそうだ[2]．作業療法にとってちょうどこの座布団に相当するもの，何をしてもかまわないがそれを離れると作業療法ではなくなるもの，それが〈作業〉といえる．作業療法とは文字通り〈作業〉にこだわり，〈作業〉を使って〈作業の障害〉を改善しようとするはたらきかけといえる．

　人の主体的な心身の活動は多様であり，治療手段としての〈作業〉も手工芸など特定なものに限定されるべきではない．発達障害領域においては，子どもの主体的な活動である〈遊び〉が主要な治療手段になる．遊びについては4章で詳しく触れるつもりであるが，遊びとはもともと定形を持たないものであり，何をしても遊びになる半面そこに楽しみを求める主体的なはたらきかけがないと，どんなおもちゃを使っても遊びとはならない．何が遊びになり遊びにならないかは，具体的な遊びの形式にあるのではなく子どもの楽しみを感じる感じ方に依存する．また遊びが治療手段であるためには，治療の目的がその遊びに

---

*2　occupationの語源は，ラテン語のOb+Capioにあり，「何かを獲得する」ことを意味する．獲得するために人を忙しくさせるという意味から，職業を意味するようになった．

*3　作業療法という用語になる前に，職能療法（田村春雄），再建療法（Reconstruction Therapy）（バートン〈Burton, G〉），移動療法（呉秀三），作業治療（加藤普佐次郎），Work-cure（ホール〈Hall, H〉），Ergotherapy（リード〈Reed, E〉）などの用語もあった．しかし〈再建〉が発達障害を含まず，〈職能〉が遊びや日常生活動作を容れないことを思うと，より幅の広い〈作業〉という用語が採用されたことはむしろ幸いであった．

*4　「理学療法士及び作業療法士法」の定義（1965年）では，その目的が応用的動作能力または社会的適応能力の回復となっており，その手段は手芸，工作その他の作業となっている．「世界作業療法連盟」の定義（1984年）では，その目的は生活に最大限に参加することを援助することであり，その手段は種々の作業活動となっている．「日本作業療法士協会」の定義（1985年）では，その目的が主体的な生活の獲得としてあり，その手段が作業活動となっている．

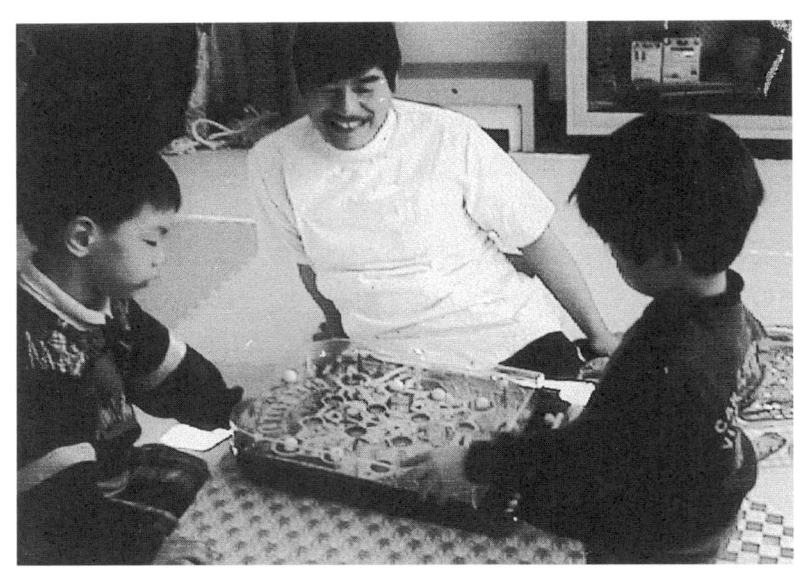

図 2・1-1　遊びが治療手段であるためには，治療の目的がその遊びによってどう実現されるのかがセラピストに自覚され，自覚された上で遊びとして成立させる必要がある

よってどう実現されるのかがセラピストに自覚され，自覚された上で遊びとして成立させる必要がある（図 2・1-1）．

2·2 作業療法士の役割

　作業療法士の援助は，発達障害を持つ子どもに直接向けられる．しかし発達の援助とは，とりもなおさず養育者の養育上の困難に対するニーズに応えることでもあり，家族の育児への間接的な援助にもなっている．もともと個々の治療行為は個人的な体験ではあっても，治療や援助が持つ社会的な意味を考えるならば，それは同時に社会へのはたらきかけにもなっている．家族へのはたらきかけは別に章を改めて触れるとし，ここでは子どもと社会へのはたらきかけにおける作業療法士の役割について触れる．

2·2·1　発達の援助ということの意味

　障害のあるなしに関わらず，子どもはひとりで育つのではなく，育てられるものである．この育つものと育てるものとの相互作用が育児といえる．子どもの成長の結果を喜び，その成長の過程を愛情をもって見つめるまなざしのもとに，子どもは自ら持っている生きてゆく力と人と関わる力を発揮していくのである．発達障害を持つ子どもにおいても，親や養育者による「子どもがこうあって欲しい」とする期待や願望がまず存在しなければならない．こういう育児の基本となる地盤があって，作業療法士の持てる力がはじめて生かされるのである．作業療法士が果たすべき役割とは，この育児の代理でも牽引者でもなく，こうした養育者による育児を援助することにある．

　発達の援助とは，子どもが発達の過程でそのつど遭遇する困難を解決していく現実的な取り組みでなければならない．適応をもっとも阻害している問題に対処しないで，何らかのはたらきかけをしたとしても，それが本当の意味での援助になっていないことは治療者自身によって自覚されなければならないことである．発達が阻害された結果としての適応障害が解消されないと，それがさらに発達を阻害するという悪循環が引き起こされることになる．子どもや家族が困っていること，そのことに正面から対処することこそが作業療法士にとっての発達の援助にほかならない．子どもの人権ということが声高に唱えられるに従って，子どもの行動に何らかの抑制を加えることが，非難されるようなことがある[*5]．しかし個々の療育技術の是非は，子どもが将来人々の中で，社会の中で暮らしていけるという目標が共有されていなければ議論する意味も乏しくなる．子どもが社会の中で暮らすことを阻むような行動を改善しようとしないのならば，それがいかに子どもの人権を云々

[*5]　養護学校で作業学習の時に，離席の著しくある子どもに対して，教師が着席するように肩を押さえたところ，体罰として問題になったという記事が発達障害児の指導雑誌に載っていた．

するものであっても，事なかれ主義であり，真の意味での養育にはなっていないからである．

　子どもは生まれた時からさまざまな段階で適応が求められる．仰向けに寝ていても，リラックスできなければ，緊張をほぐしてやり，ベッドに馴染ませることがその段階での環境への適応といえる．同じように呼吸することや食べることが，苦痛になっている子どもであればそれを楽にしてあげることが適応への援助であり，保育園ですぐパニックを起こしたり，ほかの子どもに乱暴することがあれば，自己抑制を覚えさせることが適応への援助になるのである．

2・2・2　社会へのはたらきかけ

1）不適応の解決方法―ふたつの方向からの接近

　図2・2-1に即して考えれば，不適応にはふたつの場合が考えられる．個人のニーズに見合う内容を社会が提供しない場合と，個人が社会の要求を満たせない場合である．両者のニーズが合致しないことが不適応であるから，不適応はどちらか一方からだけではなく，その両者の接近に解決を求める必要がある．障害児をレストランに連れていくとしよう．子どもが頼んだ料理が出てくるのが待てずに騒ぎ出してしまうと，店や周りのお客のひんしゅくを買うことになる．これを「うちの子どもは障害があるので，周りの人は我慢してもらいたい」というならば，周りとの摩擦はますます大きくなることはあっても，解決するとは思われない．一方「完全にマナーが守れるまでは，連れてこないでください」とするならば，障害児とその家族にとってはこのレストランはこの上なく冷たいものとなる．この不適応の解消を個人と社会の両方から考えると，親やセラピストにとっては社会に適応する生活技能を子どもに身につけさせることに努力することであり，周りの人々にとっては障害児の能力の限界について暖かい理解を示すことである（図2・2-2）．

図2・2-1　個人と社会のニーズとの関係（岩崎，1999）

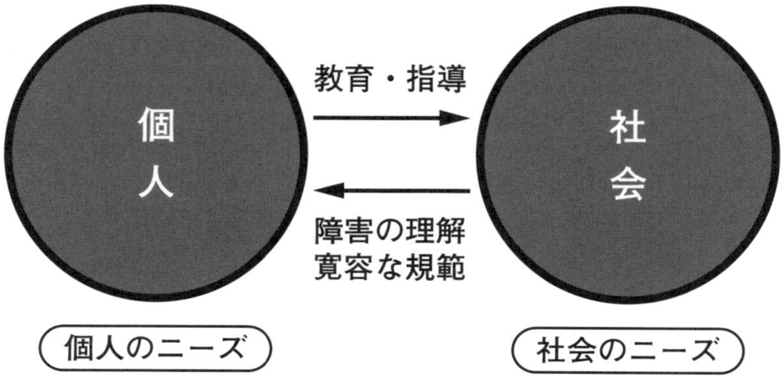

2）社会参加の推進

　障害児が住みやすいまちが理想のまちではなく，人々が理想とするまちが同時に障害者にとっても住みやすい社会であることが理想になるべきである[3]．過去における発達障害児の療育の推進者は，多かれ少なかれ常に社会へのはたらきかけのリーダーでもあったように[4]*6，発達障害児の療育論をつきつめれば，必ず社会のあり方を問題にせざるをえない課題が出てくるものである．

　もともと障害児を社会の中に正当に位置づけようとする作業療法士の試みのすべてが，社会へのはたらきかけであるが，家屋や環境のチェック，家庭，保育園，学校への養育上のアドバイス，保健所や行政などの地域活動に参加することなど，作業療法士が日常の業務の中でできる社会へのはたらきかけは決して少なくない．買物，散歩，レストランでの食事，コンサート，旅行，レジャーなど障害児が社会と接点を持つことは，障害児の利益になるだけでなく，社会にとってもよいことである．もともと多元的な要素を持っている地域社会が，その多様性を知らないこと自体が不健全なことだからである．発達障害児の社会参加を阻むようなことがあれば，そのことがむしろ顕在化され，発達障害児の家族はその苦痛を表明するとよい．ある障害児の親の会の会報に障害児の宿泊を拒否をした宿泊施設が公表されたことがあったが，そういう事実を知ることは社会にとっても有意義なことである．作業療法士は自らの仕事の中に社会との交わりという視点を強く自覚する必要がある．

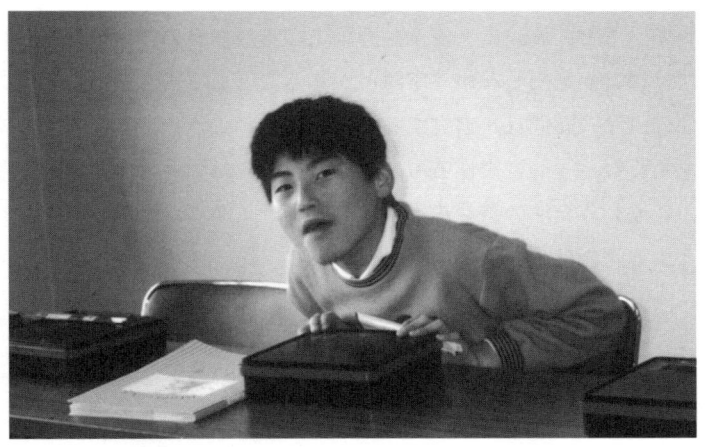

図 2・2-2　合図があるまで食べないで待っていられる能力は，社会への適応を容易にする．

---

*6　直接的に社会の変革を主張したものに，明治中期，富士育児院の運営に当たった渡辺政太郎，渡辺代吉，原子 基，昭和初期の特殊学級に携わった本庄睦男がいる．外国ではワロン Hが精神障害の持つ社会的起源について主張している．

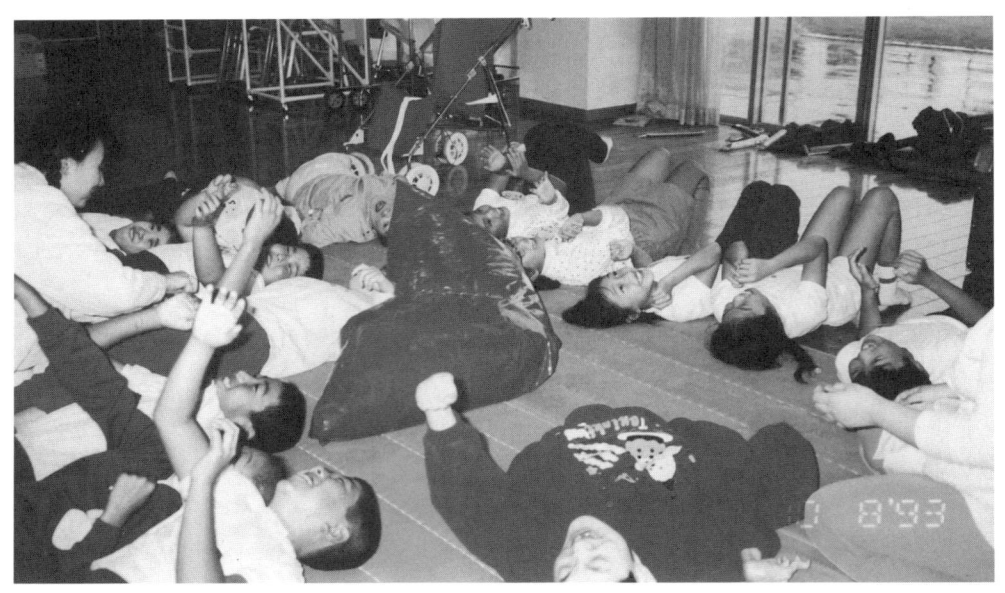

図 2・2-3　重症児と近隣の小学生の交流会

3）施設の地域化

　施設や病院も社会に開かれた場所にならなければならない．日本では育児はもともと親だけの仕事ではなく，祖父母や近隣の人々をまき込んだ社会的な広がりを持った営みであった．そのようにさまざまな人が施設を訪れ発達障害児の養育の現場に立ち会うことは，社会と施設の双方を健全にさせるものである．〈トイレに扉がない〉〈性に伴う介護が配慮されていない〉〈大人でも子ども扱いされている〉〈衣服に名札が貼られている〉〈男子は丸刈りになっている〉など，施設にも安全や介護上のそれなりの言い分があるにせよ，施設には施設の中だけにしか通用しない"常識"があることも事実である．ボランティアをはじめとする外部の人々の訪問は，自覚することが難しいこういう"非常識"を施設の職員が自ら問い直すようなきっかけを作るものである．写真は重症児と近隣の小学生の交流会風景であるが，こういう交流の機会が小学生，教師，入所者，施設職員のすべてにとって有益であったとする報告は少なくない[5]（図 2・2-3）．

2・3 作業療法評価の過程

本章では，作業療法における評価の過程について述べる．はじめに評価におけるいくつかの基本的な理念について触れ，その後，評価と治療プログラムの立案の手順を実際の流れにそって解説する．それぞれの段階で具体的に何をするかは，実践編の第1章「作業療法における評価と治療」の実際でくわしく触れてある．並行して読み進まれることをお薦めする．

2・3・1 作業療法評価の基本的理念

1）共同作業としての評価過程

当然のことながら治療行為には，治療をする人と治療を受ける人とが存在する．かつての医療では，治療が専門家である前者から専門知識を持たない後者に向かって一方的に提供されるという形が一般的であった．しかしインフォームド・コンセントが唱えられる現在では，治療は双方の相互交渉の中で進展するだけでなく，医師と患者の他，医療チームの他のメンバー，家族なども加わり，複数の人々の共同作業として理解されるようになっている．こういう考え方は患者の人権意識の高まりによって生まれたものであるが，医療行為がもともと双方向の交渉を求めるものであり，そうすることによってはじめて人の援助たりえることを治療者自身も気づきはじめたからともいえる．

作業療法においても，問題点の確認や目標の設定の段階から家族と意見を交換し，問題の理解やそこで用いられる介入方法なども家族と共有される必要がある[6]．さらに作業療法士は療育チームの他のメンバーとも子どもの問題や目標を共有し，作業療法士が得意とする領域で分担した役割を果たすことが期待されている．作業療法は，もちろん作業療法士が行う治療的介入であるが，それは同時に親，子ども，療育チームとの4者の相互交渉の中で展開されるべきものでもある．

2）治療のための評価

治療とは，子どもができないことをさせることではなく，またそうすることによって子どもは自然にできるようになっていくものでもない．むしろ子どもに不得手なことばかりを強要していると，子どもと作業療法士の双方にはたらきかけの意欲が低下してきて，治療という相互交渉そのものが行き詰まってしまうことにもなりかねない．しかし子どもの持つ問題の原因やその機序が明らかになると，そのために何をすればよいかが自然に見え

てくる．別な角度から見れば，評価とは子どもの能力低下の構造を，それを構成する要素的機能から因果論的に説明することである．そのことは作業療法士にとっては，子どもの問題を作業療法士が扱えるような形にまとめ直す作業ともいえる．

作業療法評価とは，① 子どもの病棟，家庭，学校，社会への適応を阻み，彼らの生活の質を低下させている問題が何であるか明確にし，② その問題の構造を明らかにすることによって，③ 問題解決のための手がかりを得るすべての営みをいう．ひとは理解した分だけしか自覚的に実行に移すことができないから，問題の理解が深まれば深まるほど，解決の糸口も見えやすくなってくるのである．評価とは単に子どもの持つ問題の解説につきるものであってはならない．評価のための評価ではなく，評価は何よりも治療のための手がかりを得る作業になっていなければならない．

3）相互作用としての評価と治療

評価・治療の過程は，① 主訴を巡って，② いろいろな情報が収集され，③ それらが何らかの視点から整理・解釈されることによって，④ 問題の本質が明らかになり，⑤ それにそって治療プログラムが立案されるという流れを持っている（図2・3-1）．しかしこれは論理的な手順であって，実際の治療プログラムの立案の過程は，評価と治療が相互に作用し合い，時間的にも行きつ戻りつしながら進行していくものである．検査を定期的に重ねるだけで，ある程度の問題の改善がみられたという報告があるが，評価が何らかの治療的な効果を持つことは十分頷けることである．それは検査が実施されるためには，子どもの側に一定の協力的な態度が求められるからである．このように評価はものごとの単なる受動的な把握ではなく，対象に向かって何らかのはたらきかけをする作用を含むものである．この発信と受信の繰り返しの中から，問題の本質が理解されるのと同時に，子どもの潜在能力も見えてくるのである．発達障害の領域ではこの潜在能力にはたらきかけることが，作業療法士の仕事の中心になる．

潜在能力にはたらきかけることによって，子どもの行動の表層からは読みとれなかったことも徐々に輪郭を持つようになる．そしてより深く，より包括的に子どもの問題を眺められた分，はたらきかけもいっそう問題の核心に迫ったものとなってくる．このように評価と治療の関係は，相互に修正し合い，補足し合ってそれぞれが螺旋階段状に高められるという過程を持つ（図2・3-2）．それゆえ優れた臨床家とは単に治療技術において優れているだけではなく，問題を深く観察し，それを総合できる評価者であるともいえる．問題の分析から出てきたものではない，でき合いのメニュー化された治療も問題であるが，「評価はできたが，治療で何をしていいかが分からない」というようなことも考えにくいことである．評価できたということは，それに対して何をしたらいいかが分かることであるからである．

図2・3-1　評価・治療の手順

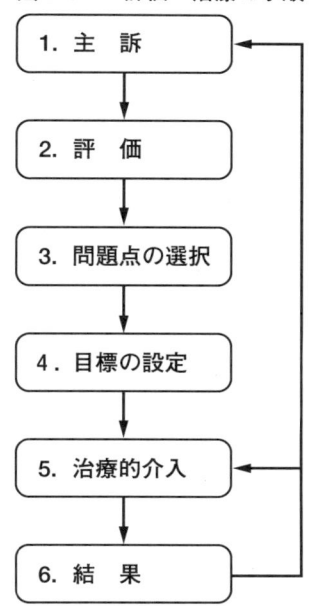

1. 主　訴
2. 評　価
3. 問題点の選択
4. 目標の設定
5. 治療的介入
6. 結　果

図2・3-2　評価と治療との螺旋階段的関係

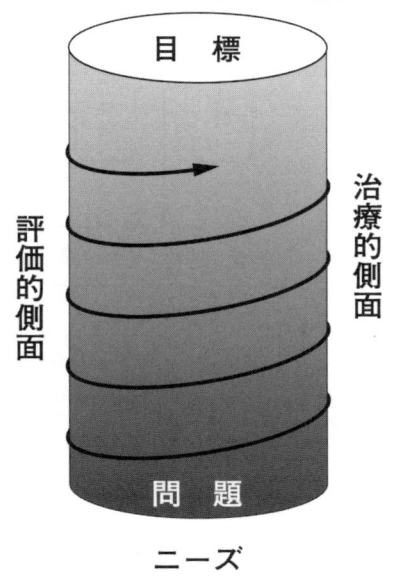

目　標
評価的側面
治療的側面
問　題
ニーズ

2・3・2　評価の手順

　図2・3-3は，評価の全過程の手順を示したものである．つまり作業療法の処方箋が出されたら，まず何を準備し，評価の初日には何を行い，その結果，次にどのステップに進めばよいかというような流れを示す道案内である．

1）第1段階―情報の整理と主要な問題の想定

　作業療法士が処方箋をもらってから，評価のために子どもと家族に会うまでに最初にしなければならないことは，子どもの持つ主要な問題を想定し，評価領域をある程度特定することである．主訴（あるいは日常生活における問題点）と医学的情報，生育歴などの一般情報とをよく照らし合わせてみると，どこにimpairment（機能障害）レベルでの主要な問題があるかおおよそ見当がついてくる．作業療法の開始は，一般病院などの場合は処方箋が出されるだけで，特にケース紹介のための会議を経ない場合も多い．しかし発達障害児のための医療施設，福祉施設では，入所，通所を問わず，担当するセラピストを決める前にケース会議が開かれそこで何らかのケース紹介が行われるのが一般的である．医師による受診の後，臨床心理士による発達検査を経てケース会議に乗せられるという流れが確立していると，作業療法士による主要問題の絞り込みがさらに助けられる．

2）第2段階―主要な問題とその対処を軸にした分類

　発達障害をもたらす疾患には程度の差こそあれ，どれも複数の機能領域で問題が認められる．しかしこれらの多領域にわたる問題も，単に等価に並列しているのではなく，そこ

図2・3-3 評価の過程

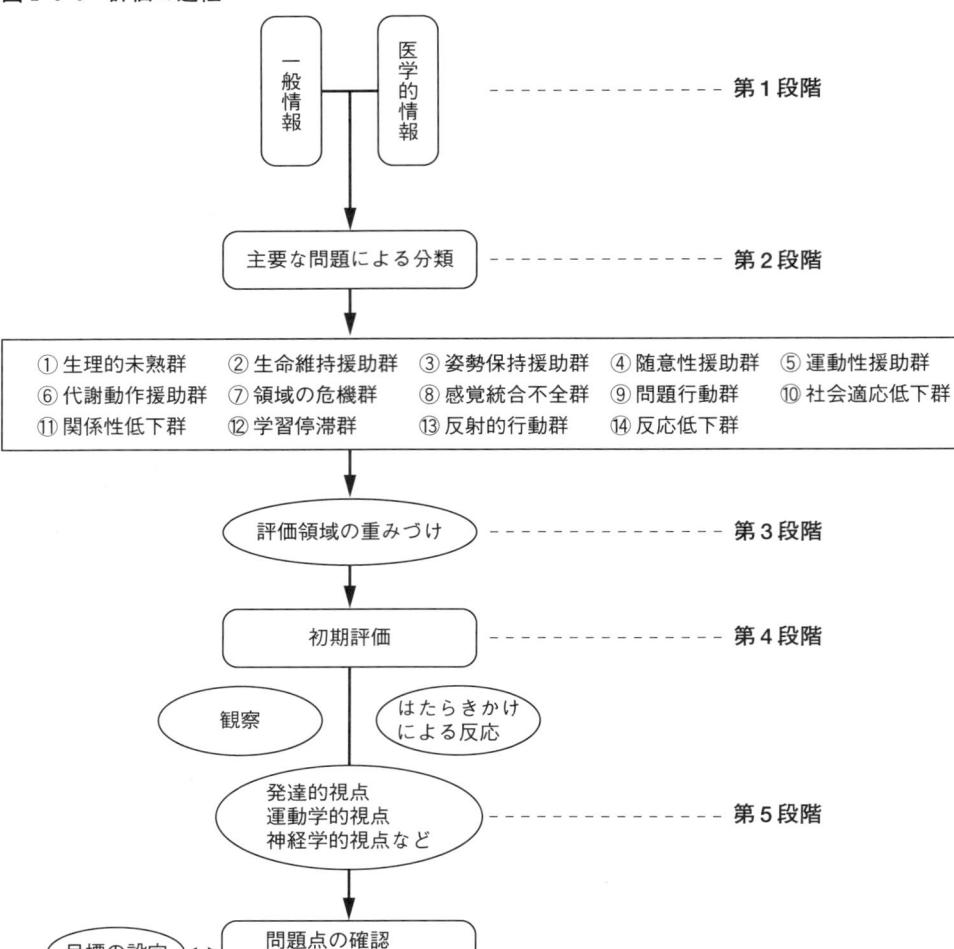

```
┌──────┬──────┐
│ 一般 │ 医学的│
│ 情報 │ 情報 │
└──────┴──────┘
        ↓                         ------- 第1段階

  ┌──────────────┐
  │ 主要な問題による分類 │              ------- 第2段階
  └──────────────┘
        ↓

┌─────────────────────────────────────────────────────┐
│ ① 生理的未熟群   ② 生命維持援助群  ③ 姿勢保持援助群  ④ 随意性援助群   ⑤ 運動性援助群 │
│ ⑥ 代謝動作援助群 ⑦ 領域の危機群    ⑧ 感覚統合不全群  ⑨ 問題行動群     ⑩ 社会適応低下群 │
│ ⑪ 関係性低下群   ⑫ 学習停滞群      ⑬ 反射的行動群    ⑭ 反応低下群              │
└─────────────────────────────────────────────────────┘
        ↓

  ┌──────────────┐
  │ 評価領域の重みづけ │                ------- 第3段階
  └──────────────┘
        ↓

  ┌──────────┐
  │  初期評価  │                      ------- 第4段階
  └──────────┘

  ┌──────┐   ┌──────────┐
  │ 観察 │   │ はたらきかけ │
  │      │   │ による反応   │
  └──────┘   └──────────┘
        ↓

  発達的視点
  運動学的視点                         ------- 第5段階
  神経学的視点 など

                ┌──────────────┐
  ┌──────┐    │ 問題点の確認      │
  │目標の│ ←→ │ 問題の構造の理解  │
  │設定  │    └──────────────┘
  └──────┘           ↓
                              ┌──────────┐
                              │ 治療技術   │
                              │ アクティビティー│
                              │ 遊び       │
                              └──────────┘
                      ↓    ↙
              ┌──────────────┐
              │ 治療プログラムの立案 │      ------- 第6段階
              └──────────────┘
                      ↓
              ┌──────────┐
              │ 治療の実地 │
              └──────────┘
                      ↓
              ┌──────────────┐
              │ 治療結果・再評価  │
              └──────────────┘
                      ↓
              ┌──────────┐
              │ 治療の終了 │
              └──────────┘
```

に序列があり，構造がある．その疾患の臨床像を特徴づけているこの問題の序列や構造を示すことが，治療ではたらきかけるべき焦点を明確にするのである．主要な問題がいつもひとつに絞り込めるとは限らないが，個々のケースの中で何が一番問題になるのかをなるべく明瞭にしていく過程そのものが，その後のはたらきかけの道筋を示すものである．

想定された主要な問題は，問題の性質と治療的な取り組みという点からいくつかのグループに分類することができる．そして実際の評価の流れの中では，この分類にそって評価領域が選択されていく．このようにその本態や原因による疾患別の分類とは別に，治療的はたらきかけの類似性に着目した臨床的な分類を自分なりに作り上げていくことが，臨床家としての作業療法士の課題といえる．筆者は発達障害の主要な問題を**表 2・3-1**のように整理している．

3）第3段階―主要な評価領域の選択

姿勢・運動上の制約がおもな問題となる障害を6，知的・精神的機能面での主要な問題を8，全部で14に分け，それぞれ評価すべき領域が示されている（**表 2・3-2**）．治療者に必要性が感じられていないような情報が，治療に利用されるとは考えにくい．それゆえ問題と感じていることがらの解決に，何が必要な情報であるかが評価者自身に自覚されることが評価の鍵になる．でき合いの評価表の項目に沿って情報が機械的に集められるよりは，まず作業療法士が必要と感じられたところから情報を収集し，それらを整理していくことのほうが有効であるというのは，そういう理由によるのである．評価の各領域はすべてのケースで同じ重みを持つものではなく，ケースによってその重みに当然，差が出てくるものである．まずもっとも問題となるべき領域を焦点に当て，必要に応じて関連する領域に評価の範囲を広げていけばよいのである．ここに記述した評価領域は，問題の理解に最低限必要と思われるものであり，これ以外に必要ないというものではない．評価における実際上の問題は，実践編における各領域における評価と支援において詳しく触れられているので，そこを参照してほしい．

4）第4段階―評価の実際

評価のおもな手段は，自然な状態での子どもを観察するものとはたらきかけに対する子どもの反応を見るものとがある．観察とは子どもの言動を漫然と眺めることではなく，特定の視点を持って子どもの行動を系統的に観察し，整理することであり，特定の視点に立った外界の再構成といってもよい．したがって観察に先だって，作業療法士自身の中でまず観察すべきことがらが明確になっていないと，見て見えずということにもなりかねない．子どもの身辺処理能力や家庭での普段の様子などは，臨床場面で観察することができないので，保護者や病棟職員から聞かざるをえない．聴取したことは自分で観察したことより信憑性は薄れるが，これも観察と同質の情報といえる．

これに対して，何らかのはたらきかけをしながら子どもの反応を見る評価の仕方がある．

表 2・3-1 グループによる問題の性質と援助内容

グループ名	問題の性質と援助内容
① 生理的未熟群	覚醒リズムの未確立など，生理的な未熟性が主要な問題になっている子どもたち．時に生命維持機能に困難を持っている場合が多いが，障害が固定化されておらず，構築的な悪循環はない．
② 生命維持援助群	呼吸，嚥下など生命維持機能が主要な問題になっている子どもたち．その中の多くが変形，拘縮など姿勢姿上の不可逆な問題を持っている．
③ 姿勢保持援助群	生命維持機能に大きな困難を持つわけではないが，全身性の脳性の運動障害を持ち，随意運動よりその基盤となる姿勢コントロールが養育上の目標となるような子どもたち．抗重力姿勢の保持や姿勢変換など基本動作の獲得に困難がある．
④ 随意性援助群	姿勢コントロール上の問題も持つが，あわせて移動能力やものの操作性などを目標とすることができるような子どもたち．
⑤ 運動性援助群	脳の傷害に起因する運動障害ではなく，その障害も通常，局所的な場合が多い．関節可動域の拡大，筋力や耐久性の増進など運動性の基盤整備が主要な問題になる子どもたち．
⑥ 代償動作援助群	障害が不可逆であったり進行性であったりして，装具や自助具の利用，代償動作の学習などを通して機能を維持・補足することが主要なはたらきかけになる子どもたち．
⑦ 反応低下群	生理的未熟群のようには筋緊張の異常は認められないが，はたらきかけに対して反応が乏しく，活動性も乏しい子どもたち．
⑧ 反射的行動群	基本的な動作は可能だが，瞬間的な動作が中心で，刺激に対して反射的に行動してしまう子どもたち．動作が自発的，目的的になっておらず，セルフコントロールも見られない．
⑨ 学習停滞群	課題を分かりやすくし，繰り返し練習させることで，ものの操作やものの理解が望めるような子どもたち．
⑩ 関係性低下群	対人意識が著しく低下しており，そのことが家庭生活への適応を著しく困難にしているような子どもたち．
⑪ 社会適応低下群	ものの理解，操作，基本的な生活習慣などは身につけているが，社会的なスキルが低下していて，学校や職場での適応が困難な子どもたち．
⑫ 問題行動群	知的な程度はさまざまであるが，家庭生活や集団生活が著しく困難になるような問題行動があって，そのことが働きかけの中心となるような子どもたち．
⑬ 感覚統合不全群	単なる練習の問題ではなく，社会的スキルの低下，不器用さ，学業の不振などの背後に何らかの神経学的な問題があるような子どもたち．
⑭ 自我の危機群	原因はさまざまであるが，何らかの理由で自身と他者への信頼が築けていないような子どもたち．

表 2・3-2　グループによる主要な評価領域・項目

グループ名	主要な評価領域・項目	グループ名	主要な評価領域・項目
①生理的未熟群	・妊娠期間中，分娩時の状況などの情報（母子の病歴，分娩時間，在胎週数，生下時体重，アプガー指数） ・筋緊張 ・緊張性反射活動 ・活動性，運動性のレベル ・覚醒と睡眠のサイクル ・口腔機能（哺乳動作） ・視覚刺激に対する反応性（追視など）	⑨学習停滞群	・ADL能力 ・コミュニケーション技能 ・上肢の協調性，巧緻性 ・目と手の協調 ・表象化能力 ・身体概念・運動企画 ・言語理解
②生命維持援助群	・日常姿勢，姿勢のアライメント（非対称性，拘縮，側弯，脱臼，胸郭変形） ・筋緊張 ・関節可動域 ・口腔機能（嚥下，喀痰排出） ・感覚刺激への反応性 ・呼吸の状態 ・排便	⑩関係性低下群	・ADL能力 ・コミュニケーション技能 ・社会的スキル ・遊びの種類，質 ・活動レベル ・睡眠と覚醒のリズム ・感覚登録 ・ものに対する特異的行動（こだわり，儀式的行動）
③姿勢保持援助群	・日常姿勢（姿勢保持具） ・筋緊張 ・姿勢反射（立ち直り，平衡反応） ・坐位保持能力（援助部位，安定性） ・坐骨や足底での体重支持性 ・関節可動域（変形，拘縮） ・連合反応	⑪社会適応低下群	・注意力および集中力 ・活動性 ・両側の協調性，巧緻動作 ・運動企画 ・粗大運動のスムーズさ ・触覚の感受性及び触知覚 ・揺れや回転に対する反応性 ・視知覚 ・聴知覚 ・学習技能（読み，書き，計算，記銘力） ・問題解決能力 ・自己知覚，イメージ ・コミュニケーション技能 ・セルフコントロール ・社会的スキル ・職務分析（職務能力，職務内容，職場環境）
④随意性援助群	・関節の安定性と運動性 ・姿勢反応 ・選択的運動 ・両手の協調性 ・巧緻動作 ・認知機能 ・眼球運動のコントロール ・目と手の協調 ・連合反応・代償運動		
⑤運動性援助群	・筋緊張 ・関節可動域 ・筋力 ・耐久性 ・粗大運動巧緻運動の発達 ・ADL能力 ・遊びの技能	⑫問題行動群	・活動性 ・感覚刺激に対する反応性 ・触覚の感受性および触知覚 ・問題行動の性質 ・対人意識 ・刺激の好み ・ADL能力 ・感情表現
⑥代償動作援助群	・姿勢保持・変換能力（姿勢保持具） ・起居・移動能力 ・呼吸機能 ・上肢機能 ・関節可動域 ・筋力 ・ADLにおける作業分析（更衣，食事，整容） ・興味や関心 ・自我の発達状態 ・コミュニケーション技能	⑬感覚統合不全群	・注意力および集中力 ・活動性 ・両側の協調性 ・運動企画 ・巧緻運動 ・触覚の感受性及び触知覚 ・揺れや回転に対する反応性 ・視知覚 ・聴知覚 ・自己知覚，イメージ ・コミュニケーション技能 ・セルフコントロール
⑦反応低下群	・感覚刺激への反応性 ・姿勢保持能力 ・口腔機能 ・睡眠と覚醒のリズム ・不快反応	⑭自我の危機群	・一般情報の中の生育歴および子どもの人的環境 ・学習技能（読み，書き，計算，記銘力） ・巧緻性 ・協調性 ・自己有能感 ・遊びの種類，興味
⑧反射的行動群	・感覚刺激への反応性 ・活動レベル ・注意・集中（転導性，ものの気づき）・感情表現 ・探索行動 ・定位反応（聴覚・視覚） ・人への反応性		

例えば脳性まひ児では骨盤周辺に手をそえて安定性を少し助けてやると，体幹の伸展も増し，上肢の動きがよくなってくるというようなことがある．また気が散ってなかなかひとつのおもちゃで遊べない自閉症児に，少し運動をさせてから同じ課題をさせてみると落ち着いて取り組めるようなことがある．これらははたらきかけをしながらその潜在能力を見る方法といえる．検査は，はたらきかけをしてその反応を見る方法の代表的なものといえる．

評価領域によって両者の使われ方が異なるが，両方を駆使することにより，評価はより正確なものとなる．ハイリスク児の運動発達診断では，反射などの操作だけに頼らず，子どもの自発的な動作の中で正常な運動要素を観察する必要がある[7]．しかし自然な観察だけでは知りたい情報をすべて集めるわけにはいかないので，どうしてもはたらきかけをして反応を見る方法も必要になってくる．知りたい項目があらかじめ系統だって集められている点と，それに対する反応の基準が示されている点で，検査は有用な道具である．

これらのふたつの観察手段は，実際の評価場面では，有機的に結びついている場合が多い．子どもが母親に抱かれて訓練室に入ってくる時，作業療法士はその抱き方に注目する必要がある．母親が子どものからだのどこに手を置いているかによって，子どもの姿勢コントロール能力，筋緊張の状態，運動パターンなどがある程度予想されてくる．作業療法士が子どもを実際に抱き，いろいろな姿勢をとらせ動かしてみることにより，姿勢コントロール能力，筋緊張の状態，運動パターンなどはさらに明確になってくる．この場合，前者の自然な観察での予測は仮説となり，後者はそれを確認する手続きになってくるのである．このようにふたつは独立した手段でありながら，有機的に結びついている．通常，はたらきかけに対する反応の理解が，深まれば深まるほど，自然な観察でも読みとれることが多くなってくる．

5）第5段階─評価の解釈

評価で得られた情報は，作業療法士が持つ技能の中で解釈される必要がある．薬物療法や外科的手術は作業療法士が持っている治療手段ではない．それゆえ臨床像を神経学的に説明をしたり，神経伝達物質や内分泌など生化学的な解説を加えるだけでは，作業療法士としての治療はなかなか具体的になってこない．自閉症児のこだわり行動を問題にするならば，それと前頭葉症候群症状との類似性を指摘するだけでは十分とはいえない．それらの行動をいびつな知覚や思考方法，不安に対するセルフコントロールの不足などと関係づけて考えられるようになって，はじめて治療的なはたらきかけに対して具体的なイメージが持てるようになるのである．脳性まひ児における上肢の操作性も，後退した肩甲帯や体幹の不安定性など観察できる現象と関連づけて説明できると，治療の糸口が見えてくるようになる．このように作業の障害の原因である機能障害（impairment）レベルの問題は，常に現象の中で確認される必要がある．収集された情報は，①発達学的視点，②運動学的視点，③神経生理学的基盤（神経学的視点）に立って解釈されるが，これらが作業療法の

視点といえる.

[発達学的視点]

　発達理論には，発達指標の系統化に興味を持つもの(Stage Theory：発達段階理論)と，ある特定の行動が出現するための前提として，どのような準備が必要かという過程により注目する理論がある(Process Theory：発達過程理論)[8]．前者は，評価で得られた情報を整理するための基準を与えてくれるとともに，どこに向かえばよいかの目標も指し示してくれる．後者は，能力低下の原因やその機能が成熟するために必要な基盤を示してくれる．子どもの臨床像は，こういう発達学的視点に立って解釈することができる．

[運動学的視点]

　運動が選択的にコントロールされるためには，必ずその基盤としての安定点が存在していなければならない．姿勢や移動運動だけでなく，生活技能や遊びでの手の使い方においても，どこに安定を欠き，どこに運動が起こり難くなっているかを明確にする必要がある．安定するとそこに運動が出現し，運動によって重心が前・後，左・右，上・下へ移動し，不安定な状態になる．不安定になるとそこに再び重心を戻そうとする運動が起きてくるが，身体におけるこういう安定点と運動点の所在の理解は，力学的，運動学的な観点からの解釈といえる．

[神経生理学的視点]

　その機能をいつまでも維持し，さらに発展させるためには，各器官は正しく使われる必要がある．何とか機能しているような状態では，異常な使われ方であったり，代償的な使われ方がなされている場合が多い．脳性の運動障害を持つ子どもでは，機能的になっている動作の中にも，代償や過剰な努力がみられることが多い．また反対に結果としてうまくできていない動作の中にも，正常な動作パターンが見られることもある．このようにそれぞれの動作の中に，異常な要素と正常な要素の両方を観察できることが子どもの臨床像を正確に理解する上でとても重要になってくる．そういう意味では作業療法士は筋緊張の異常，相反神経活動の低下，同時収縮・姿勢反射の異常など，臨床像を脳機能との関係において理解する必要がある．精神遅滞児や自閉症児でも，日常動作の能力低下を神経学的な徴候(soft neurological signs)などと関係づけて考えられると，治療的な取り組みに深みが出てくる．

6) 第6段階―治療プログラムの立案

　評価結果が上記のような視点から整理されることにより，子どもの適応を阻んでいる主要な問題が特定されてくる．それと同時にその問題の構造も明らかにされる．評価に入る前に予備的に主要な問題点を想定するという手順を踏んだが，この評価結果の解釈によっては，最初の問題の再確認になったり，その修正になったりする．

　治療内容は，問題の分析から直接出てくるものではなく，問題の分析と作業療法士の中に蓄えられた治療技術とが一緒になってはじめて具体的になってくる．臨床の現場では，

準備した課題が子どもに受け入れられず，変更を余儀なくされることは決してめずらしくない．治療として成立させながら，なおかつ子どもにも受け入れられる課題の選定は，治療者に豊富な治療技術の蓄積があるからこそ可能になるものである．こういう豊富な治療技術が問題の分析と照合されることによって，はじめて治療が具体的になってくるのである．治療技術の学習課程については，実践編にくわしく触れたが，はじめは先輩の見本の模倣によって学習され，それが蓄積されるに従って自分でも考えつくようになる．

2・4 治療的な介入理論

　発達障害の作業療法の臨床でよく使われる治療的な介入理論に，① 神経発達学的治療理論，② 感覚統合法理論，③ 認知発達を中心とした治療理論，④ 情緒や対人関係の発達を中心においた治療理論，⑤ 応用行動分析理論などがある．詳細はそれぞれの理論書，解説書に直接当たったり，ワークショップに参加することが薦められるが，ここではそれぞれの治療法の概略だけを簡単に紹介する．

2・4・1　神経発達学的治療理論

1）神経筋促通技法

　脳性まひや脳血管障害など脳の損傷に起因する運動障害の治療法として，神経筋促通技法と呼ばれる一群の治療手技が1940年代から開発され，発展してきた．促通技法とは筋緊張，覚醒状態，自律神経系機能などの逸脱を，正常域に戻すために，何らかの追加的な感覚刺激を調整しながら与える手技の総称をいう[9]．正常からの逸脱は亢進と低下のふたつの方向があり，その正常化も亢進した機能の低下をめざすもの，低下した機能の亢進をめざすもののふたつの方向が考えられる．前者を抑制的促通（inhibitory facilitation），後者を興奮的促通（excitatory facilitation）というが，前者は単に抑制，後者は促通と通称されることが多い（図2・4-1）．

　カバット（Kabat, H），ノット（Knott, M），ボス（Voss, D）らによる固有受容性神経筋促通法（Proprioceptive Neuromuscular Facilitation：PNF），ルード（Rood, M）による神経生理学的治療法（neurophysiological treatment），ブルンストローム（Brunn-

図 2・4-1　促通と抑制の概念

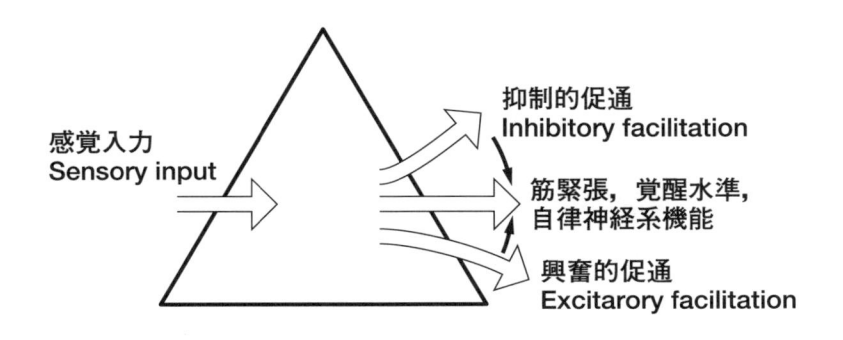

strom, S) による運動療法, ボバース (Bobath, K & B) による神経発達学的治療法 (neurodevelopmental treatment), ボイタ (Vojita, V) による発達・運動学的治療法などが神経筋促通技法に属するものである．重点の置き方, 治療手技も異なっており, これらを一括して論ずることはできないが, おもに前庭感覚刺激, 固有感覚刺激, 触覚刺激などを使って, 姿勢・運動の質を変化させようとするところに共通点がみられる．ここでは作業療法への広がりを持つという点から神経発達学的治療法（通称ボバース法）を取りあげる．

2) 神経発達学的治療法の基本理念

環境からの感覚入力は脳のはたらきによって調整され, 重力や環境に対して適切な運動反応を作り出す．脳に損傷があると, 自己の内・外からの感覚刺激を統合し, それを適切に姿勢・運動に変換する機能が低下するばかりでなく, 自らの姿勢・運動パターンからの偏った感覚に支配されるようになる．神経発達学的方法による治療とは, この異常姿勢・運動パターンを抑制し, 正常な姿勢・運動を経験させることによって異常な感覚を正常な入力に切り替え, 運動出力を変えようとする試みということができる．

3) 運動障害のとらえ方

随意運動は, 姿勢のコントロールが自動的にはたらいてはじめて適切なものになる．この姿勢のコントロールとは, ①姿勢の保持や動作の中で, 身体の各部分に安定と運動の役割を適切に割り当て, 主動作筋, 拮抗筋, 共同筋を互いにうまく協調させること, その結果②四肢を空間に保持したり動かせるようになり, ③体軸を回旋し, 各関節を分離して動かせるようになることである．脳性まひなどではこの姿勢のコントロールが自動的に行われることなく, 姿勢筋緊張は固かったり, 弛緩していたり, 一定しなかったりする．このように脳の損傷に起因する運動障害では, 運動の量や筋力の問題が中心的な問題ではないので, 単なる運動パターンの練習や筋力トレーニングによって解決するものではない．姿勢のコントロールを改善し, その上でそこに基盤を置く随意運動を引き出しそれらを機能に結びつけていくことがこの治療法の中心的な考えといえる[10)~13)]．

4) 神経発達学的方法による脳性まひ児の治療

この方法による治療的はたらきかけは, 子ども自身に目的的な動作や姿勢をとらせながら, 頭部, 体幹の立ち直り, 上肢による支持性, 平衡反応などの正常な感覚—運動を体験させることから始まる．道具やセラピストの手で緊張した部分をゆるめ, 不安定な部分に安定を与え, 運動の方向を教えてやることで, 子ども自身が姿勢と動きを調節できるようになることを期待するのである．セラピストは必要な時に必要な分だけ援助し, そこに改善がみられれば, 徐々にその援助を減らしていくようにすればよいのである．良かれ悪しかれ脳性まひ児は, それまでに獲得した異常姿勢や異常な運動パターンを使って目的を遂

行せざるをえなく，場合によってはそれらがそれなりに機能している場合もある．それゆえ脳性の運動障害の場合は動作ができるかどうかだけではなく，子どもがそれをどのように行っているかを調べることが重要になる．ただ励まして運動を促せばよいのではなく，異常な要素があれば同時にそれを抑制しなければならない（facilitation with inhibition）．脳性まひのタイプで操作する量や質が異なってくるので，この治療法にあらかじめ決められた定型的なプログラムがあるわけではない．その子どもが必要とする援助の量と質を判断しながら，日常動作や遊びなどの目的動作を設定していくのである．

2・4・2　感覚統合療法

1）感覚統合理論の特徴

　感覚統合療法は，1960〜70年代にアメリカの作業療法士エアーズAJによって体系づけられた治療理論である．学習障害児にみられる行動上のつまづき，学業の不振，社会的技能の低下の原因を明らかにする中で，治療法としての感覚統合療法ができあがってきた．彼女によると学習障害児にみられる問題は，何らかの脳の機能不全の表われであり，脳の機能が改善されれば，行動や学習のつまずきも改善されるという[14]．とりわけ彼女は，高次脳機能が皮質下の脳機能と相互作用を持つことに注目し，感覚入力を調節する脳幹機能の役割を重要視している．

　この治療理論の特徴の第1は，個々の能力低下を直接治療の対象とせず，原因としての学習の過程に目を向けた点にある．その特徴の第2は発達を各感覚系の統合の過程と見なし，障害をその統合の不全として理解するところにある．またこの治療法が，南カリフォルニア感覚統合検査をはじめとする評価道具を開発し，診断と治療を総合させた点も優れたところである[15]．エアーズ自身は学習障害児の治療を中心に，自閉症児の一部にこの治療理論を適用したに過ぎないが，学校教育や作業療法の現場では重症児，知的障害児など多彩な発達障害児に対してこの治療法が適用されつつある．

2）感覚系の統合過程としての発達

　感覚統合という観点から見た発達の構造が図2・4-2にまとめられている[16]．一番右端の〈集中力〉〈自尊心〉〈自己抑制〉〈抽象的思考および推理力〉〈身体両側の特殊化〉などは，学齢期の子どもが社会生活を送るために必要な能力である．子どもは3つの段階を経てこれらの能力を獲得するが，その段階はそれぞれ前のものが後のものの出現を準備するための基盤になっている．

　第一段階では，触覚系内部，固有感覚系，前庭感覚系がそれぞれ統合される．触覚でははじめ防衛的機能が優位になっているのであるが，弁別のためにも使えるようになることが，触覚系内の統合ということである．子どもは触覚を弁別に使えることで，環境に安心感を抱くことができるようになる．またそれと同時に，母親との間に愛着関係を形成し，

図 2・4−2　感覚入力の統合および最終産物 (Ayres. 1979)

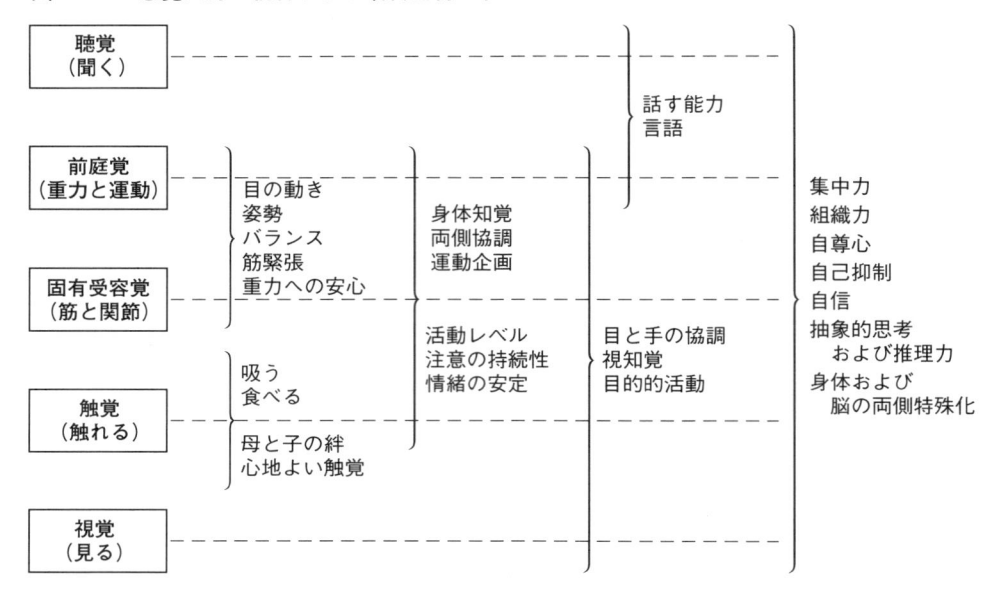

聴覚（聞く）				
前庭覚（重力と運動）	目の動き 姿勢 バランス 筋緊張 重力への安心	身体知覚 両側協調 運動企画	話す能力 言語	集中力 組織力 自尊心 自己抑制 自信
固有受容覚（筋と関節）		活動レベル 注意の持続性 情緒の安定	目と手の協調 視知覚 目的的活動	抽象的思考 および推理力 身体および 脳の両側特殊化
触覚（触れる）	吸う 食べる 母と子の絆 心地よい触覚			
視覚（見る）				

そこで得られる信頼をその他の人との関係の基盤にしていくのである．固有感覚系と前庭感覚系の統合は，3次元の空間で自由に姿勢を維持・変換し，移動できるようになることによって実現される．

　空間を移動しものに触れる経験を土台として，子どもは身体の各部分の位置関係を理解し，正中線を知り両側をうまく協調させるようになる．ものと環境が理解されるにつれて，外界にあるものはますます興味を引くようになり，満足と慰めを与える対象になってくる．その結果，注意も持続し落ち着いてものごとに取り組め，そのことによって感情も豊かになり，安定するようになる．これが前庭感覚系，触覚，固有感覚系の3者が統合される第2水準でのできごとである．

　ものに直接触れないで，見たり聞いたりすることで対象が理解されるようになると，直接的知覚体験に代わってイメージが行動を主導するようになる．行動も反射的・衝動的なものから，意図に導かれた目的的な行動になってくる．さらにことばがこれに加わると，ことばを介して人と交われるようになる．これらが聴覚系と視覚系の第3水準の統合の産物である．

3）感覚統合理論の独自性

　多くの研究者が運動経験と精神的機能の相互交渉的な発達経過に言及しており，抽象的思考や自己有能感が運動経験の基盤の上に成立するという知見は，必ずしも感覚統合理論の専売特許ではない．しかし① 各感覚系の統合の過程と順序を明確にし，② 視知覚・聴知覚がうまくはたらくための基盤として体性感覚系と前庭感覚系の重要性を指摘し，③ これ

を治療法として結実させた点が感覚統合理論の業績といえる．従来，発達は運動，認知機能，情緒というようにそれを構成する要素ごとに記述されることが多かった．それに対して感覚統合療法の発達観では，発達を脳における感覚情報の処理過程の組織化と見，発達の本質としての各機能の相互関連性を重視している点がその特徴といえる．

4）治療法としての感覚統合理論

この治療法は個々の生活技術や学業をいちいち指導するわけではなく，治療はそれらの現象の背後にある感覚処理過程の不全に向けられ，その正常化に焦点が当てられている．それゆえこの治療法は技能の学習の代替えではなく，むしろ技能の指導とともに並行して行われるものである．治療では空間をダイナミックに使った遊びの中で，脳を活性化するような形で体性感覚，前庭感覚などが与えられ，子どもはそれに対する適切な運動反応が求められる．脳の組織化は，目的的な動作を喜んで行うことの中でもっとも推進されるので，この療法では子どもの自発的な遊びが誘導される．発達障害児の臨床では遊びがよく利用され，これが教育現場などにも親しみを持たれている理由のひとつではあるが，これがまたこの療法の誤解の一因にもなっている．感覚統合療法とは単に子どもに刺激を与えることではなく，あくまでそれらを通して目標とする適合反応を引き出すことにある．

2・4・3　認知発達を中心とした治療理論

1）ピアジェの認知発達理論の特徴と意義

ピアジェ（Piaget, J）は認知の発達を段階づけたばかりでなく，それぞれの段階における特徴を明確にし認知機能の発生的な構造を明らかにしている[17]．それまでの発達に対する考え方は，認知発達過程における環境の影響を認めるもののそこに構造を認めないか[18]，構造を認めるもののそれを遺伝的な決定として環境からの影響を認めないかのいずれかであった[19]．ピアジェは認知が直接的感覚経験からイメージや概念に向かって発達することを指摘し，それを推進するものとしての環境からの影響を認めている．また発達のいずれの段階でも〈同化〉と〈調節〉の相互作用が認められ，それを認知発達の構造として認めている[20]．ピアジェ自身は発達障害の臨床に携わったわけではなく，その理論も発達障害児の治療を意識したものではない．しかし発達障害児の治療理論の多くは，知能の発達過程の理解を多かれ少なかれこの発生的認識論に求め，そこから治療的，教育的な示唆を得ようとしている．

2）認知発達治療理論の発展

感覚・運動期における運動と精神的機能の相互作用，初期発達における感覚・運動経験の重要性は，シュトラウス，レーチネン（Rehtinen, L）[21]らの脳損傷児の研究によっても確認されることとなった．また具体的操作期における体性感覚や視覚経験が概念操作に与

える影響についても，クリュックシャンク[22]，ケファート[23]，フロスティヒ[24]らの研究によって確認され，発達障害の臨床に携わる人々にあらためて感覚・知覚を通したはたらきかけの重要性を知らしめた．

わが国における認知を中心にした治療理論も，対人関係，情緒発達も視野に入れた幅広い展開を見せている．治療理論としての完成度はさまざまであるが，ピアジェを共通項に持ちながら，それぞれ独自の特色を見せている．認知発達を感覚入力と運動出力との関係からとらえ直し，それぞれの発達段階における課題を音楽，遊具，グループダイナミクスを利用しながら展開する，①「感覚と運動の高次化理論」(宇佐川，1989)[25]，神経生理学的な基盤の上に，認知課題，生活技能，人とのやりとりを通して，認知と情緒・対人関係技能を同時に促進しようとする，②コロロメソッド(石井，1987)[26]，言語能力テストによる評価法を開発し，自閉症児の認知障害を段階づけ各段階にそった認知課題をまとめた，③認知発達治療(太田・永井，1997)[27]などがその代表的なものである．作業療法からの取り組みはことばや概念の操作よりその基盤となるものに焦点を当てているが，彼らの開発した評価法，指導内容，教材と遊具，手技に参考になる部分が多い．

2・4・4　情緒・社会性を中心にした治療理論

1) 精神分析学理論における発達理論

フロイト (Freud, S) は，神経症の治療の中で，病理現象を患者がその幼児体験を再現する退行現象としてとらえる着想を得，性衝動と攻撃行動を主体とした自我の発達過程を展開した．彼によると人間はもともとイドと呼ばれる快楽を原則とする生理的なエネルギーを持っており，常にその充足を求めているという．一方，社会的規範やその自覚である良心は独立して存在するものなので超自我と呼ばれ，イドを阻止する方向にはたらいている．この両者の衝突が，イドを現実原則に修正するものとしての自我を生むことになるというのである．フロイトは，性衝動と攻撃行動を調停する自我の展開を①口唇期，②肛門期，③男根期，④潜伏期，⑤生殖期という段階に分けてそれぞれの時期の特徴を描写している[28]．

フロイト自身は，子どもの治療には携わっておらず，発達も常に現在の病理現象の説明として回帰的にとらえられているだけである．フロイトの考えをもとに，子どもの心の病気の臨床に携わったのは，その娘フロイト(Freud, A)[29]をはじめ，その直系の弟子たちのクライン(Klein, M)[30]，ウィニコット[31]などであり，精神分析学を対象関係論として発展させた人々である．彼らは必ずしも自我の発達をフロイトのように性衝動と攻撃行動が現実原則と折り合いをつける過程として描くわけではないが，情動と対人関係を発達の牽引力としている点では同じ見方に立つものである．新・フロイト学派といわれるサリバン(Sullivan, H S)も[32]，発達は子どもの生物学的欲求と社会・心理的欲求がそれぞれどの程度満たされるかによって決まるといい[33]，情動と対人関係の重要性を指摘している．ボール

ビー（Bowlby, J）ら[34]，幼児期におけるこの社会・心理的欲求の充足過程としての愛着行動の重要性を強調している．発達障害の臨床で治療理論としてまとめられているものは，多かれ少なかれこのボールビーの考えに影響を受けている．

2）情緒・対人関係を中心とする治療理論

情動，対人関係を中心においた治療理論は，程度の差はあっても，いずれも乳・幼児期における情緒的共感を発達の駆動因とし，とりわけ母子関係における触経験の発達的意義を強調している[35]～[37]．触り，触られる能動・受動的触経験は，他者の存在を気づかせると同時に意識を自分自身に向かわせる．つまり皮膚で感じられる障壁感は，共生状態にある母子関係を自・他の関係に変化させるきっかけになっているのである．また動けるようになり危険な目に会うことが多くなると，安心を回復する基地としての母親の役割がより強く意識されるようにもなる．

これらの考えを発達障害児への治療理論としてまとめたものが，ユング（Jung, C G）の流れを汲むというアラン（Alain, J）による抱っこ法[38]，ジェンバーグ（Jernberg, A）によるセラプレイ[39]などである．特にアランは，ワロン（Wallon, H）が覚醒状態，姿勢筋緊張と情緒を同系列の機能と考えたように，愛着行動の未熟さは姿勢，筋緊張，活動水準などに表れると考え，抱っこという身体接触を通して筋緊張や活動水準を正常化し，不安や心的外傷を慰めることができるとした．ジェンバーグは，家族を治療に参加させ，構造化された遊びを通して，母子関係の構築を目指している．

この他，問題行動といわれる行動や，不安，不快感情の表出に，自我の防衛を読み取ろうとする視点の重要性を指摘する受容的交流療法（石井，1994）[40]や，子どもの内的世界のメカニズムにもっと注目すべきだとする意見も聞かれる[41]．これらの動向は，一時期過剰に言語・認知機能障害としての理解に傾きかけた自閉症児へのアプローチに対する揺り戻しとも考えられるが，1950年代の絶対的受容[42]やアクスライン（Axline, V）[43]の遊戯療法に時代錯誤的に回帰するものではない．半世紀にもなろうとする自閉症児の生物学的な研究を踏まえた上での「情緒」的側面の重要性の再認識といえる．

2・4・5 応用行動分析理論

1）応用行動分析理論の特徴

発達をリードする因子を何と考えるかの違いはあっても，認知発達療法も情緒・対人療法も，子どもの能力を発達段階の中で位置づけ，その治療を発達的基盤を整えることを考える点で同じである．これらと行動の理解の枠組みをまったく異にするのが，応用行動分析理論である．応用行動分析理論では，行動の原因を神経生理学的な機能不全や心的なできごとなど個体の内部に求めず，個体の環境との相互交渉の中に見い出そうとする．つまり行動と環境とに何らかの関係を仮定し，環境にはたらきかけることによって，行動を形

成し，変化させようとすることがこの考え方の中心にある．それゆえはたらきかけの良し悪しは常に結果によってのみ決められるものである．このように応用行動分析理論では，基本的に動機，思考，感情，社会性など心的なメカニズムを説明するような概念は排除され，観察可能な行動のみが問題とされる．

2）応用行動分析理論の基本的概念

[オペラント行動]

オペラント行動とは人間の随意的な反応をパブロフ（Pavlov, I P）らの古典的な条件反射と区別するために，スキナー（Skinner, B F）によって使われた用語である[44]．パブロフは犬に食べ物と音刺激を同時に用いて唾液の分泌を促し，これを繰り返すうちに音刺激だけで唾液の分泌を誘発できるようになったといい，この学習過程を条件反応と呼んだ[45]．それは音に対する唾液の分泌が始めから存在する反応ではなく，食べ物と同時に提示されるという条件のもとで形成された反応だからである．しかし人間の行動は，刺激によって機械的に誘発されるものばかりではない．スキナーは，パブロフの条件反応を，刺激に応答せざるを得ない反応としてレスポンデント行動とよび，人間の行動の方をラテン語のOperor（はたらきかける）からオペラント（Operant：自発的にはたらきかけるものの意）行動と呼んだのである[46]．オペラント行動とは，ある行動の結果によって，同じような状況でそれ以降その行動が起こる確率が高まるような行動を指し，反射のように強制的に出現するものを意味しない．

[三項目随伴性]

三項目随伴性（three-term contingency）が応用行動分析理論の中心的概念であり，この理論による行動の形成のメカニズムをよく説明する．三項目とは，①弁別刺激（discrimative stimulus），②オペラント行動（operant behavior），③強化刺激（reinforcing stimulus）をいい，この三者の関係によって行動が決定されるという[47]．強化（reinforcing）とは，行動を生起・維持させることをいい，行動の結果の中でもその行動の出現を高める

図 2・4-3　応用行動分析理論の中心的概念

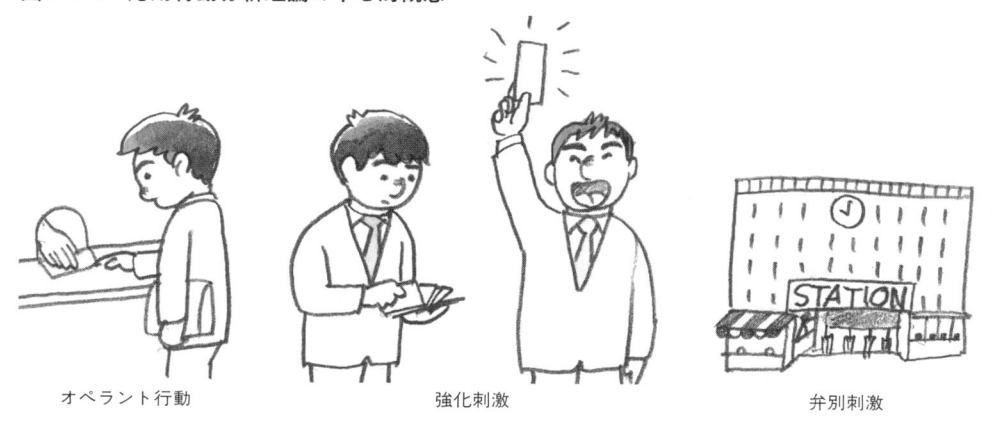

オペラント行動　　　　　強化刺激　　　　　弁別刺激

ような環境刺激を〈強化刺激〉と呼ぶ．〈弁別刺激〉とは最初は行動の出現に影響しなかったものが，強化刺激が与えられることによって行動の出現率が高まったきっかけになった刺激をいう．

　ある人がたまたま駅前の宝くじ売り場で宝くじを買ったところ，それが1万円の当たりくじだったとする．そしてそれ以降その人は宝くじを頻繁に買うようになり，それも駅前の売り場でばかり買うようになったとしよう．この場合1万円の宝くじが当たったことが〈強化刺激〉である．このことが宝くじを買う行動（オペラント行動）の頻度を高めるきっかけになったからである．最初どこでもよかった宝くじ売り場は，1万円当たったことで「駅前の」という限定された場所になったのである〈弁別刺激〉[48]（図2・4-3）．

3）治療理論としての特徴

　この理論では，行動とは環境に対する個体のはたらきかけのすべてをいう．それゆえ不適応，問題行動といえども環境に対するひとつのはたらきかけであり，個体に原因を持つ病理現象とは考えられていない．環境要因が変わることによって，結果としての行動も変わり得るものだからである．治療的なはたらきかけとは環境要因を変えることで出現する行動を変化させることであって，決して個体の能力を変えたり，引き出すということではないのである[49]．ある場面でこうすれば，こうなるという図式が形成されることが学習である．それゆえ行動を変えることができる刺激を明らかにすることが重要になる．

2・5 介入理論適用の問題点

　介入理論は，子どもの問題の構造を理解する理論的枠組みであるとともに，問題への取り組みを具体的に示唆するガイドでもある．通常，扱うターゲットが複雑になればなるほど，そこにさまざまな解釈が生まれる余地が大きくなってくる．作業療法のようにひとの活動を全体的・直接的に扱うような介入方法では，そこに複数の考え方，取り組み方が存在することは，あながち不思議なことではない．むしろ介入理論が複数存在することが，作業療法の治療対象がそれだけ豊かなものであることを物語るものでもある．

　介入理論が複数存在するとしても，知的・精神的側面と姿勢・運動面などそれが主として扱う領域が異なる場合には，共存が可能であり，問題が生ずることも少ない．しかし同じ領域の問題において介入理論が複数存在し，しかもその内容が相反するような場合には，当然いずれが正しいかを明らかにする必要に迫られる．こういう対立がある場合，黒白をつけなければならないほどではなくても，いずれがより有効であるかという疑問が生まれるのも自然なことである．ひとつの方法の治療効果が誰の目にも明白なほど歴然としていれば，同一問題に対して介入理論が5つや6つも存在することは考えられにくい．複数の介入理論が存在していること自体が，ひとつが他を圧倒するほど突出していないことを物語るものである．またこのことは，いずれの介入理論にも有効な部分が全くないわけではないことも暗に示唆している．まったく無効ならば自然に淘汰されてしまっているだろうからである．このように介入理論の選択には，何らかの客観的な基準が必要であると認識されてはいても，現実にはそれがそれほど明白になっていないのである．介入理論の紹介を締めくくるに当たって，介入理論，技法の併用や選択を含めて，どういう視点に立ってそれらを利用すればよいかという点について触れる．

　介入理論の有用性を，① 包括性（その理論が説明できる範囲の広さ），② 妥当性（その説明が検証できるものか），③ 予測性（その理論でどの程度，予後の予測ができるか），④ 節約性（その説明がどの程度単純化されているか）などから測ろうとする試みがある[50]．本書でとりあげた代表的な介入理論をこれに従って評価してみると以下の通りになる（**表2・5-1**）[*7]．これによるとそれぞれ一長一短があるものの，その中でも応用行動分析理論が比較的有用性が高いもののようである．しかしこれはあくまでその有用性（どれほど便利であるか）を比較するものであっても，個々の理論の有効性について直接言及するものではな

---

　*7　生理学的理論とは諸症状を脳の機能障害や，先天的な原因から説明しようとする医学的な説明の総称を指している．

表 2・5-1　代表的介入理論の有効性の比較 (Alberto & Troutman, 1986)

	生理学的理論	精神分析理論	認知理論	行動理論
包括性	△	◎	◎	○
妥当性	○	△	◎	◎
予測性	△	○	△	◎
節約性	△	△	△	◎

◎優, ○良, △可

※包括性：その理論で人間の行動の一側面だけではなく，行動の大部分を説明できるか.
　妥当性：その説明が検証できるものであるか.
　予測性：その理論で，ある環境下で人間がどのような行動をとるか予見できるか.
　節約性：その理論による説明が，どの程度単純化されているか.

い．

2・5・1　根拠に基づいた推論の必要性—合理的な考え方

　医学史を紐解くと，近代以前には魔術のようなことがまじめに治療として行われていたことに驚かされる．例えば瀉血といって血液を抜きとる治療法があったが，これは 1628 年にハーベイ（Harvey, W）が血液循環説を発表するまで，広く一般的に行われていた治療法である．これの根拠となっている考えは，悪い血液がたまるとそこに病気が起こってくるという古代や中世の人体精気論，体液論的解釈にある[*8]．つまり瀉血という治療法は，根拠となった理屈と一貫しているが，その理屈そのものは事実によって確認されたものではないのである．このようにまず（精気論などという）アイデアがあって，それに照らして事実を解釈・整理するような考え方を観念論という．こういう考えの下ではアイデアと現実が相反するようなことがあると，事実を曲げてでも，依拠する観念に合わせるというようなことも起ってくる[*9]．それに対して，事実から出発し，事実に即して何らかの理屈をつくりあげようとする考え方を合理論と呼ぶ．そして後者のような考え方ができるかどうかが中世から近代という時代を画する指標になったともいえる．ハーベイの偉大さは，その発見の内容もさることながら，事実に即してものごとを判断するという姿勢を医学の中で明確に示した点にある．同時代に合理主義の祖といわれるデカルト（Descartes, R）がいるが，合理主義とは事実に基づいて推論を重ね，徹頭徹尾その論理の整合性，妥当性を重

[*8] 16 世紀，古代のヒポクラテスやガレノスの医学大系が色濃く反映されており，16 世紀のリナクル（Linacre, T）においても人間には黒胆汁質，多血質，粘液質，胆汁質などがあり，精気や体液といったものの故障によって病気が起こると考えられている．

[*9] ハーベイと同時代の人でであったファブリチウス（Fabricius）は，動物の血管，心臓の弁の方向に一定の規則性があることに気づいていながら，そのことを伝統的な観念によって解釈しようとしたので，血液が循環するということには思い至らなかった．また日本でも実際の解剖所見から，漢方医学の五臓六腑が存在しないことをはじめて実証した最初の人は山脇東洋であった．それ以前でも解剖があったらしいが，人体の内部が漢方医学の伝承通りでないのは，被験者が罪人であるから例外なのであるというような理由をつけて，むしろ事実を観念に従属させようとしていた．

視する考え方にほかならない．ハーベイはまさに医学におけるこの合理主義の実践者といえる．

　先に紹介したようなさまざまな介入理論は，その主張にもオリジナリティーがあり，論理的整合性も高く，介入理論としての完成度はそれぞれ決して低くはない．しかしだからといってそれが介入理論としての有効性を証明するものではない．その有効性は，論理の整合性，組織性ではなく，あくまで有効であったとする事実によってのみ検証されるべきものである．それゆえこれらの介入理論を個々の問題の解決に適用するためには，どうしてもそれが有効であったとする証拠が必要になってくる．またさらにそれを適用している最中に，それを適用した後で，その結果を確認し，はたらきかけの内容がその結果と照合されなければならない．臨床医学の中でこういう考え方をさらに徹底させようとする運動が，EBM（Evidence Based Medicine）と呼ばれるものである．

　20世紀の後半には，神経学など基礎医学が飛躍的に伸びたとはいえ，まだ作業療法における治療的なはたらきかけを直接的に示唆するものにはなっていない．神経生理学，神経解剖学などの成果に基盤を置いている神経発達学的治療，感覚統合療法などでも，治療的はたらきかけの内容そのものは仮説の段階に留まるものが多い．それゆえ，作業療法の臨床の現場では，選択した理論で説明できないことがでてきてもむしろ当然といえる．合理的な思考とは，解釈できないものはそれとして残すことであり，介入理論を絶対な枠組みとして，個々の事実をそれに無理に付会させ，解釈することではない．そういう方法こそ自然科学の名をかりた観念論的な理論の利用の仕方といえる．もともと治療手技は，関連諸科学の発展や臨床的知見の蓄積とともに変化し，発展すべきものである．絶えず変化しているものを固定的にとらえたり，絶対視することこそ非合理的といわざるをえない．以上のように，介入理論，治療手技の適用においては，常に事実に立脚し，実際の効果によって裏づけるという視点がどうしても不可欠となる．

2・5・2　介入理論の選択における指針

1）対象とする中核的な疾患の認識

　通常，介入理論は何らかの疾患の障害構造や原因を解明する過程の中で，形成されてきた経過を持つものが多い．それゆえそれがどういう疾患や問題を対象にしてきたかを知ることが介入理論の選択に際して参考になる．介入理論をそれが対象としてきた疾患に適用する場合には，有効性に関する文献も多く，当然それを適用する根拠が得られやすい．感覚統合療法は学習障害児の障害構造を明らかにする過程の中で成立し，神経発達学的治療法は脳性まひ児の異常姿勢・運動パターンの分析の中で治療法としての体裁が整ってきた．また応用行動分析理論は知的障害児の行動形成をとり扱うことの中で生れ，その理論としての発展の経過が行動療法，行動変容理論，応用行動分析理論というような名称の中に反映されている．

それゆえ学習障害児の学力不振や社会的スキルの低下が転導性，不器用さ，触覚防衛などに起因すると判断されるならば感覚統合療法が使われてもよい．随意運動の制限が，筋力低下や耐久性の問題にではなく，自動的な姿勢のコントロール機構にあると判断されるならば，神経発達学的治療法が薦められる．また知的障害児や自閉症児などの身辺処理活動やものの操作の低下が学習の問題であると判断されるならば，積極的に応用行動分析理論が利用されるとよい．反対に上述の疾患以外にそれぞれの介入理論が適用される場合には，利用する根拠が明確にされなければならない．神経発達学的治療法は多動児(Hyperactive child)[*10]と呼ばれる子どもたちもその対象にしているが，この方法による多動児の臨床経験の蓄積も乏しく，またその方法による治療手技が実際に多動児に使えるものかどうかは疑問が残るところである．感覚統合療法を脳性まひ児に適用する場合にも，応用行動分析理論を脳性まひ児に適用する場合にも同様のことがいえる．このように，その介入理論がどういう疾患や問題を得意としてきたかをまず介入理論の選択の際の大まかな指針とするとよい．

2）異なる内容の明確化―介入理論の併用

　問題の理解の仕方とその取り組みにひとつの特徴があって，それを支持する集団ができあがると，独立した介入理論と見なされ「○○法」と名前がつけられる．しかし，①理論の独自性，②組織化の程度，③理論と技術との整合性，④技術の独自性などの点から吟味してみると，「○○法」と呼ばれるものもその完成度はさまざまである．介入の範囲が全体にわたっておらず，ある部分だけしか扱っていないもの，理論としての独自性に乏しいもの，理論そのものに独自性があっても技術がよせ集め的なもの，治療技術と理論との結びつきに必然性がないものなど，いろいろである．そうしてみると治療法と名のつくものでも一長一短があると同時に，各所に共通する部分が存在することにも気づく．

　異なる領域，異なる問題を扱うものならば，介入理論は共存が可能であるだけでなく，それらを併用することで欠けている部分を補うことができる．代償や連合反応が出現しないように筋緊張の亢進を抑制できるならば（神経発達学的治療法），感覚統合療法で使われる揺れ遊具などにも脳性まひ児を乗せることが可能になる．また脳性まひ児においてもその超早期の治療においては，情緒・対人関係の治療理論が強調するような慰めや安心などの視点は不可欠なものである（だっこ法など）．感覚統合療法はおもに学習の基盤づくりに焦点を当てているが，それらの諸能力が実際の機能に結びつくためには，身辺処理活動などの反復練習も必要になってくる（応用行動分析理論）．また応用行動分析理論は学習の形成に向けられた方法であるが，目標とする行動の設定において，認知発達理論からの視点が助けになる．また脳性まひ児では，無意識で自動的な姿勢調節のコントロールが問題な

[*10] ADHD（注意欠陥障害）児，LD（学習障害）児などを意味するのであろうか．

ので，単にはげましたり，褒めたりしながら動機を維持して目的動作を促す（応用行動分析理論）だけでは，脳性まひ児の動作学習に対応しきれない．このように各介入理論は併用されることではたらきかけにより厚みがまし，問題に対してより現実的な対処をすることができるようになる．そうするためにも，それぞれの特徴，異なる特徴をよく知る必要がある．

3）介入理論間の共通点

　介入理論間で用語などは違っても，同じようなはたらきかけがなされていることがある．「セラプレイ」と呼ばれる方法（情緒・対人関係を中心とする治療法）で使われる概念に「構造化」，「侵入」などの治療手技があるが[51]*11，これらはTEACCHプログラムの基本概念であると同時に，「パーセプション」（Affolter, 1991）にも共通するものである．このほか，姿勢・運動領域のファシリテーション技法にも，類似のものが多々ある．また個々の治療手技ではなく，治療の進め方において，まったく異なる問題であるにもかかわらず，同様な形式が存在することもある．神経発達学的方法では，随意的な運動が限られている段階では，支持をなるべく多くし運動を誘導していくが，自発的な運動が増すに従って支持を少なくし，子どもの自発的なコントロールをより多く引き出すようにする．この治療原則はそのまま精神発達遅滞児や自閉症児に応用することができる．つまり何らかの動作パターンができるまでは，多くの手がかりを与えて誘導するが，いったん動作パターンが獲得されれば手がかりを減らし，パターンも変化させなるべく自発に行動するように見守るのである．以上のように，各介入理論の類似点に着目することによって，治療的なはたらきかけの基本的な構造に触れることができる．

4）介入理論間での対立点の明確化

　「どの歌手が一番上手いと思うか」というような問いに対して，いろいろな答えが返ってきても，誰も不思議に思わない．それは「歌が上手い」というような判断が個人の好みに左右されることを皆知っているからである．脳性まひ児の姿勢・運動障害に対する介入理論にも，神経発達学的治療法，ボイタ法，上田法，心理リハビリテーション（動作法），ドーマン法などよく耳にするものだけでも5つや6つはある．知的障害児の学習を促通する方

---

*11　ジェンバーグ（Jernberg, A）は「セラプレイ」の中で，構造化（structuring），挑戦（challenging），侵入（intruding），養育（Nurturing）という治療手技を紹介している．「構造化」とは子どもが自分のからだの境界と周囲の世界の境界をよりよく知るように，環境を整えることを意味する．子どもをダンボール箱や籠の中に入れてやると安心する．だだっ広い部屋の場合，椅子や座布団を置くと，そこに留まりやすくなる．「侵入」とは子どもがあるひとつの動作パターンを覚えたら，その対象を変えたり，やり方を少し変えたりして現在のパターンをゆさぶる方法である．

*12　これは蓼食う虫も好き好きということではない．美空ひばり，天童よしみ，都はるみ，ちあきなおみなどが，並みいる女性歌手達の中でも圧倒的な歌唱力を持つものであることは多くの人が認めている．しかしこのうち誰が一番上手いかは決められないだけでなく，決める意味がないことなのである．

法に関しても，応用行動分析理論，感覚統合療法，認知発達を中心にした治療法，情緒・対人関係を中心とする治療理論など少なからずある．介入理論の是非は「歌唱力の判断」などとは異なり，主観的な好みではなく治療効果という客観的な基準によって判断されなければならない[*12]．それにも関わらず「どれが一番効果的か」という問いに対して，作業療法士によってさまざまな答えが返ってくるのは，効果判定そのものが明確になりにくいものなのか，あるいは選択行為の中に主観的な要素が入らざるをえないのか，あるいはその両方なのかいずれかである．

　複数の見方が成り立つようであれば，介入理論に異なる点が存在していても共存は可能であるが，対立点があるといずれかを選ばなくてはならない．対立点は，効果判定に基づいた共通の土俵の上に立った議論を重ねることで収斂され，有効なものだけが残るはずのものである[*13]．

　介入理論の選択も含めて治療的枠組みを作り上げるのは，個人に委ねられた課題である．障害構造の理解は，しばしば特定の介入理論の理解とともに解釈されることが多く，解釈の原理を離れて疾患や問題の理解が深められるのはまれである．それゆえ介入理論の選択は，理論の整合性やその理念などではなく，むしろ治療技術に着目し，介入理論間における治療技術上の対立点を浮き彫りにすることのほうが，選択の際の助けになる．なるべく多くの介入理論・治療手技に親しむにこしたことはないが，そういうことよりも，現実の問題に対して，臨床の中でそれぞれの手技がどう有効であるかという実感を持つことが介

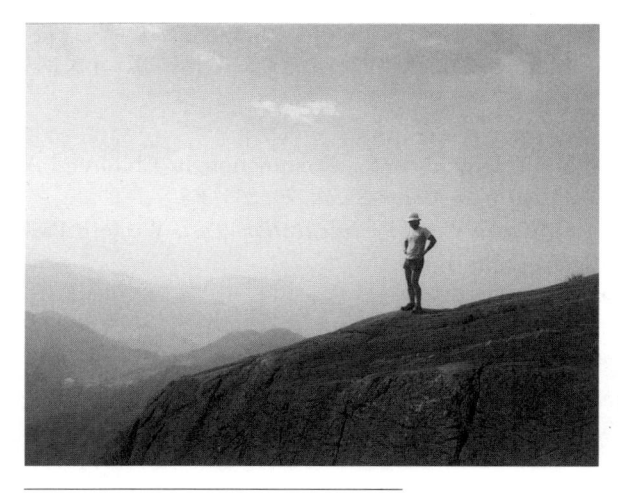

2・5　介入理論適用の問題点

図 2・5-1
高く登れば登るほど見通しがよくなって，各介入理論のちがいより，共通点がよく見えるようになる

[*13]　それぞれの介入理論は，その利用者が異なり，それぞれの職域においてのみ介入理論として成立している感があるので，短期的にはそういう収斂が停滞することも考えられる．理学療法士，作業療法士の間では，ボバース法がもっとも普及し，ボイタ法は理学療法士に利用されるが，作業療法士にはよく浸透していない．ボイタ法，上田法はADL，遊びなどへの広がりという点で限界があり，作業療法士で利用するものは少ない．心理リハビリテーションはおもに教育関係者の間で普及しており，医学的リハビリテーションとの摩擦がよく報告されている．その摩擦の争点は，脳性まひの動作の困難を意図的な自己制御，自己統制の不十分さに見ている点である．この療法では拘縮は〈誤学習〉ということになる．ドーマン・デラカート法は運動だけに留まらず，知的機能も含めた脳障害そのものを治療すると説く．アメリカで診断を受け，治療プログラムを受けて帰国後過程で両親が訓練する方法が基本となっている．理学療法士，作業療法士でこれに習熟している人は多くはない．

入理論の選択の際のヒントとなる（**図 2・5-1**）．

1) 河合隼雄，斎藤清二（2000．10．3）．Narratire Based Medicine．「医療における物語と対話」医学界新聞 2409 号．
2) 野村雅一（1994）．「ボディランゲージを読む（桂枝雀：枝雀落語と身振り）」pp. 306-309．平凡社．
3) 岩崎清隆（1998）．21世紀への展望．療育の窓 104．p. 27．全国心身障害児福祉財団．
4) 柏木隆法，他（1980）．「大逆事件の周辺」pp. 99-160．論創社．
5) 岩崎清隆，冨岡小奈江（1994）．Integration は身近なところから—小学生と重症児の交流活動の試み—．作業療法．13(5)，pp. 401-406．
6) ロウ M，他（吉川，上村訳 1998）．COMP（Canadian Occupational Performance Measure）マニュアルと評価表．大学教育出版．
7) 「乳児期の運動の発達とその障害」第3巻．乳児期の運動発達障害の鑑別診断．ジェムコビデオライブラリー．ジェムコ出版株式会社（ビデオ）．
8) Clark PN et al. (1985). Developmental principles and theories. *Occupational Therapy for children*, p. 21. Missouri, The C. V. Mosby Company.

● 神経発達学的方法

9) Trombly CA (1982). *Catherine Occptional Therapy for Physical Dysfunction. Second Edition*. pp. 38-124. Waverly Press Inc.
10) ボバース B & K（梶浦・紀伊・今川訳，1997）．「脳性麻痺の類型別運動発達」pp. 8-35．医歯薬出版．
11) ボバース K（寺沢幸一，梶浦一郎訳，1985）．「脳性麻痺の運動障害（第二版）」pp. 7-15．医歯薬出版．
12) シェルザー A，チャーナター I（今川忠男訳，1988）．「脳性まひ児の早期治療」p. 68．医学書院．
13) ボバース K（寺沢幸一，梶浦一郎訳，1985）．「脳性麻痺の運動障害（第二版）」pp. 36-62．医歯薬出版．

● 感覚統合療法

14) Ayres AJ (1965). Patterns of Perceptual-motor Dysfunction in Children：A Factor Analytic Study. *Perceptual and Motor Skills*, 20, 335-368.
15) Ayres AJ (1980). *Southern California Sensory Integration Test*. Western Psychological Services, Los Angels, California.
16) エアーズ AJ（佐藤剛訳，1982）．「子どもの発達と感覚統合」p. 91，協同医書出版社．

● 認知発達理論

17) ピアジェ J（1979）．「発生的認識論」文庫クセジュ．白水社．
18) Watson JB (1919). *Behaviorism*. New York, Norton.
19) Bruner JS (1960). *The Process of Education*. Cambridge, Mass, Harvard University Press.
20) 岡本夏木(1986)．ピアジェ J，村井潤一篇「発達の理論をきづく」別刷発達 4．pp. 128-129．ミネルヴァ書房．
21) シュトラスス A，レーチネン L(伊藤，角本訳，1979)．「脳障害児の精神病理と教育」福村出版．
22) クリュックシャンク W(伊藤，中野訳，1980)．「学習障害児の心理と教育」誠信書房．
23) ケファート N（大村・佐藤訳，1976）．「発達障害児」（上・下）医歯薬出版．
24) フロスティヒ M(肥田，茂木，小林訳，1978)．「ムーブメント教育」日本文化科学社．
25) 宇佐川浩（1989）．感覚と運動の高次化と自我発達．全国心身障害児福祉財団．
26) 石井 聖（1987）．「『自閉』を生かす」学苑社．

27) 太田昌孝, 永井洋子編著 (1997).「認知発達治療の実践マニュアル」日本文化科学社.

● 情緒・対人関係を中心とした治療理論

28) フロイト S (懸田, 吉村訳, 1969).「性欲論三篇」フロイト著作集 5. 人文書院.
29) フロイト, A (黒丸, 中野訳, 1982).「自我と防衛機制」アンナ・フロイト著作集 2, 岩崎学術出版社.
30) クライン M (西園, 牛島編訳, 1997).「子どもの心的発達」誠信書房.
31) ウィニコット DW (橋本雅雄訳, 1997).「遊ぶことと現実」岩崎学術出版社.
32) サリバン HS (中井久夫, 他訳, 1990).「精神医学は対人関係論である」みすず書房.
33) サリバン HS (中井・山口隆訳, 1982).「現代精神医学の概念」pp. 272-274. みすず書房.
34) ボールビー, J (黒田実郎, 他訳, 1980).「母子関係の理論」(Ⅰ. Ⅱ. Ⅲ). 岩崎学術出版社.
35) スピッツ RA (古賀行義訳, 1965).「母―子関係の成り立ち」同文書院.
36) エインワース, S (依田明訳, 1983).「アタッチメント―情緒と対人関係の発達」金子書房.
37) ハーロウ HL (浜田壽美男訳, 1978).「愛のなりたち」ミネルヴァ書房.
38) アラン J (阿部秀雄訳, 1984).「情緒発達と抱っこ法」風媒社.
39) ジャンバーグ AM (海塚敏郎監訳, 1987). セラプレイ, ミネルヴァ書房.
40) 石井哲夫・白石雅一 (1994).「自閉症とこだわり行動」東京書籍.
41) 杉山登志郎 (1992). 自閉症の内的世界. 精神医学. 36, 570-582.
42) ベッテルハイム B (黒丸清四郎・他訳, 1975).「自閉症・うつろな砦」(1, 2). みすず書房.
43) アクスライン V (小林治夫訳, 1972). 遊戯療法. 岩崎学術出版社.

● 応用行動分析理論

44) Skinner BF (1965). *Science and Human Behavior*. pp. 59-106, MacMillan Publishing co., Inc.
45) パブロフ IP (川村浩訳, 1975).「条件反射学」(岩波文庫, 上・中・下). 岩波書店.
46) Skinner BF (1938). *The Behaviors of Organism*. New York, Appleton-Century-Crofts.
47) 小林重雄, 山本淳一, 加藤哲文 (1997).「応用行動分析学入門」pp. 33-34, 学苑社.
48) 小林重雄, 山本淳一, 加藤哲文 (1997).「応用行動分析学入門」pp. 26-39, 学苑社.
49) ホーナー R, 他 (1994).「自閉症, 発達障害者の社会参加をめざして, 応用行動分析学からのアプローチ」二瓶社.
50) アルバート PA, トルートマン AC. (佐久間・谷訳, 1992). 初めての応用行動分析」pp. 3-28. 二瓶社.
51) ジェンバーグ AM (海塚敏郎監訳, 1987).「セラプレイ」ミネルヴァ書房.

正常発達の基礎知識

3・1	正常発達の臨床への応用	72
	3・1・1　正常発達の指標	72
	3・1・2　遅れと異常	72
	3・1・3　治療を助ける発達の理解	73
3・2	姿勢・移動運動の発達	75
	3・2・1　姿勢・移動能力と他機能との相互作用	75
	3・2・2　姿勢の発達の方向	76
	3・2・3　姿勢調節能力の獲得過程	76
	3・2・4　姿勢コントロールと運動コントロール	78
	3・2・5　姿勢の保持能力と姿勢の変換能力	79
	3・2・6　姿勢・移動運動の発達	79
3・3	目と手の協調の発達	89
	3・3・1　目と手の協調の発達の概要	89
	3・3・2　手のはたらき	89
	3・3・3　視覚のはたらき	90
	3・3・4　視覚機能の発達	90
	3・3・5　ものの操作に有利な神経と筋の諸特徴	92
	3・3・6　目と手の協調の発達	93
	3・3・7　目と手の協調の発達の方向性（まとめ）	97
3・4	認知機能の発達	100
	3・4・1　認知機能の定義	100
	3・4・2　感覚・知覚・認識	100
	3・4・3　行動の要素とその構造	101
	3・4・4　感覚の処理過程としての〈認知〉と〈感情〉	102
	3・4・5　認知機能に及ぼす上肢の影響	104
	3・4・6　脳の活性化と上肢機能	105
	3・4・7　認知発達の方向	106
	3・4・8　ピアジェによる認知発達理論	110
	3・4・9　認知発達段階	112
3・5	心理・社会的機能の発達	117
	3・5・1　発達における感情の重要性	117
	3・5・2　感情の機能	118
	3・5・3　心理・社会的機能の発達	121

3·1 正常発達の臨床への応用

3·1·1 正常発達の指標

　人間発達学理論は各月齢，年齢での発達課題やその順序を明らかにし，そこに何らかの法則性や原理を見い出すことを目的とする学問であり，必ずしも治療や教育など特定の実践上の要求に応えることを直接的に意図したものではない．したがって正常発達の知識がどのように発達障害児の臨床に利用できるかはそれほど自明なことではなく，むしろそれらは臨床家に委ねられた課題といってもよい．

　発達の遅れがあるかどうかを調べる時に，比較の指標として正常発達がよく使われる．しかし障害児が健常児と異なる独自の発達を遂げるのであれば，発達の知識を発達診断には利用することはできない．幸い発達テストがそれを前提に開発されてきたように，多くの研究は発達障害児も大筋において正常発達をたどることを認めている[1]．しかし特定の領域では正常発達の順序にそわない事実が報告されていることも忘れてはならない．ものの理解の発達は，通常，具体物から絵，絵から記号という方向に進むとされているが（図3·1-1），自閉症児では写真や具象的な絵よりも線画や影絵のほうがよく理解されるという指摘もある[2]．正常発達の知識を発達障害児の臨床に利用する時は，障害児の臨床像には特定の原則だけでは説明しきれない多様さがあることを常に念頭に置く必要がある．

3·1·2 遅れと異常

　正常発達と比較して，臨床像を月齢で表示することができる．運動発達に例をとれば，ひとりで背臥位から腹臥位に姿勢を変換できれば6カ月と判断できる．しかし寝返りができても，それが常に全身の反り返りを使うような仕方であれば，単純に6カ月とはいえなくなってくる．常に全身を反り返えらせるようなからだの使い方は，機能的な動作パターンとして正常発達のどの段階にも見られないからである[3]．こういう状態像を単なる遅れを意味する「未熟」から区別する意味で「異常」と呼ぶ[*1]．

　正常発達を発達診断の指標として利用する場合には，問題となる臨床像の質をよく見る必要がある．運動機能に関しては，知的障害児の運動上の困難は筋緊張の異常によるもの

[*1] 人権上の配慮から異常や正常というような名称が使われなくなりつつある．ちなみに最近のアメリカの雑誌などでは normal child（健常児）に対して typically developped child（典型的な発達を遂げている子ども）というような名称が使われている．atypical〈非定型〉という用語も〈異常〉とほぼ同義に使われている．

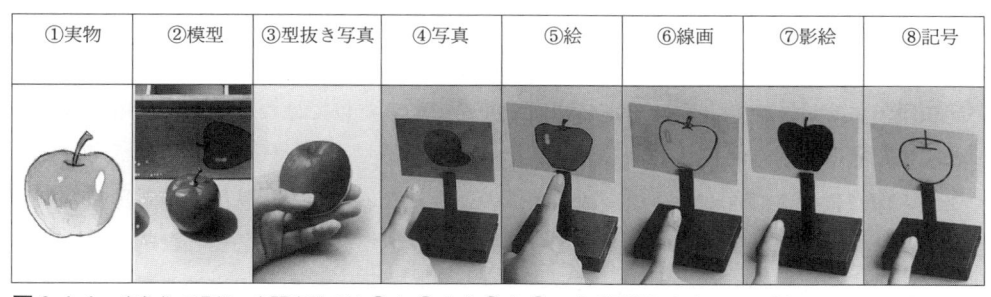

| ①実物 | ②模型 | ③型抜き写真 | ④写真 | ⑤絵 | ⑥線画 | ⑦影絵 | ⑧記号 |

図 3・1-1 表象化の過程．自閉症児では ④ や ⑤ より ⑥ や ⑦ の方が理解しやすいことがある

ではないので，それらを運動発達の"遅れ"ととらえて構わない．それに対して脳の損傷に起因するような運動障害においては，多かれ少なかれ筋緊張の異常が認められるので，それを何カ月レベルと表示する意味が失われる．しかし異常な要素もはじめ未熟な運動パターンの中に紛れており，活動性が高まってはじめて異常性が顕在化してくることが多いので，初期段階ではその見分けはそれほど容易なことではない[4]．

知的・精神的機能では，もともと正常発達においてもさまざまな諸相が見られるので，未熟か異常かの判別はさらに難しくなる．心理学にも異常心理学という領域があり，異常性がないわけではないが，そういう行動の多くが発達の過程に確認することができるので，発達領域においては原則的に「未熟」ととらえることが多い．自傷，常同，儀式的，こだわり行動も，短期間ではあっても発達の初期段階に観察できる．これらの行動は自己を外界から守り，外界に関わるための未熟な行動形式というように解釈したほうが，その取り組みを考える上での利点も多いとされている[5]．

ある臨床像を未熟とみるか異常とみるかによって，治療的はたらきかけが異なる場合がある．未熟であれば，活動への動機を高め，運動を促通することに専念すればよいが，異常な要素が混在する場合には，運動の促通だけではなくその異常性を抑制する必要もでてくる．それゆえ脳性まひ児などでは「どんな仕方でもいいから，まず機能を獲得させることを優先させ，運動の質は後から考えればよい」というような指導は大いに修正を迫られることになる．実際「どんな仕方でもいいような」身体の使い方は実用的な機能の獲得につながらないだけでなく，異常パターン，変形などを助長し，現在使えている機能までも使えないものにしてしまう危険性がある．

3・1・3　治療を助ける発達の理解

子どもの持つ問題の構造を明らかにするという点で発達の知識は役立つ．おもちゃに手を伸ばしつかむためには，運動学的には上肢の末梢部分での分離運動と両手の協調動作が求められる．こういう末梢での選択的運動と協調は，中枢部の安定性の上に成り立つものなので，余裕をもって坐位を保持できる中枢部の安定性が必要となる．またおもちゃに手を伸ばすためには，視覚によって対象が正確にとらえられ，視覚情報が手の運動の方向を

誘導する必要がある．また操作とものの変化との関係（因果関係）が理解されていると，手伸ばしはさらに強く動機づけられ，動作の自発性が高められることになる．このように各発達段階における発達課題は一定の順序で並んでいるだけではなく相互に作用し合い，横と縦に階層的な構造を持っている．

姿勢の保持につまづきがあるならば，坐位の準備となるような背臥位での手足の持ち上げ，ブリッジ，体重移動，姿勢変換など背臥位や腹臥位での準備が必要となる．一方，つまづきの原因が注視やものの理解にあるならば，注目が得られやすく単純な操作で大きな変化がえられるようなおもちゃを使うとよい．このように，各機能における発達課題の関連が階層的に理解されていると，治療的な手がかりが得られやすくなる．

本章では，① 姿勢・移動運動，② 目と手の協調，③ 知覚・認知機能，④ 心理・社会的機能の発達を，臨床的な視点に立って概観する．作用しつつ影響も受けるという両方向の作用が各機能の発達の随所に見られる．発達障害の構造は，機能間の関係性を具体的な発達の事実に即して理解することによってより明確になる．

3・2 姿勢・移動運動の発達

3・2・1 姿勢・移動能力と他機能との相互作用

　目をつぶって歩こうとすると，腰が下がって足が体幹より前方に出てくる．そして歩行にスムーズさが欠けてくるとともに，スピードも落ちてくる．これは足が環境の探索と身体の前進とを同時に行わなければならなくなるので，足の運びが慎重になるからである．このことからスムーズな足の運びは，視覚による環境の確認に多くを負っていることが分かる．歩行を調整する感覚としては視覚が大きいが，接地面の状態を感知する触覚や固有感覚，頭の空間での位置を知らせる前庭感覚などもスムーズな歩行を助ける有力な情報になっている．また馴染んだ場所であれば暗闇の中でも歩けるように，直接的な感覚経験だけではなく頭の中に描く環境のイメージなども歩行を助けている．

　ほかの機能から影響を受ける姿勢・移動能力は，またほかの諸機能にも少なからず影響を与えている．移動量が少なくなると移動の動機が低下するだけでなく，活動性全般が低下し，他人への依存度が高くなることが報告されている．移動がもたらす諸感覚はそのままで覚醒状態，情緒，意欲の維持や安定に役立っている．歩行を許された猫とゴンドラで他動的に移動させられた猫とでは，奥行き知覚の学習においても差が出たという報告があるように(図 3・2-1)[6]*2，自発的な移動経験は環境認知に役立つ．とりわけ諸機能が未分化

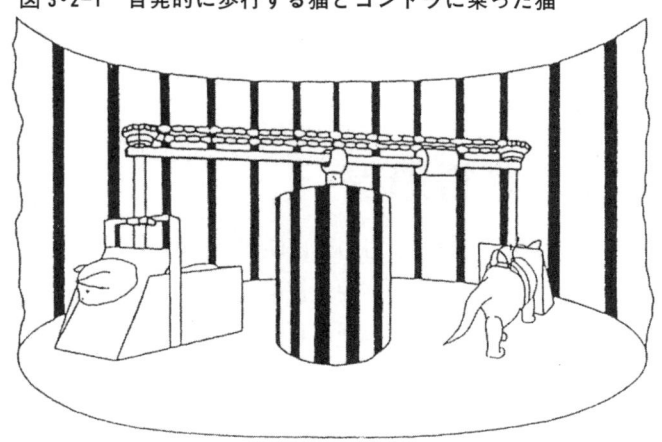

図 3・2-1　自発的に歩行する猫とゴンドラに乗った猫

(Held & Hein, 1963)

---

*2　この実験を 10 日繰り返した結果，歩行した猫は奥行き知覚に対して必要な体勢をとったが，受動的な視覚刺激を受けただけの猫はそういう反応を示さなかったという．

な状態にある発達の初期段階では，移動能力の獲得は精神的諸機能全般の発達に大きな影響を与えるものである．

ダウン症児では低緊張のため，抗重力姿勢の保持や歩行が遅れる子どもが多い．しかしこれらの子どもたちは，脳性まひ児と違ってその多くはいずれ歩けるようになり，生涯移動手段を持たないままでいるということはない．それにもかかわらずこれらの子どもに早期から積極的に移動手段の獲得を促す理由は，早期に移動できるようになればなるほど，ものや人の理解も早まると考えられているからである．乳児はからだに比して足が短く，臀部にも脂肪がついているので，立位からそのまましりもちをつくことに耐えられる．しかし足が長くなるにしたがってしりもちを着いた時の衝撃は大きくなり，一定の体格以上では，しりもちでの苦痛が立ち上がりへの動機を著しく低下させてしまうことが考えられる．姿勢や移動の獲得は，むしろ転倒を繰り返すことによって学習されるのであれば，体格が小さい時のほうが転倒の練習がしやすいのである．

3・2・2　姿勢の発達の方向

移動は姿勢を保持する能力を基盤に発達する．人間に固有な移動方法は二立歩行であり，それを可能にする最適の姿勢が立位といえる．立位とは全身が伸展した姿勢であり，重心が最も高くなる姿勢でもある．それゆえ姿勢の発達とは，① 伸展位と ② 抗重力位というふたつの方向へ向かっての姿勢調節能力の獲得過程といえる．

新生児は手・足はもとより全身を丸めており，頻繁にからだを動かしてはいても全身を伸ばしたままでいることが難しい．この屈曲優位の状態から約半年かけて全身を伸展位に保持できるようになり，さらにもう半年かけてその伸展状態を空間の中で垂直位に保てるようになる（図3・2-2）．全身の屈曲状態は寒さや危害に対する生理的防御姿勢といえるが，人は不安，悲哀など精神的な苦痛にもうずくまる傾向があるので（図3・2-3，-4），屈曲姿勢そのものが守りに適した姿勢ともいえる．それに対して興味や関心が自己の外に向かう時，人は頭を上げ，胸をはり，全身を伸ばしていく．こうしてみると屈曲から伸展へと向かう姿勢の発達の中に，防御から外界へ関わっていく人間行動の発達の基本の形が集約されているともいえる（図3・2-5）．

3・2・3　姿勢調節能力の獲得過程

二立歩行は四つ這いに比べ方向転換が容易で，移動するのには便利な移動手段である．しかし基底面が狭くなる分，転倒の危険性が増し，その不安定さを補うため平衡維持がより一層求められることになる．爬虫類では腹部を地面に接地させているので，移動に際しても四肢はおもに身体を推進する役目だけを果たせばよい．万一転倒した場合でも，身体をもとに戻すための迷路性立ち直り反応が備わっていれば十分である．哺乳類の四足移動では体幹が地表から離れ，移動中は2点での接地になるので立ち直り反応のほかにバランス反応が必要になってくる．人の二立歩行では接地点はどちらかの足1点になり，前・後，

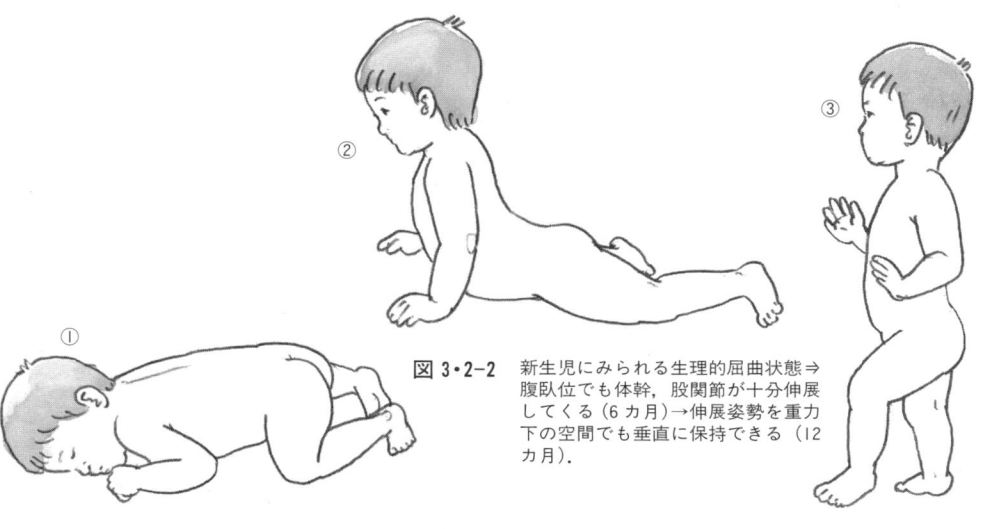

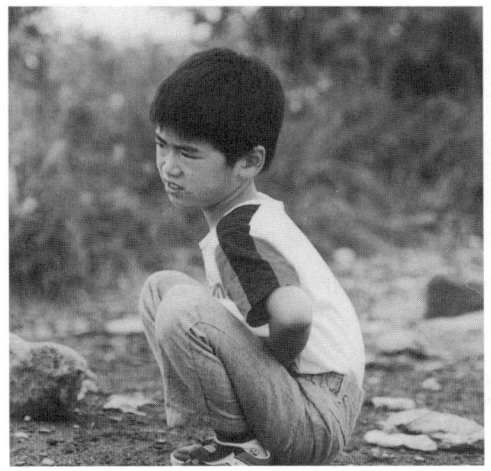

図 3・2-2　新生児にみられる生理的屈曲状態⇒腹臥位でも体幹，股関節が十分伸展してくる（6 カ月）→伸展姿勢を重力下の空間でも垂直に保持できる（12 カ月）．

図 3・2-3　ひとは悲しみに打ちひしがれたとき，膝を抱え，身体を丸める

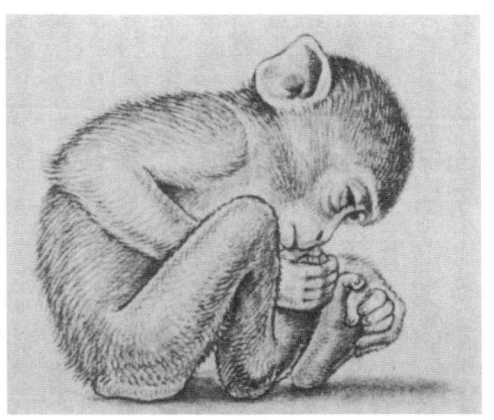

図 3・2-4　うつ状態にある短尾ザルの赤ちゃん
（ダン J〈古澤頼雄訳，1979〉「赤ちゃんときげん」p.74，サイエンス社）．

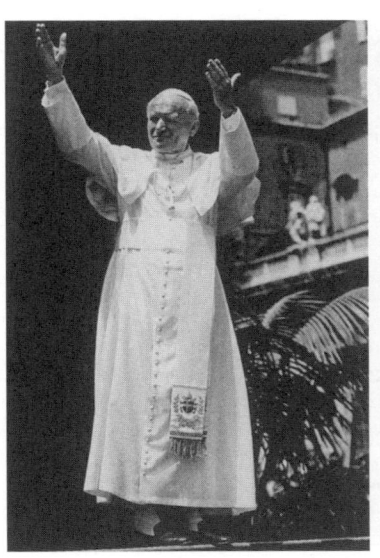

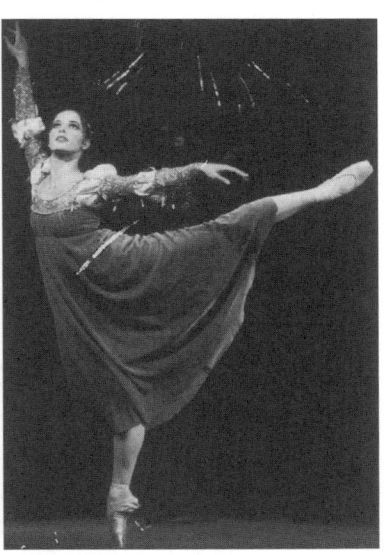

図 3・2-5　全身を伸展し，両手を外転させ，周りの世界に関わろうとする

左・右の全方向への転倒への対処が求められることになる．そこにバランス反応など転倒しないための方策とともに，保護伸展反応など転倒した場合も危険を最小限度に抑えるという二重の保護機制が必要となるのである．乳児は約1年かけてこれらの能力を身につけていくが，姿勢の発達とはこれらの姿勢調節能力を身につけていく過程にほかならない．

　姿勢調節能力の獲得にしたがって，より抗重力位での移動が可能になってくる．臥位でのバランス能力が身につくと，ピボット*3やずり這いが可能になり，それが寝返りに発展する．坐位でのバランスに余裕がでてくると，四つ這いも可能になる．伝い歩きを経て立位でのバランスが向上すると，最も重力が高い位置での移動も可能になる．移動能力が高次化するにつれて，手による操作にも余裕がでてくるようになる．

　動物実験で姿勢調節能力の中枢が中脳にあることを発見したのは，ドイツの神経学者シャルテンブラント[7]であった．そしてこの考えを人間の姿勢保持能力に適用し，人間に5つの立ち直り反応があることを明らかにしたのがマグナス[8]であった．さらにマクグロウは[9]これらの考えを乳児の運動発達の中に読み取り，運動発達を姿勢反応による原始反射の統合の過程として理解し，姿勢や移動の神経発達学的な治療法への道を準備したのである．しかし姿勢の保持や移動には，意図や環境の理解など精神的機能が少なからず影響を与えていることは，先に述べた通りである．最近の活動システム理論による姿勢や移動運動の発達の理解は，反射の統合過程という伝統的な見方に加えて，環境をとらえる知覚やそれに対する意志のはたらきも含めてとらえ直そうとしている[10]．

3・2・4　姿勢コントロールと運動コントロール

　姿勢が崩れると立ち直り反応や平衡反応がはたらき，偏位した重心を中心に戻し，アラインメントを整えようとする運動が起こってくる．そして姿勢が再び安定性を得ると，それを基盤に頭や手足の動きに余裕がでてくる．3カ月児の腹臥位姿勢を見てみると，この段階では両肘の間隔を広くとっていないと，安定した腹臥位をとることができない．しかし肩や体幹がしっかりしてくるにつれて（4カ月），肘の間隔を狭めてもこの姿勢が維持できるようになる．肘の間隔が狭まるとからだの左・右へ移動が容易になり，それに伴って体幹での平衡反応も発達していく（図3・2-6）．

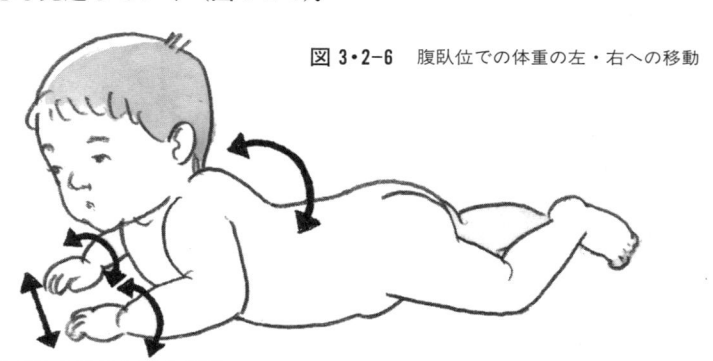

図3・2-6　腹臥位での体重の左・右への移動

---

*3　腹部を軸として床を水平に回転する運動をいう．

もうひとつ6カ月児に例をとると，体幹の同時収縮が不足しており，坐位でも体幹を伸展していることが困難で，両手でからだを支えていなければならない．この状態では手を床から離せないばかりか，頭や体幹もそれほど自由に動かすことができない．腹臥位で体幹を押し上げたり，背臥位で手・足を空中に動かすことによって体幹の同時収縮が向上すると，坐位でも腕や上半身を自由に動かせるようになる．しかし坐位で大きく動いたり周りのものに手を伸ばしたりすると，重心が遠位に移動しまた転びやすくなる．このように四肢・体幹の動きは体幹の安定性に依存するが，その四肢・体幹の動きこそが体幹の同時収縮を促進する原動力となっている．姿勢の発達は姿勢の保持とそこでの運動との拮抗作用によって進展していくのである．

3・2・5　姿勢の保持能力と姿勢の変換能力

姿勢を保持する能力と姿勢を変換する能力との関係にも，また同様の過程がある．つまりその姿勢をとっていられるようになって，はじめてその姿勢へ向かうことができる．別ないい方をすれば姿勢変換に必要な能力は，その姿勢での重心移動の経験によって準備されるといってもよい．腹臥位をとっていられるので（3カ月），背臥位からそこへ寝返ることができ（6カ月），ひとりで坐位をとっていられるので（6～7カ月），腹臥位から坐位へ起き上がることができるようになるといえる（8～9カ月）．またすでにつかまり立ちができているので（9～10カ月），坐位からそこへ立ち上がれるともいえる（10～11カ月）．このように通常，姿勢変換能力は姿勢保持能力に1～2カ月遅れて出現している．

臥位での移動運動は，坐位が獲得されてはじめて完成するといってもよい．それゆえ首の坐りが完成してから坐位がとれるというより，背すじを伸ばして坐っていられるようになって（5カ月），はじめて首のコントロールが完成するというほうが正確である．寝返りも坐位の保持が安定してはじめて完成し（6～7カ月），つかまり立ちができるようになって四つ這い移動もスムーズになり（8カ月），ものにつかまらずに立ち上がれるようになって歩行も安定してくるといえる（12カ月）．治療場面においてはある段階での特定の課題を繰り返し行うことより，より高次の姿勢を経験させることが勧められるが，こういう発達の原則に基づく試みといえる．

3・2・6　姿勢・移動運動の発達

最初の運動発達の1年を便宜的に4つの時期に分けて，それぞれの時期に獲得される特徴的な姿勢・移動運動について述べる．姿勢や運動上のつまずきに対処するには，その発達的なメカニズムを理解する必要がある．ここではそのような臨床的な視点に立って，姿勢・移動運動の発達を概観していく．

1）第1期：姿勢保持の基盤つくりの時期（1～3カ月）

最初の3カ月のハイライトは，頭を垂直に保持できるようになることとその結果として

の姿勢の対称性である．胎生期の保護的な養育環境（子宮）から，重力が支配し刺激に満ちた世界に突然投げ出される新生児にとっては，生存ということがまず当面の課題になってくる．生理的屈曲姿勢と原始反射はこの生存を容易にする生得的な機構といえる．

生理的屈曲姿勢は胎生期における姿勢の延長であり，産道の通過を容易にするものであるが，生後も自己保存を有利にする姿勢である．新生児は背臥位に寝かせても，支持面にからだをゆるめられず，からだを丸めたままである．外界に安定感が得られない分，身体部分の結合を強化することによって姿勢の安定を図る必要があるからである[11]．

個々の原始反射の発生学的な意味は必ずしも明らかになっていないが，栄養の摂取や危険の回避など生存に直結する保護的なメカニズム（機制）であることは間違いない[12]*4．反射は思考を経ない刺激に対する瞬時の反応であるが，運動の方向としては把握反射など屈曲方向に向かうものと，非対称性緊張性頸反射（ATNR），モロー反射などのように伸展方向に向かうものとがある．この両方を体験することで，反射回路は柔軟になり屈曲優位姿勢が緩和されていくのである．子どもを腹臥位に寝かせると，新生児期では全身を屈曲させているが（緊張性迷路反射：TLR），数カ月後には頭部を持ち上げるようになる．このように前庭感覚を処理する脳内の構造がより柔軟になってくると，同じ刺激に対してもまったく正反対の反応を示すようになる（図3・2-7）．

背臥位，腹臥位，抱っこによる垂直姿勢などいろいろな姿勢を経験する中で，頸の周囲筋を協調して収縮させることができるようになると，いわゆる首がすわった状態になる．左右の頸筋が協調しているので，頭を正中線上に保つことができるようになり，頭部の対称性がさらに体幹の対称性を促し，両手を胸で合わせられるようになる．

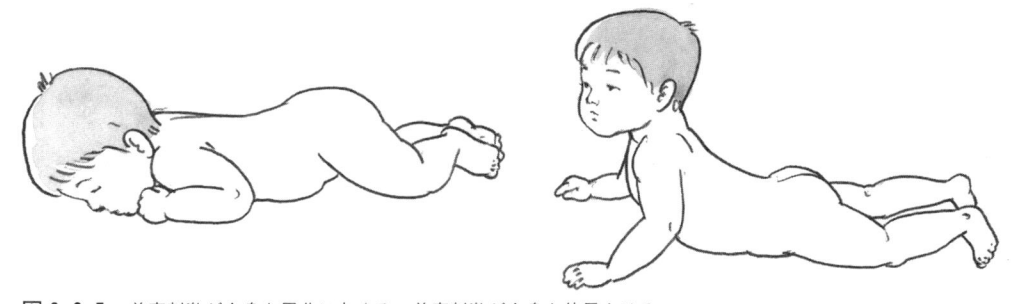

図 3・2-7 前庭刺激が全身を屈曲に丸める→前庭刺激が全身を伸展させる

2）第2期：移動への準備期―最初の抗重力姿勢（4～6カ月）

次の3カ月は移動のための準備期間ともいえる．この時期に第1期で獲得した姿勢の対称性，抗重力姿勢，伸展した頭部・体幹を基盤に，子どもは寝返りと坐位とを獲得していく．寝返りに必要な条件を以下にあげるが，これが同時に坐位に必要な条件にもなる．

*4 ルーティング反射，吸啜―嚥下反射など．

表 3・2-1　寝返りと坐位に必要な能力

① 頭・頸部のコントロール
② 頭の動きから分離・独立した四肢・体幹の動き
③ 股関節での下肢の多軸性の動きと下肢の分離運動
④ 体幹・骨盤のコントロール
⑤ 上肢の支持性

[頭・頸部のコントロール]

　背臥位から寝返る時，側臥位までは頸を少し屈曲させて回旋するが，側臥位から腹臥位へは反対に頸を少し伸展させながら体幹の回旋を助ける．頭部の保持がむずかしい脳性まひ児では，ここで頸を屈曲に持ち上げるところを床を押しつけ，体全体を反らせて寝返るパターンを身につけてしまう[*5]．寝返りができるためには，空間の中で頭を保持していられるばかりでなく（3カ月），前後・左右どの方向からも頭を垂直に立て直すことができなければならない（4カ月）．これは第1，2期を通して，哺乳や抱っこ，腹臥位での頸の持ち上げなど，頸部の同時収縮を頻繁に経験することによって促進される．

[頭の動きから分離・独立した四肢・体幹の動き]

　寝返りは，左・右の手・足の異なる動きが求められる姿勢変換である．このような随意的な非対称の動作は，一度姿勢の対称性が獲得されてはじめて可能になるものであり，ATNRが残存していると頭の動きが四肢の動きを規定し，随意なコントロールが難しくなる．寝返りをするためには，どうしても四肢が頸の回旋に影響されなくなっている必要がある．

[股関節での下肢の多様な動きと下肢の分離運動]

　新生児期には，四肢の動きは頸の影響を強く受けているばかりでなく，各関節を分離して動かすことがむずかしい．股関節を屈曲すると膝も屈曲してしまうというように，股関節，膝関節，足関節は一体となって動いている．股関節には新生児期から内転・外転，内旋・外旋と多様な動きがみられるが，寝返りは体幹を伸展させたまま下肢を屈曲させることによって容易になる．

[体幹・骨盤のコントロール]

　寝返りをはじめ，ほとんどすべての姿勢変換には，体幹の回旋が必要となってくる．新生児期の生理的屈曲状態では，四肢の動きは屈曲・伸展が中心であるのに対して，体幹の安定性が増すにつれて，内転・外転さらには回旋という方向に四肢の動きが拡大していく．運動パターンは，屈曲・伸展→内転・外転→回旋という方向を辿り，坐位，膝位，立位のそれぞれの段階でこのパターンが繰り返され，次第に機能に結びついていく[13]．それゆえ体幹や骨盤の動きに回旋を出すためには，臥位での屈曲・伸展，側屈などを十分に促通する

[*5]　こういう寝返りは，トカゲなど爬虫類にみられる．進化の過程における系統発生的に古い記憶による対処といえるか．

必要がある．乳児は3カ月を過ぎると盛んに臀部や下肢を空間にあげ，足で遊んだり（図3・2-8），反対に身体を反らせてブリッジをしたりする（図3・2-9）．こういうことが体幹の前後・左右からの立ち直り（4〜5カ月）を準備し，それが体軸内の回旋とそのねじれを戻すことを可能にするのである．

[上肢の支持性]

寝返りは，下側の肘で床面を押し，反対側の身体を床から押し上げることで可能になる．それゆえ上肢の支持性の獲得は寝返りを容易にするひとつの要因である．これ以前に，子どもは腹臥位で盛んに首を持ち上げたり，足で床を蹴ったりしている．首を持ち上げると重心は臀部へ下がり，足で蹴ることによって重心は頭部方向へと上がる．このふたつのベクトルがぶつかるところが肩甲骨周辺であり，それらを繰り返すことによって肩甲帯の同時収縮が増し，肩甲帯がしっかりしてくると背臥位でも前方空間への手伸ばしが可能になってくる（図3・2-10）[14]．背臥位と腹臥位でこの手伸ばしを練習をすることによって，腹臥位でも肘で支持することができるようになり，やがて手掌でも体重が支持できるようになる．寝返りに必要な上肢の支持性はこのようにして準備される．

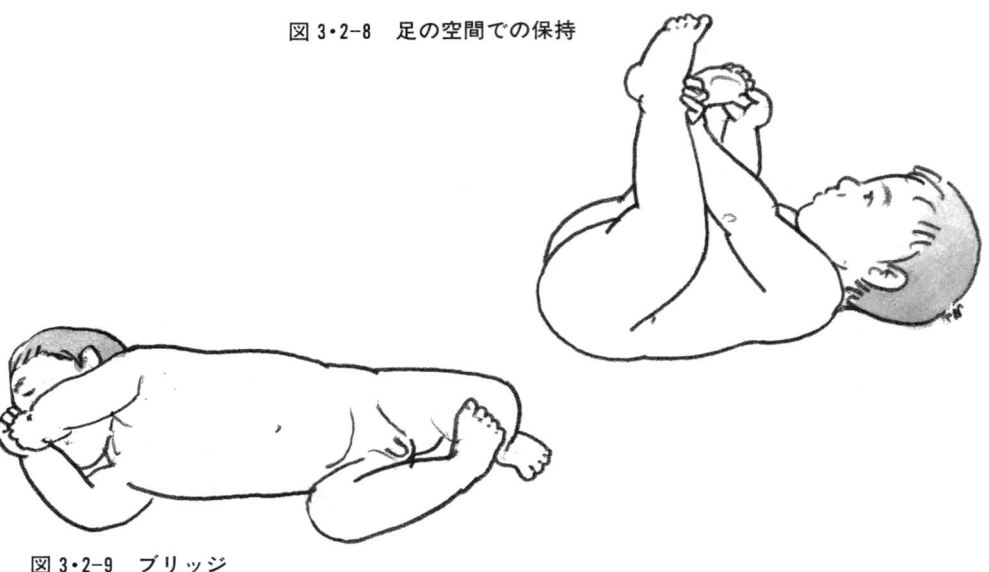

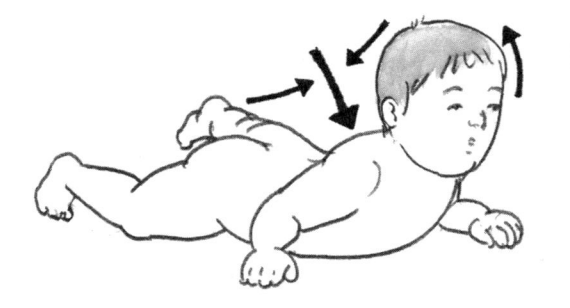

図3・2-8　足の空間での保持

図3・2-9　ブリッジ

図3・2-10　頭の持ち上げと下肢での蹴りでの重心移動の方向が肩周辺でぶつかる

3）第3期：坐位から膝位への時期（6〜9カ月）

　この時期は最初の抗重力姿勢である坐位から，さらに高次の姿勢に向かう時期である．坐位から臥位へ戻ったり，また坐位に起き上がるというようにさまざまな中間姿勢を経験することによって，膝位[*6]の保持に必要な能力を獲得していく．この時期の移動方法は四つ這い移動であり，これに必要な能力を分析する．

表3・2-2　四つ這い移動に必要な能力

> ① 片手手掌での上肢の支持性
> ② 上肢の前方，側方へのパラシュート反応
> ③ 腹臥位での側方への体重移動と四つ這い位での平衡反応
> ④ 骨盤・大腿での支持性
> ⑤ 下肢の交互運動と上・下肢の協調性
> ⑥ 頭と体幹との分離

[片手手掌での支持性]

　四つ這いの初期では，重心を臀部後方へ移して手を自由にする傾向が見られるが，片手で上体を支持することができなければ，上肢を交互に動かすことができない（図3・2-11）．上肢の支持性は，腹臥位での手掌支持での体重移動，腹臥位での手伸ばし運動（6〜7カ月），背臥位，腹臥位からの坐位への起き上がり（7〜8カ月）などを頻繁に繰り返す中でより強固なものとなっていく．

[上肢の前方，側方へのパラシュート反応]

　四つ這い移動での前進では，手が何かにつまづくと前方に転倒する危険性が出てくる．顔を床に打ちつけて痛い思いをするとその姿勢での移動の動機が低下してしまうが，それは頭部が打ちつけられることが生体にとって大変危険なことだからである．そのため手を前方，側方へ出して，からだを守ろうとする自動的な動きが必要になるが，それがパラ

図3・2-11　重心を後方へ移して手を軽くする

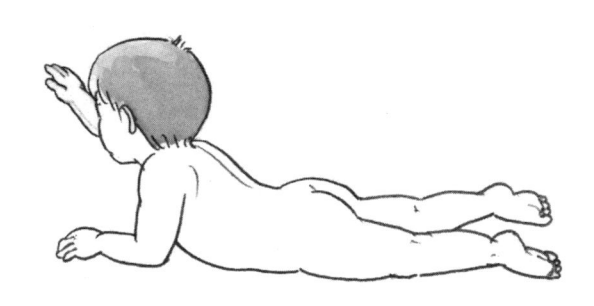

[*6] 四つ這い位，膝立ち，片膝立ちなど膝を支持点として使っている姿勢．

シュート反応である．

[腹臥位での側方への体重移動と四つ這い位での平衡反応]

両手掌，両膝の間隔が広いと，四つ這い位は安定するが，重心移動を容易にするには，少し上・下肢とも内転させる必要がある．しかし両肘が内転すると姿勢はふたたび不安定になり，バランス反応がよりいっそう求められるようになる．四つ這い位でのバランス反応は，坐位から四つ這い位，四つ這い位から坐位への姿勢変換の中で，中間姿勢をいくどとなく体験することで養われる（図3・2-12）．

[骨盤・大腿での支持性]

未熟な四つ這い移動や脳性まひ児の四つ這い移動では，腰が左・右に振れることがあるが，これは股関節の屈筋，伸筋，外転筋など下肢の交互運動の中での骨盤周辺の支持性が不十分であることをものがたるものである．坐位での体幹の回旋，手伸ばしに伴う重心移動の経験がこれら骨盤周辺の支持性を準備する．

[下肢の交互運動と上・下肢の協調性]

四つ這い移動では，上・下肢の協調した交互運動によって，重心を前方に移動させる．手と足の協調，下肢の交互運動は，背臥位で足に手を伸ばして遊んだり，両足を交互に蹴ることなどで養われている．

[頭と体幹との分離]

対称性緊張性頸反射（STNR）は，首の伸展が上肢の伸展を助けるので四つ這い位の保持には助けとなるが，この反射が強く作用していると兎跳び様の移動になってしまい，四つ這い移動に対して拮抗的にはたらいてしまう．首がどのような位置にあれ，上・下肢を伸展させたまま交互に動かすためには，STNRが抑制される必要がある．

図3・2-12　坐位から四つ這い，四つ這いから坐位への姿勢変換の中で，中間的な姿勢を経験する

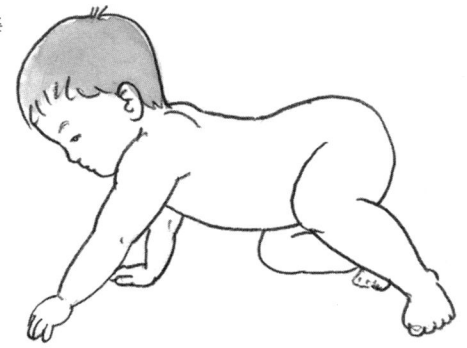

4）第4期：膝位で獲得された能力を洗練していく時期（9〜12カ月）

この時期は膝位での身体のコントロールをさらに洗練することによって，立位歩行に必要とされる能力を獲得する時期といえる．この時期に獲得される姿勢・移動手段は，つかまり立ちおよび伝い歩きである（10〜11カ月）．伝い歩きに必要な能力は以下の通りである．

表3・2-3　伝い歩きに必要な能力

① 立位での体幹の完全伸展と体幹の回旋
② 立位での股関節の外転・伸展・膝関節の伸展
③ 立位での左・右への体重移動
④ 足関節の背屈および足・足指でのバランス反応
⑤ 脚のホッピング反応
⑥ 膝位からのものに手を置いての立ち上がり

[立位での体幹の完全伸展と体幹の回旋]

　伝い歩きはものにつかまっているとはいえ，垂直位での移動なので，体幹を空間に垂直に保持する能力が必要とされる．体幹を垂直に保持できるようになると，回旋する余裕が出てくる．これらはつかまり立ちの中で，左・右，後方へ手伸ばしをすることによって準備される．

[立位での股関節の外転・伸展，膝関節の伸展]

　伝い歩きは横に移動するので，下肢の伸展のほか，股関節の外転が必要となる．新生児期には，足底に体重を負荷すると足を突っ張る陽性支持反応が見られるが（1カ月），上半身の発達が盛んな3〜4カ月頃には，一時足に体重を負荷しない失立の時期がある（3〜4カ月）．足底で体重を支持できるようになるのは，5カ月頃である．

[立位での左・右への体重移動]

　伝い歩きは，進行方向と反対の方向へ体重を移動させ，自由になった足を広げて移動する．つかまり立ちで頭部を回旋させたり，手伸ばしをすることによって，足底で体重移動を経験する．またつかまり立ちの状態で，身体を前・後へ揺することで，前後方向の体重移動も足底で経験する．

[足関節の背屈および足，足指でのバランス反応]

　つかまり立ちでの体重移動の経験は，下肢での支持性ばかりではなく，体重移動に対するアラインメントの修復の機制を足部に準備させる．つまり後方に傾いた時に，足首や足指を背屈させて重心を元に戻そうとするのである（図3・2-13）．

[ホッピング反応]

　同じく立ったままでの体重移動の経験は，倒れないよ

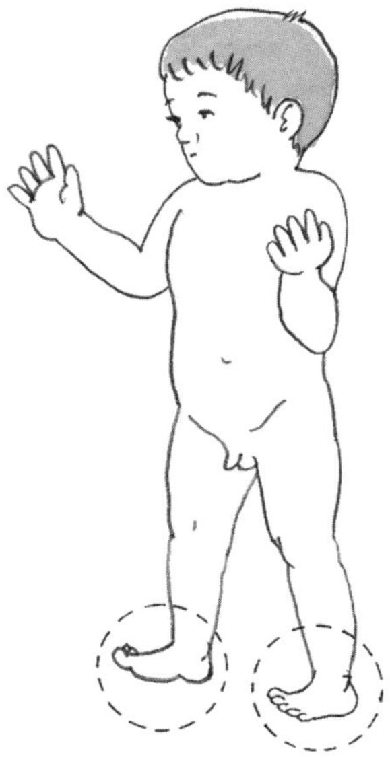

図3・2-13　重心が後方へ移ると，足の指，甲を背屈させて，重心を前に戻そうとする

うにする自動的な反応を下肢に準備する．つまり転びそうになった方向に足を踏み出して転倒を防ぐメカニズム（機制）である．

[膝位からの立ち上がり]

下肢の支持性，下肢の分離動作，バランス反応は立位においても練習できるが，第3期と同様，立位へ向かう運動の中で，中間の姿勢を十分に体験することによっていっそうコントロールを増してくる．

5) 第5期：移動手段として二立歩行を獲得する時期（12カ月）

上述したような過程を経て，はじめて歩行（12カ月）の前提条件が整うことになる．しかし初歩は，自己の姿勢調整能力以外に頼るものがない独立した重心移動であるから，それまでつかまり立ちの段階で余裕をもってできていたことも，再びむずかしくなってくる．初期歩行にはそれらを運動学的に代償しようとする徴候が見られる．以下に6歳頃に見られる成熟歩行との比較を通して，初期歩行の特徴を列挙する．

表 3・2-4　初期歩行と成熟歩行の比較

① ハイガード
② 骨盤の回旋の欠如
③ 広い歩隔
④ 足底全体での接地
⑤ 立脚相での膝の伸展
⑥ 歩行速度，ケイデンス，重心移動

[ハイガード*7]

これには手によるバランスの補助と，肩甲骨を内転させて背すじを伸ばし，空間の中で体幹が保持を容易にするというふたつの目的がある（図3・2-14）．体幹でのバランス能力が向上すると，上肢の担ぎ上げが必要なくなり，ミドルガード，ローガードと徐々に手が下がってくる．移動に際してバランスの保持に上肢の補助がまったく必要なくなると，上肢はむしろ骨盤の回旋を助けるために使われ，腕の振りが出現するようになる（4歳）．成熟した歩行では骨盤と肩甲帯はむしろ逆方向の動きをしている．

[骨盤の回旋の欠如]

初期歩行では姿勢の安定が急務であるので，股関節周辺の筋群を同時収縮させる必要がある．足関節での支持性がついてくると，股関節を過剰に収縮させる必要がなくなり，その結果骨盤の回旋が見られるようになる．また年長になるにしたがって腹部の脂肪が減り腹筋がはたらきやすくなり，このことも骨盤の回旋を助けている．

[広い歩隔]

---

*7 両手を立位保持のために担ぎ上げること．

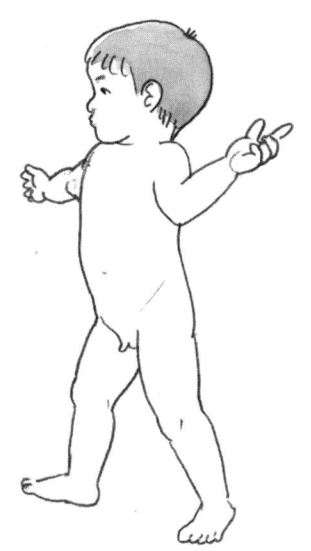

図3・2-14 両手の担ぎ上げは，バランスを取ると同時に，両肩をリトラクトすることによって，体幹の伸展を助ける

　1歳前後では，5頭身くらいのプロポーションであり，重心の位置は成人より相対的に高くなっている．このため歩行を安定させるためには，物理的にも広い基底面を確保する必要がでてくる．股関節を外転・外旋位で足を踏み出し歩隔を広くとるのはそのためである．歩行でのバランスが安定してくるにしたがって，歩隔も狭まってくる．初期歩行時には四つ這い移動も平行して使用されており，ここでの左・右への重心移動が歩行時の股関節の内転，内旋を準備する．膝，足が進行方向にまっすぐ向くようになると歩行時の方向転換が容易になる．

[足底全体での接地]

　股関節を外転・外旋させた足の運びは，股関節と膝関節を過剰に屈曲させ，足を持ち上げ，しこを踏むようにそのまま接地する．足関節での支持性が着いてくると，股関節，膝関節を過剰に屈曲させる必要がなくなり，足関節での接地面の蹴りが出現する（2歳）．踵から接地し（heel strike），最後に足指が離れる成熟パターンになっていく（toe off）．

[立脚相での膝の伸展]

　初期歩行では，支持性を確保するため立脚相で膝を軽く過伸展にロックしている．上体のバランス，下肢の支持性が増すにしたがって，踵が接地する瞬間には，膝を伸展させるが，立脚相では膝が軽く屈曲したままになる．この膝の軽い屈曲は接地の際の衝撃を緩和させると同時に，重心の垂直移動を抑えるはたらきをするものである．初期歩行では上・下，左・右方向への重心移動が大きく，エネルギー消費も大きい．膝の屈曲がでてくると重心の移動が抑えられるので，疲れにくくなり長い距離を歩けるようになる．

[歩行速度，ケイデンス，重心移動]

　初期歩行では足も短く，歩行のバランスも十分ではないので，ケイデンス[*8]が大きく，い

わゆるちょこちょこ歩く歩き方である．こういう歩き方は，歩幅が不均一であるばかりでなく，上・下，左・右方向への重心移動が大きいのですぐ疲れ，短い距離しか歩けない．ストライドが大きくなればなるほど，立脚相の割合が大きくなりゆったりとした歩き方になる．

6）第6期：歩行以降の移動能力

　獲得された二立歩行はそれが実際に使用されることによって，さらに洗練され，スピード，安定性を増しつつ，5, 6歳頃には高低のついた立地面に対しても十分に対応できるようになる．はじめ階段を登るのに，初期歩行の時のように手すりにつかまるか，手を引いてもらう必要があるが(15カ月)，やがて二足一段だが，独力で昇れるようになり，さらに3歳頃には連続して一足一段で階段を昇れるようになる．階段を昇る時は重心の移動と進行方向が同じであるが，階段を降りる時は，重心を後に残したまま前進する必要があり，進行方向と重心移動の方向が逆になる分だけより高度なバランス能力が要求される．階段昇降で降りるのが遅れる（5, 6歳）のはそういう理由からである．

　階段昇降に必要とされる能力は平坦な立地面での走行，ジャンプ(2歳)，跳び降り(3歳)などで準備され，それらが片足立ち（3歳半），スキップ（5歳）を可能にしていく．移動能力が洗練されてくると，姿勢変換もより素速く，スムーズになってくる．背臥位からの立ち上がりも，はじめ一度腹臥位になり，それから高這いになるか，片膝をついてものにつかまって立ち上がる段階から(13カ月)，ものにつかまらないで立ち上がるようになる(2歳)．さらに腹臥位にまで回旋する必要がなくなり，背臥位から側臥位になって手を着いて立ち上がるようになり(2歳4カ月)，5, 6歳頃には，背臥位から直接対称的に立ち上がるようになる．

---

*8　1分間における歩数．

3・3 目と手の協調の発達

3・3・1 目と手の協調の発達の概要

　上肢機能は姿勢・移動運動能力を基盤に発達する．それと同様に視覚機能も姿勢・移動運動能力に影響されながら，一方では上肢機能の発達にも影響を与える．いわば姿勢・移動運動，上肢機能，視覚機能の3者は，それぞれが双方向に作用し合いながら発達しているので，ここでは目と手の協調という視点から上肢機能の発達を概観していくことにする．おおまかにいって上肢動作も姿勢・移動運動と同様，ほぼ最初の15カ月までに完成するが，眼球運動はその半分の期間の6カ月でコントロールされるようになる．視覚機能が先行して上肢を誘導しそれを巧緻化・協調させていくが，そのことが認知機能の発達と同調している．本書では目と手の協調の発達を便宜上4期にわけてそれぞれの時期における発達特徴について触れる．

3・3・2 手のはたらき

　手は攻めの中心，守りのかなめという点で，野球の投手に似ている．攻めとは環境をとらえ，引き寄せることであり，守りとは環境からの危険を遠ざけ，文字通り身を守ることである．前者では〈引く〉動作がその中心になり，後者では〈押す〉動作が主要な動作となる．この〈引く〉と〈押す〉基本パターンは，反射という形で新生児期から見られるものであるが[*9]，屈曲，伸展のいずれかでしか周りの環境と関われないうちは，環境の理解もせいぜい危険かどうかを知る程度のものにすぎない．手の動作に内・外転，回旋の動きが加わるようになると，環境との関わりも攻撃か，防御かというような画一的なものから，その場に応じた柔軟性を獲得する．このような上肢の動作パターンの分化がものの操作を可能にし，その操作とともに手は識別機能を備えるようになる．

　手による識別は視覚にはない利点があり，対象の識別だけでなく，自分自身の身体の動きについての知覚をもたらす．ものを触ってみると，それが何か理解される．しかしそれと同時に手の動作，からだとものとの空間関係なども知ることができる．精巧に作られた造花は本物に見がまうほどであるが，触ってみればそれは瞬時に見破られる．発達の初期においては手での識別が優位に使われることもあるが，成熟した機能においては通常視

[*9] モロー反射，引き起こし反射，手掌把握反射，屈曲逃避反射などに引く動作が見られ，回避反応，交叉伸展反射に押す動作が見られる．

覚の補完として使われる．

3・3・3　視覚のはたらき

　事象の理解が視覚の主要な役割であるが，ものの操作では足と指先を誘導し，四肢のかじ取りとしてはたらく．目も手もともに識別機能を持っているが，視覚のほうが圧倒的に優位で，視覚は人においては諸感覚を代表する感覚となっているほどである[*10]．見ただけでものが理解できると，わざわざ移動し手で触れることもないので，視覚は活動の省力化に役立ち，精神活動にエネルギーを割くことができそれを活性化する[15]．また視覚情報は，覚醒状態や情緒の安定にも大きな役割を演じている．目隠して歯を治療されると恐怖が倍化するように，視覚による状況の把握は人に基本的な安心をもたらしている．発達的にも視覚が十分はたらかないと，衝動的になりやすく人やものへのはたらきかけの意欲が低下するという報告もある[16]．ものの表象化においても，視覚は重要なはたらきをするがこれについては次章で触れる．

3・3・4　視覚機能の発達

　多くの乳児研究は生下時から新生児が見えていることを明らかにしているが，この段階では弁別機能も十分はたらいておらず，また視知覚が運動を誘導していない．以下視覚が機能的になっていく過程を，①視覚定位，②注視，③追視，④注視点の移行[*11]を指標にしてたどる．

1）第1期：視覚情報の反射的な処理の段階（出生〜2カ月）

　新生児期から2カ月くらいの間は，目にも瞳孔反射，眼瞼反射などの防御的機制がはたらいており，人形の目反射に見られるように，眼球の動きがその土台である首の動きから十分に独立していない．上肢や頭の動きに眼球の動きが左右され，手・足が動くと目もものからそれてしまったりする．その結果すばやい動きにも目がついていかず，追視の範囲も狭い．

　対象の刺激が強いと視覚定位や注視がしやすくなる．眼球コントロールが十分ではないと，それを補うために目を一側に固定したり，単眼で見たりすることがある（図3・3-1）．ATNRは眼球の自由な動きを妨げるものであるが，伸展した手への注視を助ける一面も持っている．動くものは周辺視野でとらえられ，それを中心視野でとらえ直すことでものが識別される．眼球のコントロールが十分ではないこの時期では，ものはその存在に気づく程度の認識であり細かな識別は不十分である（環境視）[17]．識別能力が高まるにつれ，もの

[*10]　野性動物では，聴覚や嗅覚も重要な役割を果たしている．ヒトは樹上生活をすることによって，環境認知の主要感覚を嗅覚から視覚に移したといわれている．

[*11]　視覚定位：刺激の方へ目を向けること．注視点の移行：視線を変えること．サッケード運動ともいう．

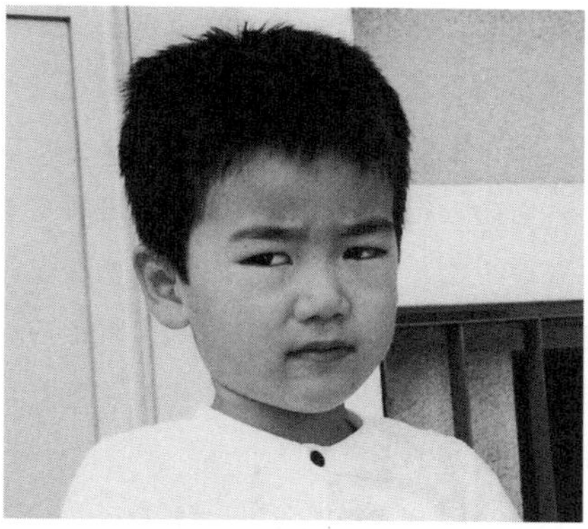

図 3・3-1　ものを見るとき，目を一側に固定する

へのはたらきかけも意欲的になってくる．

2）第2期：ものの弁別が可能になる段階（3〜6カ月）

　屈曲優位の構えがゆるんで姿勢が対称的になってくると，背臥位でも頭を正中線上に保てるようになる．そして頭部の安定の程度に応じて眼球のコントロールも向上してくる．この頃には顔の輪郭と内部に眼を自由に移せるようになるので，人の顔が区別できるようになる．また両手を正中線で合わせられるようになる頃には，両眼でものを注視できるようになっているが，このことは頭部と体幹の両方で脳の半球間統合が進んでいることをものがたるものである．余裕を持って頭を回旋できるようになると（4カ月），追視や注視点の移行もスムーズになってくる．

　四肢の粗大運動が屈曲・伸展→内転・外転→回旋というパターンをたどることについては先に触れたが，眼球運動のコントロールにもこれと同様のパターンが見られる．はじめは，① 水平方向，次に ② 垂直方向での追視が可能になり，最後に，③ 斜め方向の追視が機能的になってくる．描画は目と手の協調が求められる典型的な課題であるが，これにも，縦線から横線，さらに斜め線というように線を引く方向に同様のパターンが見られる[18]．

3）第3期：ものの弁別を洗練させる段階（7カ月以降）

　全方向への両眼の協調運動など基本的な眼球運動は，寝返りができる頃までに出現しているが，追視経験を重ねることによって眼球運動の巧緻性が増し，それにつれてものの識別も確実なものになっていく．速い動きにも目がついていくと，焦点距離の違うものに対しても正確に目を移すことができる（6カ月）．ボールのキャッチなど動作を開始する前にあらかじめ何らかの構えを要する運動などは，こういう注視点の移行能力を基盤にしている．寝返りに限らず機能的な動作はたいてい非対称であるが，このからだの両側の非対称的な使用は発達初期の非対称性の延長ではなく，姿勢の対称性が一度獲得されて初めて可能になるものである．

環境の中を安全に動き回るためには，奥行きの知覚が必要となる．この奥行きの知覚には眼球に輻湊という動きが求められる．輻湊運動は，両眼を逆方向に動かすものであり，水平面での追視より難しい．奥行きが正確に知覚できるようになると動くものの識別だけではなく，自ら移動しながらものと自己との位置関係を理解するので，ものを倒したり，ものにぶつかったりすることが少なくなる．アテトーゼ型など頭部のコントロールが苦手な脳性まひ児では，眼球を上方や側方に寄せたり単眼で眺めるなどのことがみられる．これは眼球コントロールの低下の代償で，ものを見やすくするためには姿勢をもっと安定させるかものをゆっくり動かす必要がある．

3・3・5　ものの操作に有利な神経と筋の諸特徴

日進月歩の進歩を見せる産業用ロボットも，常に人間の手を理想としているように，ひとの手はものの操作に有利な諸特徴をあらかじめ備えている．手掌のアーチ，手指の対立運動は道具の保持を容易にし，肩，肘，手関節からできている上肢構造そのものが，手が届く範囲を広げている．また一方の手で押さえ，もう一方の手で操作するというような両側の役割分担によっても操作性が高められている．5本という指の数は機能的であるために必要で十分な数であり，ほかの霊長類とは異なる母指と示指の長さの比率もつまみ動作を容易にしている[19]*12．手掌に見られる皮下組織，皮膚，爪，発汗なども手の操作性を助けている[20]．

下肢がおもに身体を支え運ぶものであるとするならば，手はむしろ自分以外のものを支え動かす役目が大きい．上肢はそれほどの支持性は必要としない分，高い操作性が求められる．もともと肩関節の可動域が大きい上に，肩甲骨がスライドするので，手を空中のあらゆる位置にもっていくことができる．前腕では手関節は橈骨と手根骨（月状骨，舟状骨）によって，肘関節は尺骨と上腕骨によって結ばれているが（図3・3-2），これは手関節からの衝撃がそのまま近位関節（肩甲・上腕関節）に伝わらないような形で，上肢の支持性を補助する構造といえる．

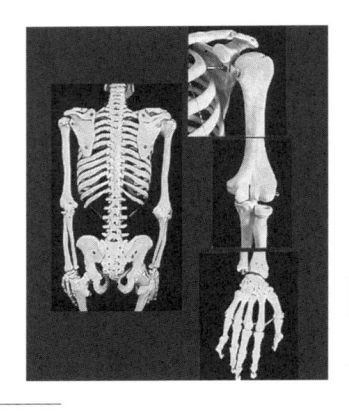

図 3・3-2
手根骨
（月状骨，舟状骨）─橈骨関節
尺骨─上腕骨関節

---

*12　示指に対する母指の割合は，ヒトの場合は64%，オランウータンは40%である．母指が短いと指先が示指の指腹と重ならない．

皮質からの運動神経が手指の分離運動など遠位関節を，脳幹からの運動神経が姿勢と近位関節をコントロールするというように，上肢はふたつの運動神経のコントロールを受けているが，その協調によって選択的な運動が可能になっている[21]．上肢に関わる第1次体性感覚野，第1次運動野も他の身体部位に比べ広く，ひとつの運動神経線維によって支配されている筋線維の数，感覚受容器の数においても，手が細かな動作が可能な場所であると同時に，手が優れた探索器官であることが分かる[22]*13．また上肢には収縮速度が速い白筋線維が多く下肢に比べ疲労しやすいが，弁別・操作には有利な特徴を備えている[23]．

3・3・6 目と手の協調の発達

先に述べた視覚機能との関係に触れながら，上肢機能の発達を ① 把握，② 手伸ばし，③ 操作，④ リリースに着目しながら，これも便宜上4期にわけてその発達的特徴を概観する．

1）第Ⅰ期：手が開き，手と手が出会う時期（0～3カ月）

上肢は生理的屈曲の影響を強く受けている．緊張がゆるむと，腕を伸ばしたり手を開いたりすることもあるが，身体の動きやほかの刺激ですぐ屈曲・内転に戻り手を握りしめてしまう（巻き戻り現象：flexor recoil phenomenon）[24]．腹臥位でも，緊張性迷路反射（TLR）が強くはたらいて全身を屈曲に丸めている．四肢の動きは多いが，ほかの身体部分の動きに影響され乱雑な動きで，上肢だけを分離して動かすことができない．特に首の動きに強く左右され，背臥位に寝ていても，自分の首の動きで腕を伸展させたりする．全身の屈曲がゆるむにつれて，腕も伸びこの時期の終わり頃には手を開いたままでいられるようになる．しかし腹臥位のように，頸の保持に余裕がないと，再び手を握りしめてしまう．偶然ものを握るようなことはあっても，意図的な握りにはなっておらず，肘を伸ばすと手もいっしょに開いて，ものを落としてしまう．

背臥位で両肩甲帯が対称的になると，腕を正中線上にもってくることができる．手を口へ持っていくことで，まず視覚に先行して口と手の間での身体が確認され，手はさらにもう一方の手を発見する．頸のコントロールの向上とともに，動かしている自分の手を見，手からもの，ものから手へ視線を移せるようになる．

このような上肢の体幹からの分離と目と手の協調には，以下のような促通要因が考えられる．① 腕のでたらめな運動そのもの，② モロー反射やATNRなど上肢に強制的な伸展を経験させる反射，③ 腹臥位で頭を挙上すると肩が下制し，肩の下制が頭の挙上を助けるというような抗重力状態での身体部分間の影響などである．原始反射は自由な動きを阻害する反面，同時にそれを促通するという両義性に注目すべきである．はじめ手の逃避反射が優位であるが*14，徐々に手掌把握反射も強くなってくる．前者では手関節の背屈，手指

---

*13 受容器の数は片手で約2000個．2点閾値が背中，上腕，上腿，下腿で4cmなのに対して，指先では3～4mm．
*14 手の甲や尺側を触れると，あたかもその刺激を嫌うかのように指を伸展・外転させる．

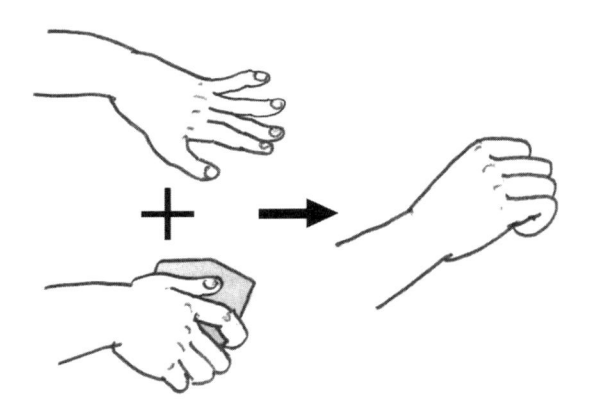

図3・3-3　逃避反射
手首の背屈，手指の伸展・外転）↔手掌把握反射（手首の掌屈，手指の屈曲・内転）→随意的で効率的な握り（手首は背屈，手指の屈曲・内転

の伸展・外転が強いが，後者では手関節の掌屈，手指の屈曲・内転が強い．この対立する反応が拮抗することによって，強い握りに必要な手首の背屈，手指の屈曲・内転を獲得していく（図3・3-3）．

2）第2期：手伸ばし，把持など手が機能し始める時期（4〜6カ月）

　この時期は，最初の移動運動ともいえる寝返りや坐位を獲得する時期である．首から肩甲帯，体幹へと抗重力伸展活動が進むにつれて，姿勢の上肢に対する影響が減少し，背臥位でも手を前方に伸ばせるようになる．第I期では手を伸ばす時，体幹を安定させるために肩甲帯を床に押しつける必要があったが，この時期では体幹は安定しているので前方に伸ばそうとする上肢に肩甲帯もついてくるようになる．腹臥位でも一側上肢を伸ばせるようになるが，この姿勢では体幹を支持していなければならないので背臥位ほど余裕がなく腕全体を過剰に伸展させてしまう[*15]．体幹の抗重力方向での伸展が増し，腹臥位でも股関節が完全に伸展するようになると，重心が臀部へ下がった分だけ（体幹上部⇒恥骨部周辺），手伸ばしが容易になる（図3・3-4）．

　この時期までに眼球運動がスムーズになり，視覚が手伸ばしや把握を誘導するようにな

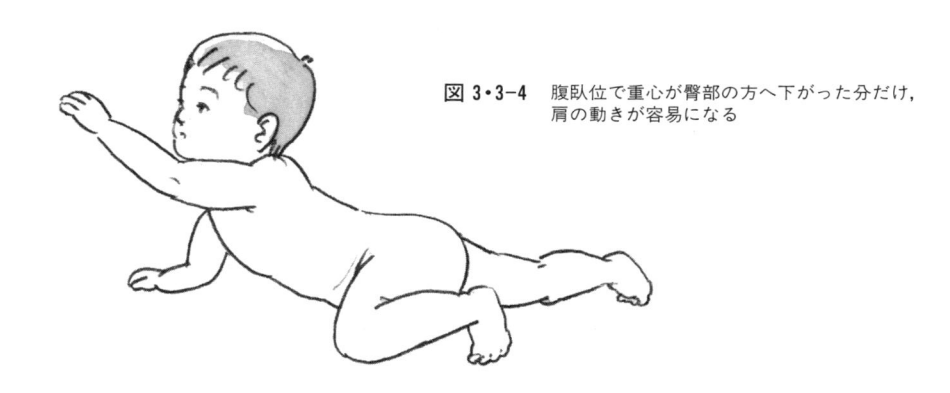

図3・3-4　腹臥位で重心が臀部の方へ下がった分だけ，肩の動きが容易になる

[*15]　上肢や下肢において，ひとつの関節が伸展すると，その他の関節も全部伸展し，屈曲すると全部屈曲するというように，各関節が分離していない．上・下肢内だけではなく，体幹の伸展が四肢の伸展を誘発するというように身体全体に及ぶこともある．

る．つまりものに手を伸ばし，つかんだものを口へ持っていき，振ったり，打ちつけたりする．この時期本能的把握反応が手のものへの接近を助けている[*16]．これは触覚的な手がかりが手の方向性を誘導する反応で，視覚に誘導される把握が獲得される前の手伸ばしといえる．前腕支持での左・右への体重移動は，前腕の回旋を促し，前腕の回外は手に握ったものを見やすくする．視線がものと手の両方に注がれることにより，手の動き，手での感触，視覚情報の3つが統合され，やがて視覚が主要な経路になり，見ただけでものの感触や運動感覚が想起されるようになる．

　このような手伸ばし，ものの把握・保持は，腹臥位の保持や姿勢変換に必要な上肢の支持によって準備され促進される．上肢の支持性が十分ではない段階では，首を過伸展させ，STNRを利用して支持上肢を補完しているが[*17]，手掌支持で身体を持ち上げたり，体重を左・右に移動させることによって，徐々に上肢の選択的動作が確実なものになっていく．第1期においては，手の甲にものが当たると，それを超えて手を置く台乗せ反応が見られた．こういう刺激が直接手に加えられなくても，対象の接近が頭の傾きや視覚で確認されるようになるとパラシュート反応が出現するようになる．

3）第3期：目が手を誘導し，手の機能の多様化時期（7～9カ月）

　坐位や膝位が獲得されると，この姿勢のほうが環境の探索に有利なので，子どもはこの姿勢で多くの時間を費やすようになる．しかもひとつの姿勢に留まることなく，臥位から坐位，坐位から膝位というように頻繁に姿勢を変える．この姿勢変換に使われる伸展した上肢での支持や，転倒での手の保護的使用が手の機能を飛躍的に向上させていく．抗重力伸展姿勢が安定してくるにつれて，腕の保持に余裕がでてくるので手伸ばしが容易になる．坐位でものが押せるようになると，下部体幹まで余裕をもって伸展させる能力が備わったといえる．目による距離の測定が正確になるので，ものに手を伸ばす時，ものに届かなかったり，伸ばしすぎたりすることが少なくなり，対象のところへ最短距離で手をもっていけるようになる．

　この時期，四つ這い移動を通して，手掌での体重支持を多く経験するが，このことがものをしっかり握るために必要な手のアーチの形成を助ける．手掌での前・後，左・右への体重移動は，手指の外転，伸展と同時に，手掌内の橈側と尺側の分離を促す（図3・3-5）．このことが母指とほかの指の対立を促し，指先でのつまみやものを調べるための指の動きを準備する．触覚的な手がかりなしに，見ただけでものが分かるようになると，見たものに合わせて口や手の形を整えることができるようになる．

[*16] 手の橈側を触れると，そちらに手を向けてつかもうとする反応．
[*17] 首を伸展すると，上肢が伸展し，下肢が屈曲する．首を屈曲すると上・下肢は反対の反応を示す．いずれにしても，上・下肢が首の影響を強く受けていることを意味する．

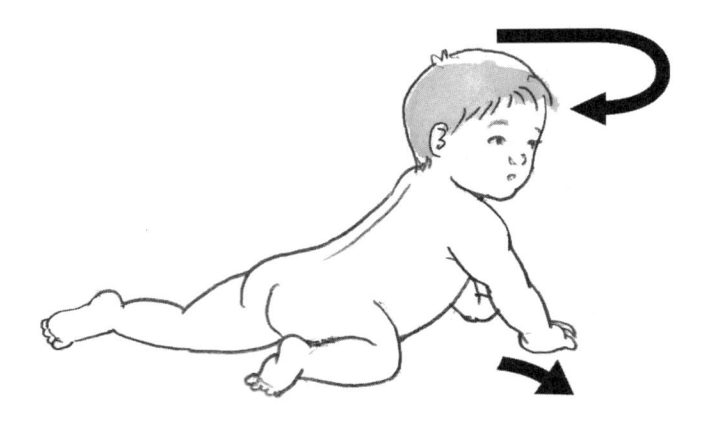

図3・3-5　手掌での左・右への体重移動は手指の外転，伸展を促すと同時に，手掌内の橈側と尺側の分離を促す

4）第4期：指の操作など上肢機能が洗練される時期（10〜12カ月）

　立位でのバランスが安定してくる頃になると，上肢はほとんど姿勢からの影響を受けなくなる．しかし歩行では自分自身の中にしか支えがないので，再び体幹の伸展の保持に上肢が動員され，上肢はハイガードに持ち上げられる．坐位に戻ると余裕が回復するので，肘や肩の動きを伴わない手関節と指だけの動きが可能になり，指先でものを回せるようになる．尺側の3指を曲げて尺側に安定性を作り，ものを示指で突けるようになる（図3・3-6）．小さな容器に小粒を入れるなど，ものがつまめるようになると，目的のところでそれ離すことができるようになる．はじめ腕を空間に保持して，指だけを選択的に動かすことがむずかしく，容器の縁に手をそえて安定を得ようとする．また指の伸展を前腕の外旋と共同させる傾向があるために，回外位になるとものを落とす傾向がある．視覚は概して動作の開始時に手を誘導するが，慣れてくると目を手元から離す余裕がでてくる．

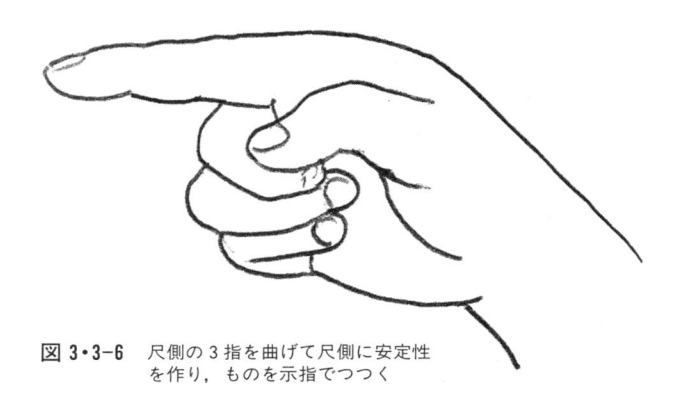

図3・3-6　尺側の3指を曲げて尺側に安定性を作り，ものを示指でつつく

3・3・7　目と手の協調の発達の方向性（まとめ）

　12カ月以降は巧緻性が増すとともに，両手あるいは上・下肢間の協調がさらに発達していく．以下にこれまでの目と手の協調の発達に見られた傾向をまとめ，それ以降の目と手の協調の発達の方向性とする．

1）一体運動から分離運動へ

　眼球運動，上肢機能のいずれも，安定性が得られると，その安定性を基盤にして運動が巧緻化していく[25]．それゆえ体幹の安定性が増すにしたがって，目と手は姿勢全体から徐々に影響を受けなくなるとともに，腕の全体的な動きから指先の動きが分離していく．

2）握りの型にみられる安定点の遠位への波及

　図3・3-7はものの握り方の発達過程であるが，これを一体運動から分離運動への発展という視点から眺め直すと，①手掌回外握りでは，上肢は肩から動き，体幹の安定が肩での動きを可能にしている．次の②手指回内握りでは，肘，前腕の動きが中心であり，これには肩，上腕の安定が必要となってくる．③静的3指握りでの主要な動きは手関節の動きに移ってくるが，この動きは肘，前腕の安定が可能にするものである．最後の④動的3指握りでは，鉛筆の先端を動かすには指を動かさなければならず，指を動かすためには手関節の安定が必要になってくる．このように安定点が徐々に遠位にまで波及してくることによって字や絵を描くための握り方が可能になってくるのである．

3）目と手の発達に見られる共通形式

　図3・3-8は目と手の発達を図式化したものであるが，①乱雑（random）→②到達

図3・3-7　ものの握り方の発達過程

握り	①手掌回外握り	②手掌回内握り	③手指回内握り	④3指握り
年齢	1～2歳	2～3歳	3～4歳	4歳以降
動きの中心	肩，肘関節	肘関節，前腕	前腕，手関節	手指，手関節
必要な安定点	体幹，首の安定	肩の安定	肩，肘の安定	前腕の安定

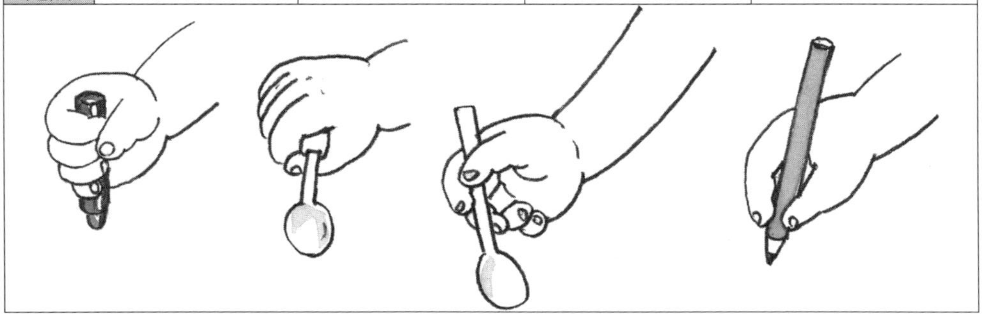

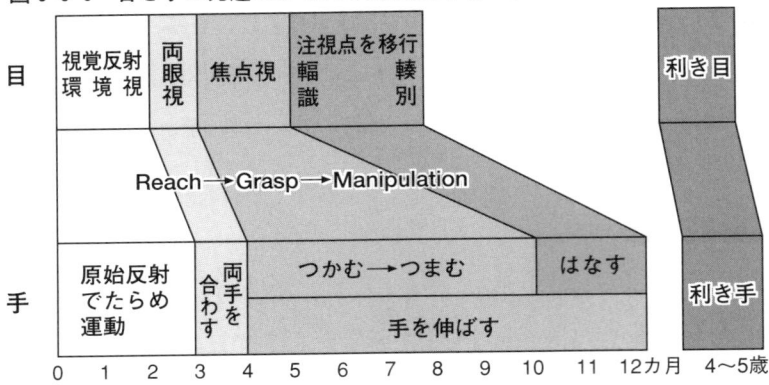

図 3・3-8　目と手の発達にみられる共通形式 (岩崎, 1997)

目	視覚反射 環境視	両眼視	焦点視	注視点を移行 輻輳識別		利き目
		Reach → Grasp → Manipulation				
手	原始反射 でたらめ運動	両手を合わす	つかむ → つまむ		はなす	利き手
			手を伸ばす			

0　1　2　3　4　5　6　7　8　9　10　11　12カ月　　4〜5歳

(reach) → ③ 把握（grasp）→ ④ 操作（manipulation）という方向性が両者に共通する傾向としてみられる．はじめはでたらめな動きや反射が中心になっている不規則状態である．視覚でいえば視覚反射，不規則な目の動きによる環境視がそれであり，上肢では，全伸展や全屈曲などの共同運動や反射などである．次に対象に到達するために動きに方向性がでてくる段階がある．視覚でいえば視覚定位であり，上肢機能ではものに手を伸ばすことである．第 3 段階はものをしっかりとらえる段階である．固定視，両眼視は目によってものをとらえることである．上肢機能では文字通りものを握ることである．こういう段階を経て最後に操作の段階にいたる．視覚における操作とは，輻湊，注視点の移行などをいう．上肢機能においては，つまむ，回すなど細かい手の使い方を操作としている．目と手の両者の関係は，視覚が上肢に少し先行し，上肢は視覚の誘導を受けながら，協同で発達していく過程である．

4) 手掌把握から手指把握へ

　上肢動作が分化してない段階では，ものの握り方も手掌全体でぎゅっと握っている．しかし安定点が遠位の関節にまで及ぶと，指先でものをつまめるようになる．握る手からつまむ手への発達といえる．

5) 尺側把握から橈側把握へ

　前腕の回旋運動が機能的になり，それが手，手指に及ぶと橈側で握ったり，つまんだりすることができるようになる．動的 3 指握りを例にとれば，尺側の 3 指を曲げて安定点を作ると，橈側の指先に細かなコントロールが生まれる．

6) 把握からリリースへ

　新生児は手を握りしめて生まれてくるように，人はまずものを握ることを覚え，それからものを離すことができるようになる．つまりものを離すことは，握ることより，より巧緻

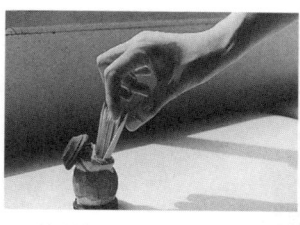

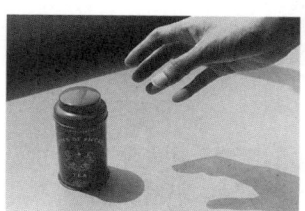

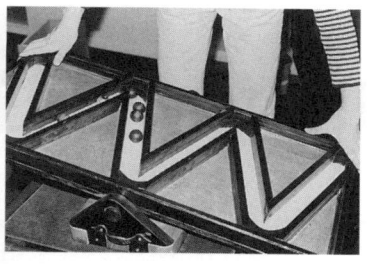

図 3・3-10 両手で操作するゲーム盤

図 3・3-9 対象によって手の形が決まってくる．

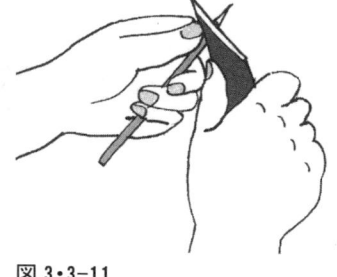

図 3・3-11
利き手と非利き手は，一方がものを固定し，一方が動作を遂行するというような単純な役割分担にはなっていない．この場合利き手はむしろ鉛筆を持っている手である．両者はそれぞれ反対手からの感覚情報を得ながら，逆運動をしている．

で意図的な動作ともいえる．

7）防御的な手からはたらきかける手へ

手にも有害刺激から自らを守る防御機制がはたらいていたが，守る手，感じる手から探す手・はたらきかける手になり，それをもとに人と関係をつくる手，意味する手としても機能するようになる．

8）手を誘導する刺激の種類の変化（手から目へ）

ものの認知においては，手は目にその主導権を譲っていく．初期の手の動きは，台乗せ反応，回避反応，本能的把握反応に見られるように，固有・触覚刺激によるものであったが，徐々に視覚が誘導するようになり，最後には触って知ることから見て知るようになる（図 3・3-9）．

9）優位手の発達

姿勢の対称性が獲得されると両手動作ができる．手が正中線を超えて伸ばせるようになると，どちらか一方の手を利き手として優位に使い，もう一方の手を補助的に使うという役割分担が生まれる（図 3・3-10）．利き手は動的 3 指握り（鉛筆握り）が確立する頃（4〜6歳）までには明らかになる．

10）手に見られる運動と感情との分化

上肢の運動発達に見られた分離という原則は，心・身の活動でも確認できる（図 3・3-11）．とりわけ怒り，悲しみ，不安などネガティブな感情は運動に影響を与えやすい．肩が挙上・内転し，手を握りしめるなどの動作に緊張や不安感情が現れる．しかし徐々に姿勢・運動は感情から分離し，それに支配されなくなってくる．しかしいつもストレスは心・身の分離を逆行させる．

3・4 認知機能の発達

3・4・1 認知機能の定義

認知機能(cognition)とはさまざまな事象の特質や状態，その関係性や法則性を「知り」，「判断する」はたらきである．環境の中で安全に豊かに生きていくためには，自分と自分のまわりのことをよく知り，ものごとが適切に判断できなければならない．その「知る」内容は，形，色，数，量，重さなど具体的な属性から，空間，時間，因果関係，言語，意味，価値など抽象度の高いものと多岐にわたっており，発達心理学などでは内容ごとに記述するやり方が一般的である[*18]．しかし臨床的には心的活動を細かく分けるよりもそれらをひとつの全体として考える方が有用なので，ここでは〈認知〉をひとつの機能として記述していく．

3・4・2 感覚・知覚・認識

認知機能は〈感覚〉〈知覚〉などと関連づけて説明されることが多い．〈知覚〉(perception)とは意識化された感覚といえる．感覚の意識化をからだの仕組みから見てみると，それはからだの内・外からの感覚刺激が大脳皮質の頭頂葉感覚野に到達したことを意味するものである．それがさらに連合野，前頭葉など大脳皮質の広範な部分からのはたらきかけを受け，感覚刺激の内容が理解されると〈認識〉になる．ポケットに手を入れると，何か表面がなめらかで固い感触を得たとする．この場合「つるつるして固い」という感じが〈知覚〉で，「硬貨」と分かることが〈認識〉にほかならない．別ないい方をすれば，認識とは感じたことに名前をつけることといってもよい．認識は単に感覚刺激の弁別だけではなく，イメージや概念の操作までも含みその内容には大きな幅がある．子どもは「100円を稼ぐには，どれほど苦労をするか」というような想像はしないが，保育園の年長児でも100円硬貨は知っている．認知機能は認識の〈認〉と知覚の〈知〉という文字からなっているが，感覚刺激の知覚レベルの処理を認識レベルの処理に高めていくプロセスと考えてよい．

[*18] 上武正二，他編(1974)．「児童心理学事典」協同出版．では，知覚の発達，記憶の発達，概念の発達，言語発達，思考の発達，知能の発達，創造性の発達という項目になっており，東　洋，他編(1992)．「発達心理学ハンドブック」福村出版．では，知覚，言語，記憶，認知・思考，知能，読み書き能力の発達，数概念の発達の項目になっている．

3・4・3　行動の要素とその構造

発達検査は行動を構成するものとして①感覚（sensory）②運動（motor）③認知（cognitive）④情緒（intra-personal）⑤対人関係（inter-personal）の5つの因子をあげ[26]，領域ごとにそれぞれの発達指標を示す（図3・4-1）．これらの発達到達点を結んだものが，子どもの発達プロフィールである．それゆえこのプロフィールをよりよく理解するためには，この5つの機能の有機的な関係を知っている必要がある．

環境からの情報であれ体内からの情報であれ，脳に入力されるものはすべて感覚刺激であり，体内・外の環境からの情報は，①〈感覚〉に変換されなければ脳に伝えられない．反対に脳から発信される信号は，最終的にすべて②筋肉の収縮活動に反映されるので，周りのものは個体の発信内容を〈運動〉を通して知ることになる．ここでいう運動とは筋の収縮活動の全ての総称であり，静止状態，表情やことばも含まれている[*19]．

感覚刺激は運動として現われるまでに脳内でさまざまな処理を受けるが，この感覚刺激の代表的な処理方法が③〈認知〉と④〈情緒〉である．両者は処理方法なのでそのはたらきを直接目で確かめることができず，動作，表情，ことばを通してその内容を推測するしかない．〈感覚〉と〈運動〉をそれぞれ箱の入り口と出口とすると，箱の中身が〈認知〉と〈情緒〉ということになる．運動には認知的な処理が優るものと，情緒的な処理が優るものとが考えられるが，通常ものに向けられた動作では前者が多く，人に向けられた動作では，後者が多い（図3・4-2）．⑤〈対人関係〉とはこのような人に向けられた動作や行動の総称であり，前の4つの概念と次元を異にするものである．

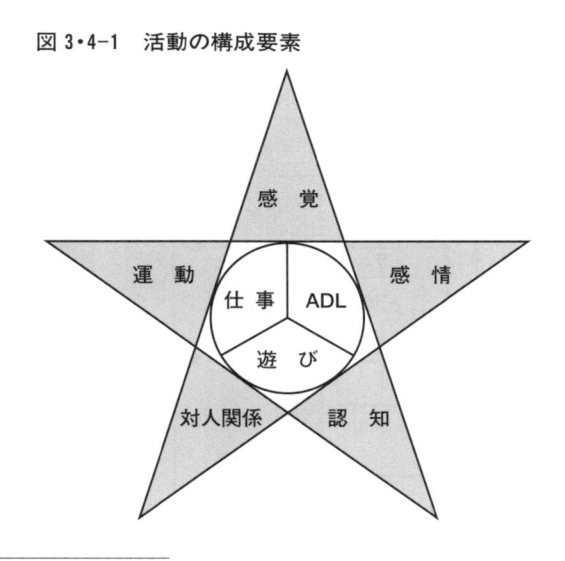

図3・4-1　活動の構成要素

[*19] 表情は表情筋の運動の結果であり，音声は声帯，舌，口唇などの運動によって生ずる空気の振動である．

図 3・4-2　要素的機能の構造

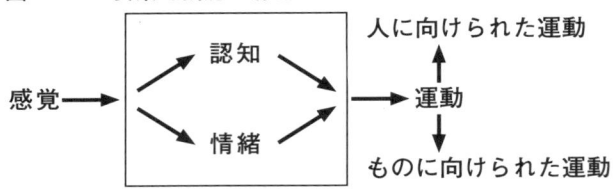

3・4・4　感覚処理過程としての〈認知〉と〈感情〉

　これらの要素的機能のはたらきを，それに対応する脳機能との関係の中で整理したものが図 3・4-3 である．感覚受容器で電気信号に変換された感覚刺激は，脳においてふたつの異なる経路を通る．ひとつは〈感覚→知覚→認識→記憶〉という認知系処理回路であり，もうひとつは〈感覚→知覚→認識→感情〉という情緒系処理回路である．これを脳の使用される部位でいうと，前者は〈感覚神経→感覚の中継核である視床→新皮質→運動の中継核である基底核→運動神経〉という回路を構成するので，新皮質系回路と呼ばれる（斜線部分）．後者は〈感覚神経→中脳→感覚の中継核である視床下部→梨状葉，海馬と歯状回→運動の中継核である扁桃核，中隔核〉を経由するので古・旧皮質系回路と呼ばれる（灰色部分）[27]．

　感覚入力が脳内で処理される次元に〈感覚〉〈知覚〉〈認識〉という3つの水準があり，運動もそれに対応して3通りの現われ方をする．一番低次のものは，①感覚刺激が脊髄，

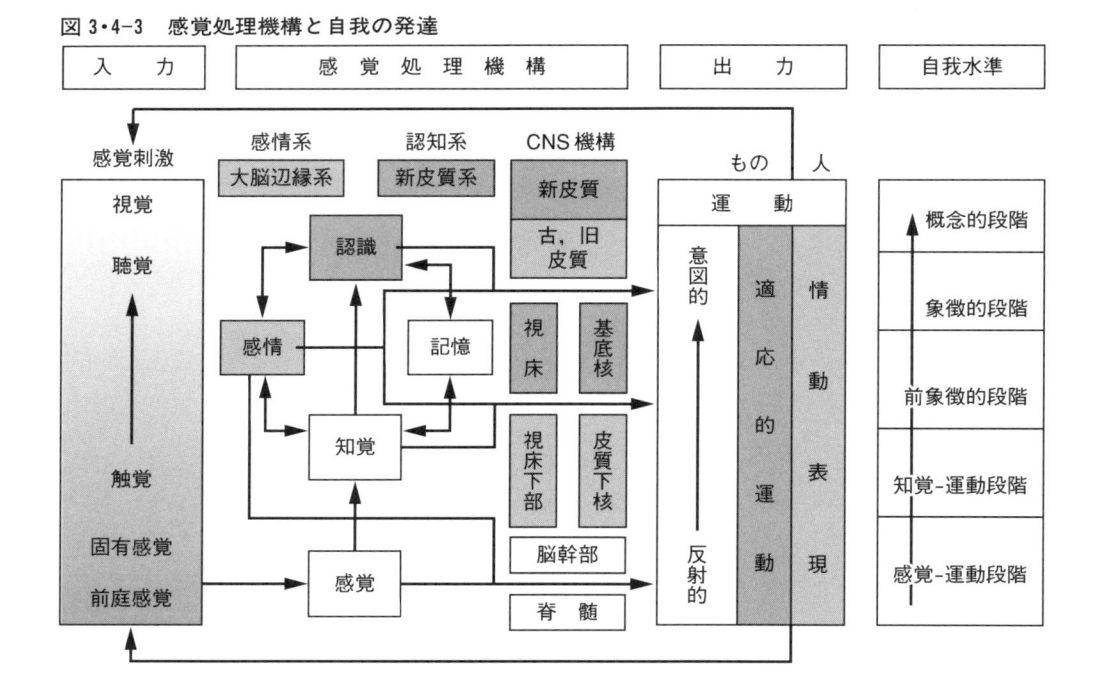

図 3・4-3　感覚処理機構と自我の発達

延髄レベルのもので，運動神経に中継されそのまま表出され，反射あるいは反射的運動と呼ばれている（感覚─反射レベル）．第2のものは②感覚刺激が視床，頭頂葉感覚野に到達するが，皮質の広範囲から関与を受けないまま，運動に変換されてしまうものである．対象の刺激に誘われて思わず出してしまうような手伸ばしや感覚・運動遊びで感覚刺激を楽しむような常同的な動きなどがこれに相当する（知覚─自発的運動レベル）．最高次のものは，③感覚刺激が大脳皮質の広範な部分の関与を受けるものであり，意志に基づく動作，創造的な動作などがこれに当たる（認識─随意運動レベル）．処理されるレベルが高次化するにしたがって，感覚刺激は脳の他の部位からのはたらきかけをより多く受け，動作は精緻になるとともに意志や判断などの反映となる．

　知っている人が近づいてくると「○○さんだ」と分かるだけでなく，同時に「嬉しい」とか「嫌だ」とかいう感じを持つ．このように認識には，多かれ少なかれ情緒的な色彩が加えられる．誰か分かることが視覚刺激の認知系の処理だとすると，「嬉しい」とか「嫌だ」というのが情緒系の処理過程といえる．感情系の処理のレベルは認知系ほどはっきり区別することが難しいが，感情表出も処理するレベルに応じて異なってくる．空腹，疲れ，覚醒状態などの生理的な原因による快・不快の感情は，（感覚─反射レベル）に相当するもっとも低次レベルでの感情表出といえる．人に向けられた感情であれば，それらはもっとも高次レベルの感情表出といえる．

　情報の処理のされ方が複数あり，その処理にいくつかのレベルが存在するということが，人間の環境への適応を効率的なものにするといえる．新生児期のように「たくましく生きる」ことがとりあえずの課題である段階では，おもに低次レベルの処理がはたらくだけでよいが，「よく生きていく」ことが求められるにしたがって，より高度な処理方法が動員されるようになる．

　初めて経験することはそれが何か分からないが，その感覚だけはしっかり記憶される（図3・4-4）．〈感覚→知覚→認識→記憶〉ではなく，〈感覚→知覚→記憶〉という短縮回路がこの場合の処理経路である．これと同じように情緒における短縮回路もある．音や感触が不

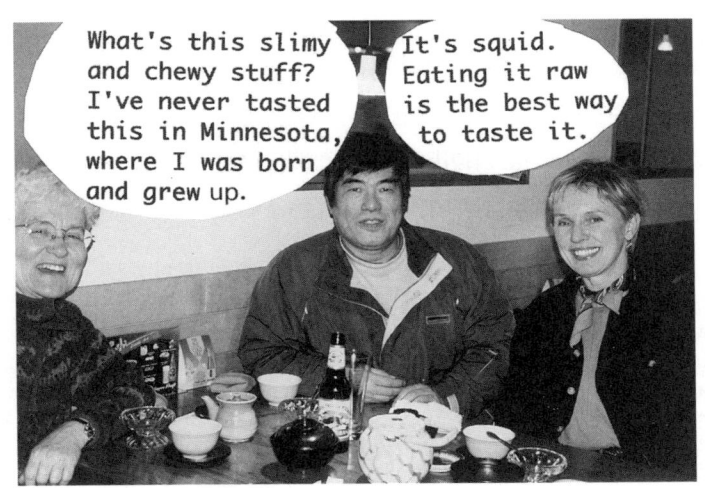

図3・4-4
イカそうめんを食べる．イカそうめんを食べてみると〈ぬるぬるしてシコシコしている〉と感じるのは万人共通であっても，本物のイカを見たことがない人にとっては，食べているものがイカだとは分からない．そしてそれを知っているかどうかはその味覚にも反映される（イカだと分からない人はおいしいとは感じないだろう）

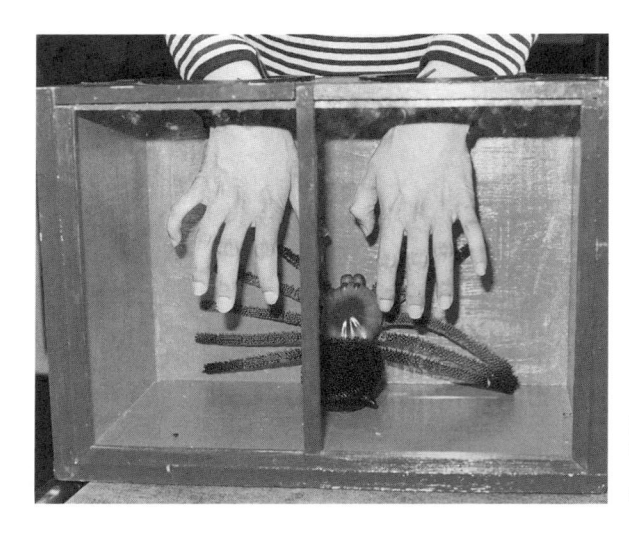

図 3・4-5
箱の中のものを触る．中身がわからないので指は防衛的であり，過敏になっている

快な感情を直接催す場合がそれである．目隠しをしてものを触ろうとすると，手がどうしても防衛的になる（図 3・4-5）．「よく分からないものは用心する」メカニズムは，危険に満ちた環境を生き抜くためにはむしろ合理的な機制といえる．外界は複雑で過剰な刺激に満ちており，時にそのままの形で利用することがむずかしい．認知系の処理がそういう混沌に構造を与え，取り込みやすくする変換機能であるとすれば，情緒系の処理はその活動にエネルギーを与える役割を負っているといえる．

3・4・5　認知機能に及ぼす上肢の影響

「手を使うようになったので頭がよくなった」のか，「頭がよいので手がよく使える」のかは，ギリシャの時代からある議論で[28)][*20]，昔から手の機能と認知との相互作用はよく知られていたようである．「手ごころを加える」という表現があるが，これなどは文字通り，心のはたらきが直接手に現れるような表現である．日本語でも外国語でも精神的機能を表現するのに，手の描写がよく使われるが[*21]，手の動作と精神的機能との間に特別な関係が存在することを想像させるものである．歌や演説で感情がこもってくると手が自然に動き出し，反対に調子のいい歌でも手を動かさないでいると気分が乗ってこない．このように手と感情の相互作用があるが，手と認知の相互作用にも同様な関係が見られる．古い日本語では学習を〈手習い〉といったが，われわれは実際に書いてみることによって漢字や外

[*20] 自然学者アナクサゴラスは「人は手を持つために知的な存在になった」といい，アリストテレスは「人は知的な存在だから，手を使う」と主張した．
[*21] 理解：把握する（comprehend. prehend は「持つ」を意味する）．善悪：手を汚す（dirty ones hand），手を洗う（clean ones hand），手のひらをかえす．支配：手なずける，手玉にとる，手練手管．断念：お手あげ（throw ones hands）．準備：手ぐすねを引く，手回し，手塩にかける（cap in hand）．援助・配慮：手加減を加える，手を貸す（lend ones hand），手厚くもてなす，手当てする．防御：手の内を見せない．教える：手ほどきなど．

図 3・4-6　脳の重さ

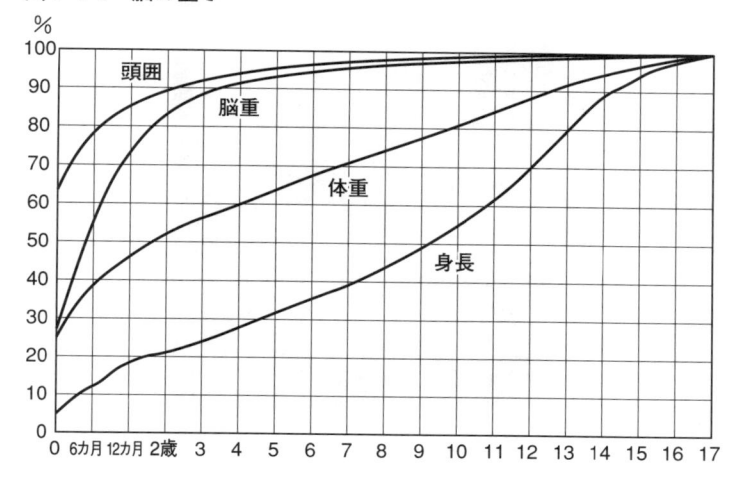

国語のスペルを覚え，スペルや漢字を思い出そうとする時にも手がそれらをなぞる仕草をするのである．

　進化の過程で人類の祖先は二足歩行を獲得し，手を移動の推進力として使う必要がなくなった．この頃の人類の祖先の脳の重さを頭蓋骨から推定すると，350万年前には約450gであり，それが石斧の使用が確認された150万年前には900gになり，現在の1400gになったといわれている[29]．ヒトはまさに手を使うことによって脳を肥大させ，人間になったといえる．図3・4-6は子どもの身長，体重，頭囲，脳重の経年的変化を見たものであるが[30]，身長，体重がほぼ年齢に比して直線的に上昇するのに対し，頭囲，脳重の成長は最初の12カ月までに急上昇し，それ以降の発達は緩慢になる．特に最初の8カ月で脳の重さが出生時の倍になるというような急上昇振りである．この7〜8カ月の時期は坐位がとれる頃で，姿勢の保持に手を使わなくてすむようになる分，手が盛んに探索に使われる時期なのである．つまり系統発生的にも，個体発生的にも手を使用することによって脳の成長が促されるといえる．

3・4・6　脳の活性化と上肢機能

　久保田は手の使い方による大脳皮質への血流量の違いを測ることによって，脳の活性化の違いを明らかにした．それによると指の屈伸やピンチ動作などに比べて，母指とほかの指を順番に合わせていくような動作やピアノを弾くことのほうがはるかに血流量が多かったということである[31]（図3・4-7）．つまり何でもいいから手を使いさえすればよいのではなく，脳を活性化するような手の使い方があり，それが脳と手指が相互に作用し合うような動作というのである[*22]．

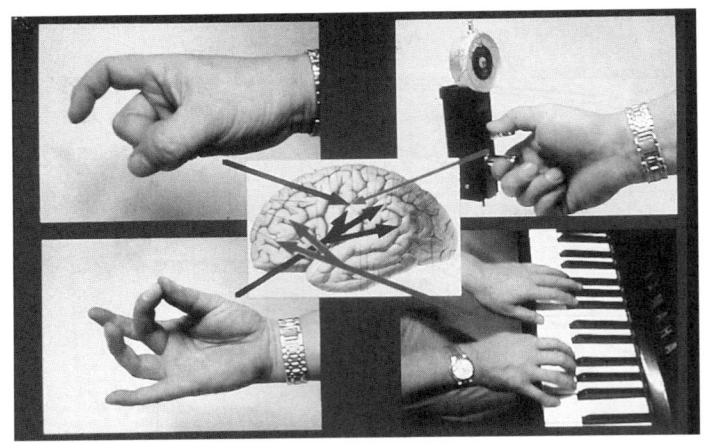

図 3・4-7　手の動作の種類による脳への血流（久保田）．矢印は，活性化される部位．線の太さは，血流量を表わす（線が太くなるほど，脳は活性化される）

3・4・7　認知発達の方向

　ブルーナーは，ものの理解の過程に ① 動作的表象（enactive representation），② 映像的表象（iconic representation），③ 象徴的表象（symbolic representation）の 3 つの段階を想定している[32]．① は，見ただけではわからず，動作を伴わなければものが理解されない段階である．ここではものの理解は動作と不可分になっている．ものが動作から独立し，視覚や聴覚によって確かめられるようになると ② の段階になる．見ただけでそれが分かるということは，新規の知覚経験があらかじめ映像として記憶されている知覚経験に照合されることを意味する．この映像がさらに抽象化され，ことばで表現されるようになると ③ の段階に達する．ここではものは概念としてその本質がとらえられるので，認識量は飛躍的に増大し自らの行動を誘導するための情報にもなる．

1）環境の理解と運動発達

　認知機能の発達の方向を，感覚と運動機能との関係から図式化したものが図 3・4-8 である[33]．抗重力姿勢の確保は生存上有利であるばかりでなく，外界を利用するための基盤になる．生れながらに持つ反射活動に加えて，重力刺激，自発運動，触覚経験などがこの過程を促進する．

　からだと環境との接点に皮膚と筋肉があり，子どもは動いて，ものにぶつかることによってこの境界線を意識するようになる．アフォルターは，お風呂で泣いている乳児が湯船の

[*22] 脳を活性化させることと頭をよくすることとは同一ではない．楽器を弾いたり，パチンコをしても，確かに脳は活性化されるが，それは頭が活性化するための手段であって，頭をよくすることではない．「頭がよい」とは，頭の回転が速いこと，つまり頭の中で抽象的な概念の操作に習熟することを意味している．つまり日頃から〈考える〉ことを日常化することによってしか頭をよくするはできない．

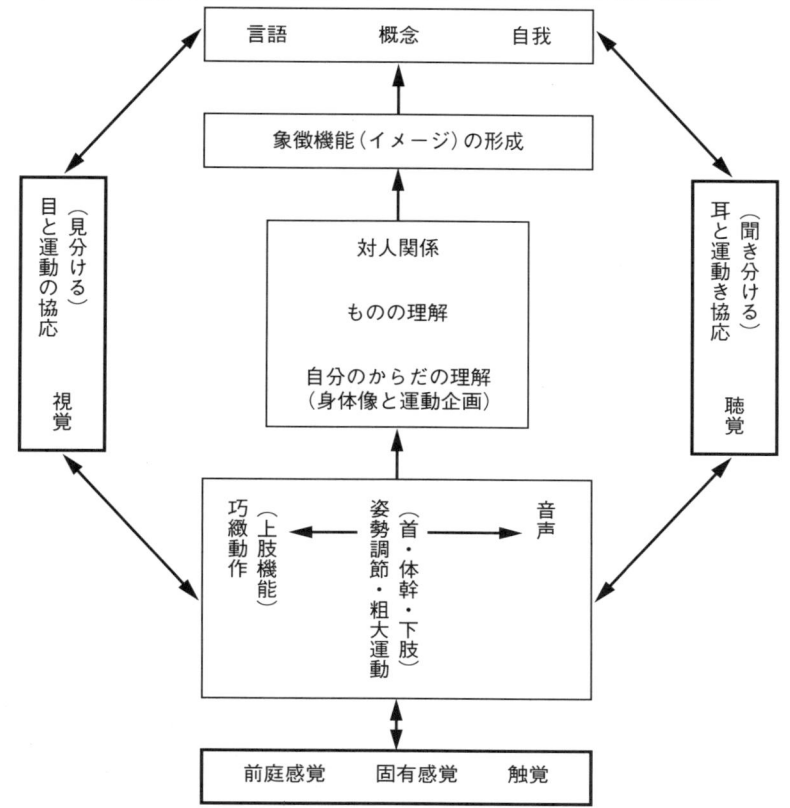

図 3・4-8　精神運動発達の枠組み（宇佐川浩「感覚と運動の高次化」を改変）

```
                    言語   概念   自我
                          ↑
                  象徴機能（イメージ）の形成
                          ↑
  （見分ける）          対人関係              （聞き分ける）
  目と運動の協応                              耳と運動き協応
                       ものの理解
     視覚          自分のからだの理解            聴覚
                   （身体像と運動企画）
                          ↑
                    （首・体幹・下肢）
   巧緻動作  ←    姿勢調節・粗大運動    →    音声
  （上肢機能）
                          ↑
                前庭感覚　固有感覚　触覚
```

底に足が届くと泣き止んだり，ベッドの真ん中に寝かせておいた子どもがよくベッドの柵まで移動するような例をあげ[34]，この境界線を知ることが子どもに安心感をもたらすことを指摘している．子どもは手・足が壁にぶつかるとそれ以上手・足を伸ばせなくなるが，そのことによってそこに安定した支持面が存在することを知る．また手・足が壁に当たることによって，壁と自分との間にある距離を知るようになる．空間を知ることによって，最初はでたらめに振り回されていた手・足もそこへ向かって伸ばせるようになる[35]．つまり子どもは抵抗感によって，安定感を感じ，リラックスすると同時に動きを方向づけることができるようになる．支持面や障壁の発見は，子どもの動きと認識の基盤といえる．

そういう意味では，姿勢・運動の発達を，環境知覚，空間知覚の発達過程から見ることもできる．新生児ははじめ環境音や自分の手や頭の動きにびっくりし（モロー反射），背臥位では内転・屈曲に丸まり（生理的屈曲姿勢），腹臥位では過度に四肢・体幹を屈曲させている（緊張性迷路反射）．胎生期の子宮壁という安定感が取り外されたからである．自分の外に抵抗感のある支持面や障壁がないので，そこに安定感を求めることができず，四肢を丸め，筋肉を強く結合させて自らの内部に安定点を求めざるを得なくなっているのである．視覚も動きを誘導しないので，身体部分が相互にその動きを支配してしまっている．安定

点を自己の内部から外に移していく過程が，伸展・外転位にからだをゆるめていく過程に重なる．

2）視・聴覚と結びつく運動機能—目と手，耳と口

　抗重力位で頭や体幹が保持されるようになると，それを基盤にして，口，眼球，上肢などが細かくコントロールされるようになる．それにつれて視覚的，聴覚的な識別能力が向上し，遠隔受容感覚（視・聴覚）情報が運動形成に積極的に利用され，やがてはそれらが内・近接受容感覚（前庭感覚，固有受容感覚，触覚）に代わって運動を主導するようになる．新生児期では自己保存が最大の優先課題なので，触覚の中でも痛覚，温度覚が位置覚，立体覚，運動覚より優位に機能している．したがって手もはじめは有害刺激から身を守るために使われている（回避反応）．しかし盛んに手を動かし，ものに触り，自分の体重を支えたりすることによって，徐々に識別的な機能を獲得していく．ここに視覚情報が加わると触と視経験が結びつき，触っただけでものの姿が思い出され，外見を見ただけでその感触が想像できるようになる．そして視覚が諸感覚を代表するようになると，ものは〈触る〉ことから〈見る〉ことによって理解されるようになる．

　聴覚は前庭核に発生学的起源を持つといわれているように，視覚より早く胎生期から機能している[36)]．胎教音楽や母親の心拍音を聞かせると新生児が安心し[*23]，α波を出すという報告もあるが，発達の初期では聴覚刺激は視覚刺激より受け入れられやすいものである．一方，発声は泣き声として，出生直後から危機の警告として機能している．喉頭，咽頭，舌，口唇など構音に関わる諸器官はおもに頸部にあるので，首が坐らなければそれらの器官もよくコントロールされない．またこれらの器官は，構音，呼吸，摂食にも共有されているので，構音は姿勢コントロールのほかに摂食経験によっても準備される．

　離乳食前期では（5〜6カ月），喉頭蓋など嚥下に関わる器官以外はまだよくコントロールされていない．顎，舌，口唇は一体となって動き，まだうまく咀嚼できていない．しかし離乳食中期になると（7〜8カ月），舌や下顎のコントロールが進むにつれて，咀嚼も徐々に機能的になってくる．離乳後期になると（9〜11カ月），口唇までよくコントロールされるようになるので，咀嚼に加えて食べ物の取り込みもよくなってくる．これを構音機構の発達と重ね合わせてみると，5〜6カ月頃には喉の奥の喉頭の声門で直接に産出される〈k, g〉〈m, ng〉などの音が主流である．咀嚼がよくなる7〜8カ月になると，舌が使えるようになるので，母音〈oo, oh, ah〉のほかに子音〈t, d, n〉も出せるようになる．さらに食べ物をよく取り込めるようになる9〜11カ月では，口唇を使った〈mama, dada, papa〉などの音が出せるようになる．以上のように構音は摂食機能に同調し，ここにも中枢から末梢に向かっての運動発達の原則が見られる〈喉頭周辺→舌・顎→口唇〉．

[*23]　母親は利き手のいかんに関わらず，新生児を自分の左に添い寝させる傾向があるという．母親の心拍音を聞かせると子どもが落ち着くことを本能的に知っているからか．

音声の防衛的使用（泣く）から意志の伝達手段として機能していく過程で，ものの識別で視覚が果たしたような役割を，聴覚が果たしている．子どもは人とのやりとりを通してことばの象徴性に気づき，人の声を模倣することによって次第に意思表出の手段としての言語を身につけていく．

3）もの・人・自己へ向かう高次化作用─イメージ，感情，意図

りんごの写真や絵を見てりんごといえると，写真を見ただけでそのつるつるした手触りや，甘酸っぱい味も思い起こせるようになっている．このようにもののイメージ（映像）化は本質的に可逆的である．またものがイメージとしてとらえられると，舐めたり，叩いたりするだけでなく，ものを並べたり出し入れすることも楽しめるようになる．ものからの直接的な刺激だけでなく，もの同士の関係が理解されるからである．こうなるとものへのはたらきかけもいっそう活発になり，新しい発見を模索するようになる．こういう操作を繰り返すなかで，からだの動かし方もスムーズになり自動化する（運動企画）．

さらに認知の高次化は，人と自分自身にも向けられていく．〈ガラスのコップは落とすと割れる〉というように，ものでははたらきかけに対して一定の結果が得られやすい．それに対して，人の場合は同じはたらきかけに対して反応が異なる場合もあれば，異なるはたらきかけに対して同一の反応である場合もある．こういう応答の不規則性，多様性がかえってものと人との違いを浮き彫りにし，その識別を助けることになる．こうなると子どもは人の表情，動作，ことばの背後にある〈感情〉に気づくようになり，それによって表情，仕草，ことばを理解する．

ものや人の理解が進むにつれて，それらに対する意図も育ってくる．意図が育ってくると，目の前の感覚刺激に左右されず，ものや人へのはたらきかけが自覚的なものになってくる．感覚─反射レベルでは，食べものを見た瞬間，食べものへ手が伸びて，手づかみのまま，口へ持っていってしまうことになる．知覚─自発的運動レベルになると，道具の使い方，他者の感情も理解するようになるので，食べものを一度食器に移してからスプーンで食べられるようになる．さらに認識─随意運動レベルになると，マナーが理解されるのでこぼさないようにきれいに食べられるようになる（図3・4-9）．このように認識の高次化

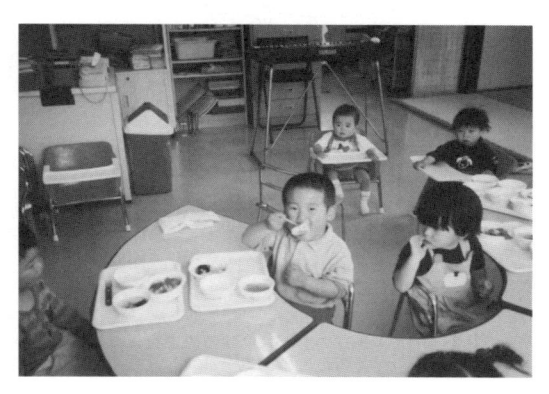

図3・4-9　こぼさずに食べられる

は，行動の社会化の過程に重なる．

4) 概念化

認知の最終段階はものがことば（概念）で理解される段階である．概念とは，ものの本質だけを抽出したものなので容量が小さく，その分記憶の量は飛躍的に増える．過去のことを思い出せるとともに，未来のことを想像することもできる．また日本にいながら，地球の裏側のことまで想像することができる．このように概念を獲得することによって，人ははじめて時間と空間を越えて，思いや考えを持つようになる（象徴的表象：symbolic representation）．

〈好き〉〈嫌い〉の感情も，言語化されることによって感情がより明確に伝わるようになる．泣くだけであればそれは一種の反応にすぎないが，ことばで表わされた〈嫌い〉はひとつの意志になる．このように感情が言語で表出されるようになると，また抑制することもできるようになる．概念レベルでものがとらえられるようになると，自・他の心のはたらきをより正確に表出できるようになるばかりでなく，自分をコントロールすることもできるようになる．

3・4・8　ピアジェによる認知発達理論

1) 同化と調節

月の満ち欠けを不思議に思う3歳の子どもの疑問に，天文学的な説明をしても子どもの理解が得られるとは思えない．反対に小学校高学年の子どもに「うさぎさんが食べたので

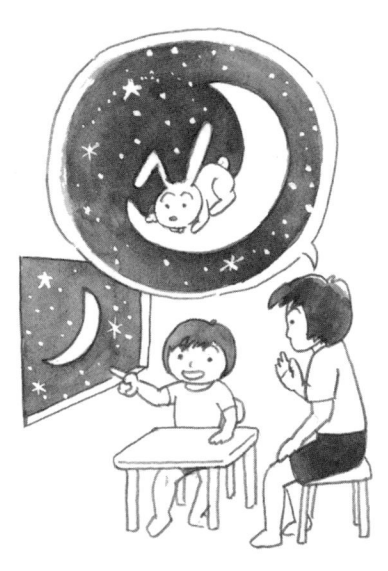

図 3・4-10　うさぎがお月さまをたべちゃった　　図 3・4-11　地球の影が月に映るので欠けたように見えるだけである

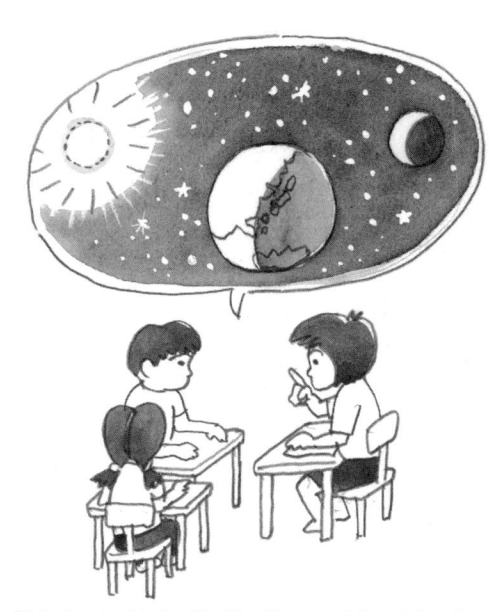

三日月さんになりました」というような説明をすると，子どもから失笑を買うことになる（図3・4-10, -11）．3歳の子どもと小学校高学年とでは，理解する内容が異なるので，当然それに合わせた説明をする必要がある．このようにものごとの理解の仕方は発展するが，ピアジェは，そこに〈同化〉と〈調節〉という普遍的な構造を見ている．自分でできる動作や考えの枠組みを〈シェーマ〉というが，手持ちのシェーマの中で理解することを〈同化〉という．自分なりに〈分かる〉ことといってもよい．しかしどうしても手持ちのシェーマで処理しきれないと，今度は現実に合うように自己のシェーマを修正する必要に迫られるが，これが〈調節〉である[37)*24]．

2）遊び，模倣，知能

〈遊び〉は〈同化〉が優勢になっている状態をいい，そこでは何でも自分流にやられている．これに対して〈模倣〉は〈調節〉が優った状態をいう．とりあえず相手に自分の動作や音声を合わせることである．引っ張ることを覚えた子どもは，手当たり次第何でも引っ張ろうとする〈遊び〉．しかし手前に引っ張るだけでは輪は棒から抜けない．輪を棒の先端に向かって滑らせていくと輪が抜けるが〈模倣〉，これもその理屈が納得できなければ，なかなか自分からしようとはしない．この〈遊び〉と〈模倣〉における不満が，〈輪を棒から抜きたい〉，〈なぜ抜けるのか知りたい〉〈欲求〉を生み，それぞれが均衡を求めるようになる．〈その理屈がわかって，それをする〉ことが〈同化〉と〈調節〉の均衡のとれた状態であるが，ピアジェはそれを〈知能〉と呼んでいる[38)]．つまり彼によると発達過程のそれぞれの時期において，〈理屈がわかって，している〉ことを探すことが〈知能〉ということになる．

3）認知発達の構造

知能はものに触れたり，運動することの中で生れ，感覚刺激に支配された段階（感覚・運動的思考期）から，イメージや概念が使える段階（表象的思考段階）に進む．この表象的思考段階をさらに詳しく段階づけたものが表3・4-1である．〈操作〉とは頭の中で概念をいろいろ動かすことをいう．したがって前操作的段階とは概念以前のイメージしか扱えない段階で，具体的段階とは〈いぬ〉〈花〉〈ごはん〉というように具体的な概念の操作が中心になる時期である．〈平和〉〈友情〉など抽象的概念も形式（論理）に沿って扱えることが形式的操作である．本章では発達障害児の行動の理解により直接的に関係する感覚・運動的段階の6段階を中心に解説し，操作的段階は省略する（表3・4-2）．

---

*24 口に入れると痛いものや苦いものがあることを体験し，ものには〈口に持っていっていいもの〉と〈口に持っていってはいけないもの〉とがあることに気づき，〈ものは口に持っていくもの〉というシェーマが修正される．

表 3・4-1　ピアジェによる認知発達段階

感覚・運動的段階 (直接的な知覚経験が運動を誘導・形成する段階)	表象的段階 (知覚経験が内在化された結果，生ずるイメージ，概念などが運動を誘導・形成する段階)			
	前操作的段階 (イメージ)		操作的段階 (概念・ことば)	
第Ⅰ～Ⅵ期	前概念的段階	直感的思考段階	具体的段階 (具体的概念)	形式的段階 (抽象的概念)

※各段階において〈同化-調節〉に動かされ，〈多様化→協応→内在化→組織化〉パターンを繰り返しながら，次の段階に発展する．

3・4・9　認知発達段階

1）感覚・運動的段階（0～2歳）

[第1段階（0～1カ月）]

　知能：頭の中だけでの思考はない．乳房に口が触れると反射的に乳房を探して吸い，手にものがふれると握ってしまう．それを繰り返すことで吸うと乳汁が出てくることを理解するようになる．ものが視野に入ってくると，それを見る（視覚定位）．

　模倣：自発的な模倣はないが，ほかの乳児が泣くとつられて一緒に泣き出すことがある．

　遊び：反射的な運動を繰り返すのみである．

[第2段階（2～4カ月）]

　知能：動作が反射的なものから（生得性），繰り返すことによって覚えるようになる（獲得性）．吸啜以外にも〈見る〉〈聞く〉〈声を出す〉〈つかむ〉などの動作シェーマを発達させ，各シェーマ同士を協調させる〈口へ手をもっていってしゃぶる〉〈手をかざして見る〉〈おっぱいを飲みながら，もう一方の手で乳房をさわる〉．動作シェーマが協調すると手が自覚されるようになる（手でもう一方の手を確認する，手や指を口で舐めて確認する）．目は視野外へも追視でき，姿勢を変換させたり，手を動かすことによって，自分の周りの空間の拡がりや距離を理解する．〈吸うために指を口へ持っていく〉というように自分に向けられた動きに限って手段と目的を分化させる．

　模倣：子どもが声を出している時に，大人がそれを真似ると，子どもはそれを持続する（循環模倣）．

　遊び：はじめ偶然に手の指を押してみたら，それが動いたとする．それからその動きを体験するために，何度も自分のからだへのはたらきかけを繰り返すようになる．動作そのものに興味が向けられており，成功によって動作がパターン化される（習慣化）．足，手など手で届く範囲の身体部分が遊びの対象になりやすい．〈同化〉が過剰な時期で，手，足，あるいは手で触ったものは何でも口に持っていこうとする（第1次循環反応）．

表 3-4-2 ピアジェによる感覚・運動期の発達段階

	適応＝知能（同化＝調節）			模倣（同化＜調節）		遊び（調節＜同化）
	物への対処 / 物の理解	空間関係	因果関係	発声模倣	動作模倣	遊び
第1段階 0～1カ月 反射の使用	反射的な反応（吸う，握る）。	視覚定位		吸啜と乳計の関係の理解	発声感染	遊び
第2段階 2～4カ月 第1次循環反応	2つの動作シェーマの協応（手と口）	視野外へ動く対象を目で追う。手と口との空間の理解	親指を吸うために口に入れる。	声を出している最中にその音を真似るとそれを繰り返す。	行っている最中にその動作を真似るとそれを繰り返す。	第1次循環反応を繰り返す（自分の身体部分に限る）。
第3段階 5～8カ月 第2次循環反応	意図的動作 働きかけた結果の変化を維持，再現するために活動を繰り返す。	顔に被されたハンカチをとる。速く落ちる対象を追う。物に手を伸ばす。インデックスの成立	大人に動作でせがむ。	自分のレパートリーにある音声を模倣する。	自分のレパートリーにある動作を模倣する。	慣れ親しんだものを振ったり，打ちつけたりする。第2次循環反応，物を使って遊ぶ。
第4段階 9～12カ月 第2次シェーマの協応	2次的シェーマの協応。2つの異なる活動を組み合わせる（手段―目的の分化）。問題解決	物を回したり，調べたりする（色，形，大きさ，重さ）。空間関係	興味あることを続けてもらいたいために大人の手に触れる。	以前出したことのある音声と類似している音声を出す。	自分で見ることができない動作でも模倣する。見慣れた動作であれば，新しい動作を模倣する。	遊びのための遊び
第5段階 13～18カ月 第3次循環反応	目的を達成するために新しい手段を見つける。調節と柔軟性	見える置き換えに対して隠された物を捜し出す。コップの中に積木を入れる。	興味あることを続けてもらいたいために大人に物を渡す。	新しい音声を模倣する。	自分で見ることができない動作や，全く新しい動作を模倣する。	動作模倣 一番効果的な方法を探して遊ぶ。第3次循環反応
第6段階 19～24カ月 表象と見通し	シェーマの内面化，心内実験，洞察，予想の成立（いろいろ試さなくても分かる）。	見えない置き換えに隠されたものを捜し出す。物と物，自分と物の空間関係を理解する。	結果が与えられると，原因が推測できる。原因が与えられれば結果を予測する。	複雑な音声を模倣する。既に聴いたことのある音声や言葉を記憶から再生する。延滞模倣	複雑な動作を模倣する。以前観察した活動を記憶によって再生する。延滞模倣	象徴遊び：ある物をシンボルとして使う（積木を車に見立てる）。

参考文献：Dunst CJ（1980）．『統合保育』学苑社．
岡本夏木（1986）．『ピアジェ』別冊発達（4）．ミネルヴァ書房．

[第3段階（5〜8カ月）]

　　知能：ものの一部が見えていれば，そこから全体を類推できる（インデックスの成立）．ものへの手伸ばし，姿勢変換，移動などによって，自分のまわりの空間と距離を理解し，ものの動きの軌跡を予想することができる．自己のはたらきかけとものの変化との関係がわかるので盛んに，〈ボタンを押して音を出す〉．また〈大人に声をかけてもらうために，手足をバタつかせる〉ように，好きな状態を維持したり，再生するために人やものにはたらきかける．

　　模倣：子どもの前で首を振ってみせると，首を振るようになる．子どものレパートリーになっている動作や音声であれば，実際にやってみせると模倣する．

　　遊び：〈ガラガラを振って音が出ると，それを繰り返し振るようになる〉というように，偶然引き起こされたものの変化でもそれを再生，維持しようとする．興味の対象が，自分の身体から周囲の事物に拡大されるので，循環反応も自分のからだに対する刺激だけでなく，音がでるものを〈振ったり〉〈打ちつけたり〉〈押したり〉するようになる（第2次循環反応）．

[第4段階（9〜12カ月）]

　　知能：〈左手で布をはらい，右手でものをつかむ〉というように，第2次シェーマ（手を動かすのを見る）同士を協調させるだけでなく，それが目的と手段に分化されてくる（ものをとるために蓋をあける）．ものが見えなくなってもそれが存在していることを理解するので，落としたものを探すようになる（ものの永続性の理解）．手でものを動かして，形や重さなどを調べる．

　　模倣：自分では見ることができない動作や表情（舌を出す，しかめっ面）も模倣できるようになる．ブーブー，バイバイなどいろいろな音声を模倣することができる．

　　遊び：自分のからだ，衣類，食べもの，日用品，何でも遊びの対象にしてしまう．ものに誘われて遊んでおり，遊びのための遊びとなっている．

[第5段階（13〜18カ月）]

　　知能：ものに対するはたらきかけを変化させ，その結果の違いを知る．それによってものの特性を知るとともに，もっともおもしろい結果が得られる方法を探そうとする．棒でものを突くとものが向こうに行き，棒で手前に寄せると，ものがこちらに移動するというように，自分の動作とものとの間に別のものが介在しても，因果関係がわかるようになる．その関係が分かると，介在する棒を自由に操作できる．

　　模倣：その場で提示されると，全く新しい動作や音声でも模倣できる．

　　遊び：一番効果的な方法を探して遊ぶ（第3次循環反応）．棒をスプーンの代用として使う（見なし遊び）．たまたまよろけて笑われると，（わざとよろけて見せる）というように発見したことを直ちに遊びに応用する．

[第6段階（19〜24カ月）]

　　知能：いろいろな動作シェーマを思い浮かべることができ，ものの代わりに象徴を理解

するようになる．いちいち具体的に活動しなくても，問題を解決できるようになるので，事態をよくながめてから，実行するようになる．少し回り道ができるようになる．

模倣：見本がなくても模倣することができる（延滞模倣）．少し時間がたってからでも覚えた動作や音声を再生することができる．

遊び：象徴を使用することができる（ゴッコ遊び：ものを何かに見たてて遊ぶ）．

2）前概念的思考段階（2～4歳）

子どもが抱いているイメージによって，ものやことばの意味が理解される．3歳になるMちゃんは，時々母親に連れられて父親の勤める病院に来るが，職場で白衣を着ている父親に対してもじもじしていてなかなか近づかない．この時期の子どもは場所や服装が違うと同一の人と判断できなくなる．その反面ひどくものにこだわることもある．たまたま従姉妹が持っていたアラレちゃんの弁当箱が気に入って，今どきアラレちゃんのついたお弁当箱は売っていないといってもなかなか承知しない．ものはその属性とセットになって理解されるので，人と同じものでなければ気が済まない．

「シンボル」を理解し，またそれを自分でも使えるようになる．語彙が急に増え始めるが，「ワンワン」が犬だけではなく動物一般を指し，ごはんを意味する「マンマ」が食べもの全般を指すなど，ことばは主観的な使われ方をしている．概念も階層的に理解されていないので，〈お菓子〉も，チョコレートと同列に位置づけられており，〈お菓子〉の中にチョコレートがあるというようには理解されていない．このようにことばを使えるが，その使い方は自分流なので，それを推測してくれる大人が話の受け手にならないと，会話がなかなか成立しにくい．

ものの論理も自分流である．① 父親が切れた蛍光灯を交換するために，脚立を持ってきたところ，Mちゃんは「クリスマス？」と聞いてきた．毎年クリスマスに父親が脚立に乗って天井からモールをつり下げるのを覚えていたのである．このようにあることをきっかけに過去の事象が思い出され，現在の事象をその記憶と結びつけて解釈しようとする（機械的連合）．また自分に起こったことは，他人にも起こると考えている．② Mちゃんは歯が抜けても永久歯が生えてきたので，祖父の入れ歯を見て「いつ生えてくるの」と聞いた（類推）．状況が違うと違った結果を予想することもある．③ いつもは母親と一緒に保育園に通っているMちゃんは，たまたま父親も休みで両親そろって保育園に連れて行こうとすると，「今日はフラワーパークに行くの」といった．このように①，②，③のいずれも，個別な状況から一般的な法則を引き出すという推論になっていない．これを転導推理（conductive reasoning）という．

3）直感的思考段階（4～7歳）

ものごとをある程度，分類したり，関係づけたり，また特殊な状況から一般的な法則を帰納することができるようになる．しかしそのやり方は一貫しておらず，その時々の知覚

体験によって左右されることが多い．類，関係，数などの概念が論理的に操作されておらず，知覚に頼るという点でこの段階を〈直感的〉と呼ぶ．

　数や量の概念も芽生えているが，おもにどのように見えているかという視覚体験に支配されており，目の前で同じ量の粘土をひとつは団子に丸め，ひとつは棒状に伸ばして，どちらが大きいかと聞くと必ず長いもののほうを大きいと答える（図3・4-12）．また豆を指で触れながらひとつ，ふたつと数えていって数唱の最後の数字が9であれば豆が9個あったと理解する．指の押さえ方が間違って最後の数唱が8で終わると，8個あったという理解になり，前回と今回でその数が異なってもそれには矛盾を感じない．自分に見える見え方がそのままものの理解になっている．Mちゃんは保育園から帰るなり，母親にいきなり「Sちゃんがね，今日おしっこもらしたよ」と話し出した．母親はSちゃんという子どもがどういう子どもか知らなかったが，Mちゃんは自分が知っていることは，皆も知っていると感じているようである（知的自己中心性）．

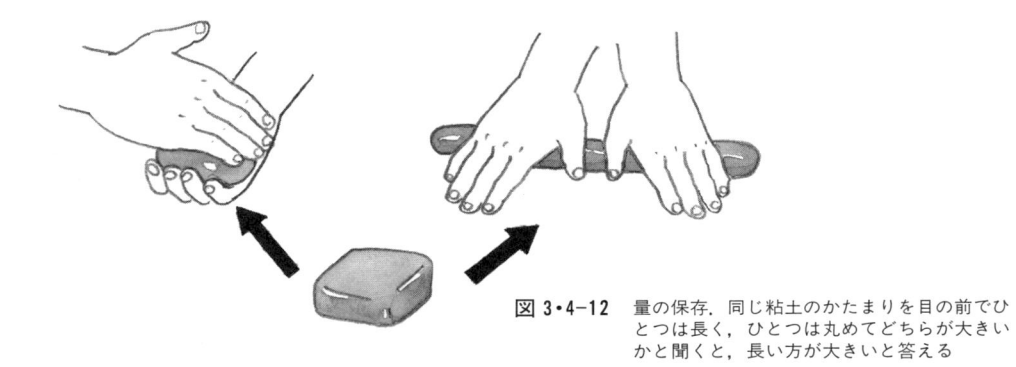

図3・4-12　量の保存．同じ粘土のかたまりを目の前でひとつは長く，ひとつは丸めてどちらが大きいかと聞くと，長い方が大きいと答える

3・5 心理・社会的機能の発達

3・5・1 発達における感情の重要性

　感情と対人関係はそれぞれ独立した概念であるが[*25]，多くの研究者が感情は人との関わりの中で育つと考えており[39)~41)]，ここでは心理・社会的機能として一緒にして取り扱う．図3・5-1は各機能の成熟速度を見たものである．認知機能は完成までに長い時間がかかっているが，運動，感情などは発達の初期段階で急激に上昇し，乳児期を過ぎると後はなだらかな上昇を示すにすぎない．生存にとって不可欠な能力は，出生時に既に備わっているか早期に整えられるはずなので[*26]，感情も人としての生存に深く関わる機能のひとつと考えられる．

　一般に機能が未熟であればあるほど，ほかの機能から影響を受けやすくなる．そういう意味では，比較的早期に完成する感情の発達は認知発達や自我の形成に影響を与える可能性が大きい．したがって発達の初期段階で養育者との感情的交流が欠如していたり，それがいびつなものであると，発達全体に重大な支障がもたらされる恐れがある[42)~45)]．研究者の多くは対人関係が情動発達の初期経験に依存していることを指摘し，発達における情動の重要性を強調している．

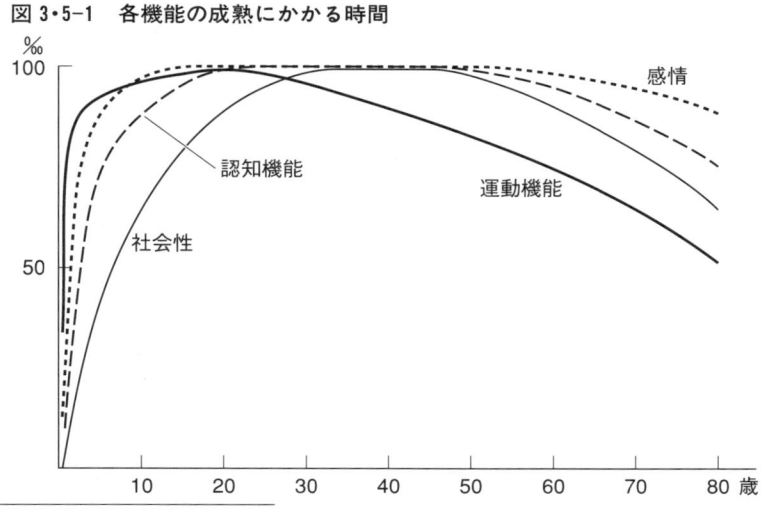

図3・5-1　各機能の成熟にかかる時間

[*25] 情緒は急激に生じ，比較的短時間で消え，強烈だが，身体的，生理的変化，行動的変化を伴う心の動き（「児童心理学辞典」協同出版）と定義される．感情は情緒を含める上位概念である．しかし感情，情緒，情動は区別なく使われる場合も多い．

[*26] 摂食に関わる反射．危険回避のための四肢や眼瞼の反射など．

3・5・2　感情の機能

1）環境適応を容易にする感情

[からだに作用し，からだから影響を受ける感情]

　疲れたり，からだの具合が悪くなると何かする気が失せ，気分も憂うつになる．また痛みがあると行動も自然に抑制されてしまう．このようにからだの調子が意欲や感情を左右することがある[46]．また怒ると顔面が紅潮し，心臓の鼓動が高まり，口の中が乾いてくるというように，感情が身体に変化をもたらす側面もある[47]．スポーツなどではこのはたらきを意図的に利用して勝負に有利な生理的状態を整えようとすることもある[*27]．これらはおもに自律神経系，内分泌系，脳幹網様体賦活系のはたらきといえるが，いずれも感情が身体にはたらきかけて，その機能にまで影響を与えることがある[48]．

[感情の合理性]

　人も動物と同様，自らの生存にとって有益なものに接近し，有害なものを遠ざける必要がある．人間が進化の過程で獲得してきた能力はすべてこの生存原則に見合うものと考えるならば，感情も生存にとって有益な機能を果たしているはずである．実際〈楽しい〉と感じることには，生存に役立つことが多く，〈怖い〉と感じることには有害なことが多い．したがって感情が環境への接近および回避の動機としてはたらくことは合理的なことである[49]〜[50][*28]．〈怖い〉と感じたら，すぐに回避行動をとる仕組みが生体の中にできあがっていれば，危険回避の可能性がもっとも高くなるからである．

2）コミュニケーションの手段としての感情

　意志はことばを介して伝達されることが多いが，表情や仕草など非言語的手段によっても伝えられる．それらは言語の補助としてはたらく場合もあるが，非言語的手段が主体となって言語が補足的に使われる場合もある[51],[52][*29]．通常，表情が相手から何らかの反応を引き出し，それを見て発信者の感情もまた変化する．このように感情は発信，受信を繰り返し相互に作用しながら，何らかの信号を伝え合っている[53]．

[*27] 相撲では仕切りを重ねていくうちに，徐々に力士の顔面が紅潮し，筋緊張が高まっていくのがよく分かる．ボクシングや相撲での立ち会い前の睨み合い，ラグビーでの円陣の中での鬨の声などもすべて士気を鼓舞する行動といえる．

[*28] 「あがってしまって」頭が真っ白になったり，「カッとなって」判断を誤ることがあるように感情が合理的な判断を妨げるようにみえる場合もある．戸田によると，これは心が自己の内面が侵害されたと感じ，身体が自動的に闘争的な態勢をとった証拠であるという．適応行動を阻害するように見える感情のあり方も，自己保存というより根元的な次元から見てみると自己と環境との関係を適切に維持するための判断機能といえる[51]．

[*29] 特に文明社会では，公に口に出すことがはばかられるようなことがらを表現するための隠喩的言語として，仕草がよく使われるという．金銭，性的行為，人の品定めなどの話題．指で輪を作って〈金銭〉，小指を出して〈女性〉，中指を立てて〈侮蔑〉を表す．

図3・5-2 情動に対応する表情の普遍性

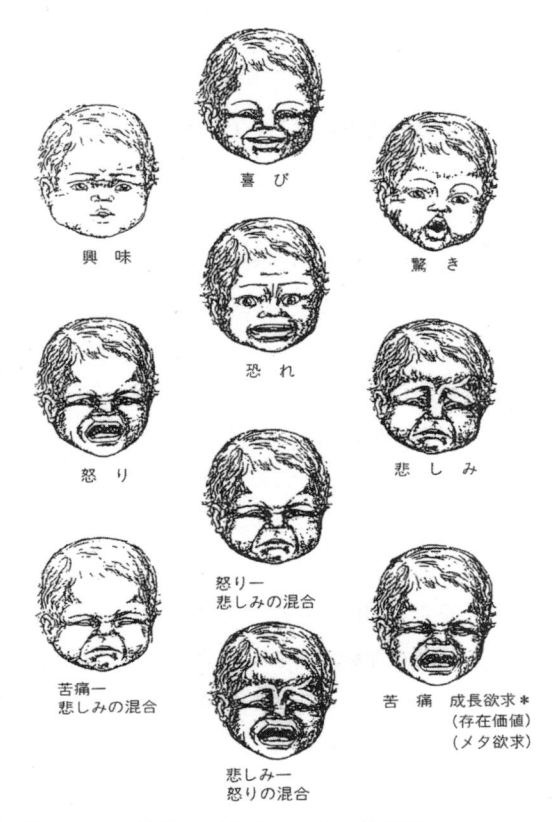

（首籐敏元．泣くから悲しいのかな―情動・感情の発達―川島一夫編，図で読む心理学―発達．福村出版）

[普遍的で生得的な感情]

　表情や仕草が感情の伝達手段となり得るためには，これらに普遍性がなければならない．笑顔が別な人にとっては悲しみを意味するものであるならば，人々は混乱してしまう．笑顔は万国共通して嬉しさの表われである必要がある．多くの研究者は表情にいくつかの基本のパターンがあり[54]～[56]，その表情に対応する感情も生得的であると考えている（図3・5-2）[30]＊．意志伝達とは伝える内容もさることながら，子どもの中にそれを伝えたい気持ち，それを伝えるべきものとしての他者が意識されていなければならない[57]＊[31]．コミュニケーションの発達において，言語による交信に先だって，まず表情に基づいた感情の交換が母子間で確認されている[59]＊[32]．この表情による交流の上に言語による意志伝達が可能になっていくと考えられる．

[感情のやりとり]

　乳児の表情や仕草の研究の多くは，表情が母子の間で同調していることを報告してい

＊30　仕草には文化的な背景があり，学習的な要素があるといわれている[58]
＊31　エリクソン（Erikson, E H）によれば，子どもは欲求が満たされることによって，自分の要求を満たしてくれる人が必ずいるという確信を持つようになるという．

る[60]．スターンは，母親には乳児に向かい合った時だけしか見せない無意識の表情というものがあり，それを「乳児に引き出された表情」と呼んでいる[61]*33．少し誇張されたわざとらしい表情も，乳児とのやりとりの上では特別な効果があるという．目を大きく見開いたびっくりした表情は，子どもの注視を喚起し，微笑みはやりとりを持続させるはたらきを持つという．反対に無表情はやりとりを中断させてしまう．同じようなことが言葉かけにも見られ，母親の乳児に対する語りかけは，たいてい語句が短く，普通の発音に比べて無用な音が頻繁に入り，妙な作り声になるという．これらもそれぞれに注意の喚起や持続の効果があるとのことである．3カ月以前では，乳児はせいぜい頭と目ぐらいしかコントロールできないが，乳児はそれらを駆使して母親からのはたらきかけに応える．子どもの中に徐々に母親のイメージが定着してくると，乳児は母親の反応を期待して自分の表情を使えるようになる．

[共同意識の基盤としての感情]

乳児が泣くと母親がやってきて世話をやくので，泣くことは乳児にとって人を動かすための目的的な行動のように見える．しかし愛する人の死を悲しんでも死んだ人が生き返らないように，感情がいつも事態を変えるとは限らない．それでも人が人の死を泣くのは，泣くとほかからの慰めを受け，それによって人は悲しみを克服できるからである．ワロンは，感情を「共同意識」と呼び，ほかへはたらきかけていく手段というよりも，他者とのコミュニケーションを可能にする基盤と考えている．感情が周りの人を動かすという一定の効果を持ちうるのも，人には感情を媒介とした「共同意識」があるからだという[62]．

---

*32 ハビランド（Haviland, J）はわずか10週の乳児に，喜び，怒り，悲しみが見られたと報告している．ヴォルフ（Wolff, PH）は乳児の泣き顔に空腹，苦痛，怒りを見い出している[60]．
*33 スターンは，子どもを可愛らしく感じる母親の感じ方がこれらの表情を引き出すという．可愛らしさの要素として，①身体に比して頭が大きいこと，②額が大きいこと，③目が大きいこと，④目が顔の中央線より下にあることなどをあげている．漫画やイラストの人物はみなこのような描き方になっているが，これもこういう可愛らしさの感覚からくるものと思われる．

3・5・3　心理・社会的機能の発達

1）分化過程としての感情発達

　感情は乳児の表情の観察を通して研究されることが多い[63]*34．感情の発達は「分化」と表現されることが多いが，これは感情の発達がその種類を増やすというよりは，出生時の原初的な状態が分かれ，それぞれの特徴が次第に明確になっていくと考えられるからである．図3・5-3は古典的なブリッジス（Bridges, K M B）による情動の分化過程の図式であるが[64]，新生児期での不機嫌，上機嫌が徐々に特定の感情に分化していく過程が示されている*35．

　快系列の感情に関しては，新生児期の半覚醒状態の中ですでに自発的微笑が観察されている[65]．微笑の発達はボールビーの流れを汲む人々によって研究されているが[66],[67]，いずれも3段階の発達相を想定している．第1段階は外的な原因によらず生理的な原因によって

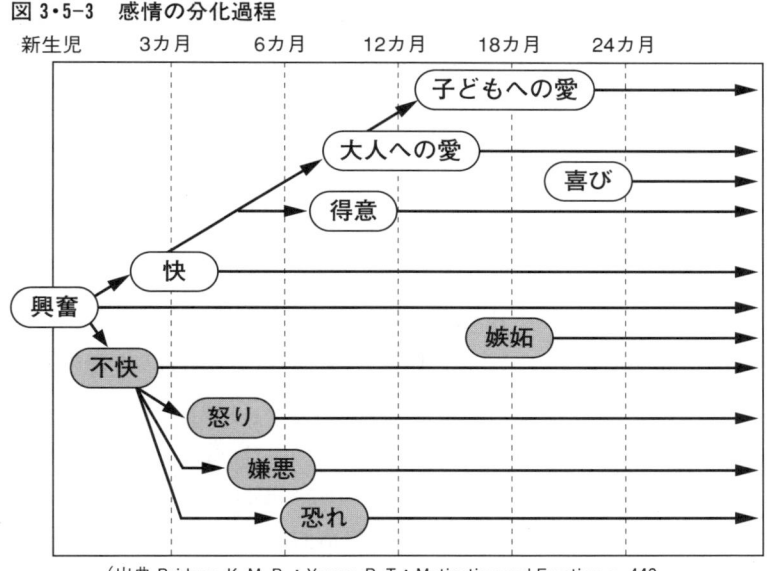

図3・5-3　感情の分化過程

（出典 Bridges, K. M. B.：Young, P. T：Motivation and Emotion. p. 443,. John Wiley & Sons, Inc. 1961，沖本守正〈1985〉．乳幼児の感情と情緒の発達．山本多喜司編「乳幼児の発達心理」pp. 95-116．北大路書房）

---

*34　多くの研究者が，人の表情に情動が反映されることを認めている．イザード（Izard, CE）は1979年にMAX（Maximally Discriminative Facial Movement）という乳幼児の表情を測定する評価表を作成したが，それ以前の表情の分析は多かれ少なかれ主観的な印象に基づくものであった．

*35　ブリッジス以降の研究者の多くは，上機嫌と不機嫌の2系列よりはもっと多くの情動がはじめから存在すると考えているようである[59]．フィールドらは，新生児に6種類もの表情を観察している．

引き起こされる ① 非社会相 (0〜1 カ月) である．第 2 段階は音や視覚刺激など何らかの外的な刺激によって引き出されるが，特定の人に対する反応ではないので ② 前社会相と呼ばれている (2〜6 カ月)．第 3 段階は養育者など特定の人に対して示される反応であり，それが社会的意味を持つという点で ③ 社会的微笑と呼ばれている (6 カ月以降).

初期の不快系列の感情の種類に関しては必ずしも定説を見ていないが，[*36]その原因となる刺激が生理的なものから，認知的な操作を経た感情へ移行するという点で微笑と同じ経過をたどるものと考えられる．感情の分化過程にはひとつの情動が出現すると，それに対立する感情が少し遅れて出現する形式が見られる．養育者は乳児の笑い声より泣き声の方に敏感に反応するという報告があるように[68]，感情の分化過程で不快系列の感情が快系列の感情に常に先行するのは，危機警告系としてはたらく不快感情の方が生存上より重要なためと考えられる．

先天的な盲児にも自発的微笑はあったが，随意的な表情はそれほど発達しなかったとする報告もあり[69]，初期の感情が生得的であることは明らかであるが，その後の表情に学習的な要素が影響するかどうかはそれほどよく分かっていない[70]．はじめ生理的状態の反映や外部刺激への反応として出現していた感情も，自己の感情表出と養育者の反応との結びつきが理解されるにしたがって，自己を受け入れてもらうための手段として使われるようになっていく (3, 4 カ月)．感情の発達にとって，養育者とのやりとりがもっとも重要な要因になるが，大体 2 歳くらいまでに大人が持つ一通りの感情の種類を持つようになるといわれている[71][*37]．

2) 感情の発達段階

表 3・5-1 はシェファー (Shaffer, H R)[66]，阿部[72]を参考に感情の発達を，① 感情の表出方法，② 愛着行動，③ 社会的遊び，④ 自己概念という観点から筆者が 7 段階にまとめたものである．

刺激への反応，生理状態の反映でしかなかった感情が，① 自らを落ち着かせ，自己を調節するようになる (自己調節期：0〜2 カ月)．その中で乳児は養育者の存在に気づき，② 養育者からのはたらきかけを期待するようになる (愛情期待期：3〜5 カ月)．期待が叶えられると自分の表情や声と養育者の反応とが結びつき，③ 養育者にさかんにはたらきかけると

[*36] 新生児にも空腹，怒り，苦痛による泣き方の違いがあるとする報告もあるが (ヴォルフ, 1969)[40]，注射を打った後の乳児の表情を調べた研究では 8 カ月以前では苦痛の表情を示すことはあっても，怒りを示す乳児は少なかったとする報告もある (イザード, 1983)[68]．
[*37] イザードは基本的な情動を ① 興味，② 喜び，③ 驚き，④ 悲しみ，⑤ 嫌気，⑥ 怒り，⑦ 軽蔑，⑧ 恐れ，⑨ 恥の 9 つに分類している．このうち喜びが中心となって，驚き，歓喜が生まれ，嫌気，苦悩が中心となって，恥，悲歎が生まれるといわれている．また恐れ，軽蔑，怒りなどは，興味，憤怒が中心となって形成されるといわれている．

表 3・5-1 感情・社会性・自己概念の発達過程

		情緒行動	愛着・社会性	自己概念・自立性
得意期	1歳	大人にはたらきかける→人が止めてもやろうとする．→人に反応して笑う→駆け引きをする→再度挑戦する 得意・愛情・嫉妬・喜びが明確化する	歌遊びや母親とのもののやりとりを楽しむ イナイイナイバーをする	自分の名前が分かる お手伝いをする 順番，交代などが少し分かる
吸収期	1歳半	見立て遊びをよくする イメージを思い浮かべる イメージを思い浮かべて気持ちが落ち着く 人形や人にはたらきかける	母親と見立て遊び，質問遊びをする ↓ 生活のしくみを知り，その中の一員である自分を意識する	満足を伝える 自分で作ったものを見せにくる どうしたらもっとよくなるか考える 「ちょうだい」というとおもちゃを渡せる 「おにいちゃんでしょ」と言われて我慢できるようになる
自立期	2歳	人形を使って見立て遊びをする 盛り上る↔落ち着く おもちゃをかたづける 母親がいなくても遊べる	自分のことは自分でしたがる 他の子どもを意識する おとなから離れたがることもある 好きなことを中断されると怒る	よくやろうと工夫する 目標達成のために何をしたらよいかを考え「〜したら，しよう」というはたらきかけをする 身体部位がいくつか分かる
交友期	3歳	自分の経験を話したがる 自分で盛り上り↔自分で落ち着く	比較してものを考え，競走心を持ち始める 自分の行動と大人の反応が予想される 人のはなしを聞きたがる	自己中心的，独りよがりになる
交友期	4歳	ごっこ遊び，役割遊び いろいろなものに似た所と違った所があることに気づく	自分の考えを他者に伝える	自己を主張する→見通しがきく
交友期	5歳	ルールのある遊び	一定の目的のために，何かを一緒にする	自己修正して集団遊びに従う

ともに，養育者の反応に安心を見い出す（愛着形成期：6〜8カ月）．④ 養育者が安心基地になると，環境への探索が促進され（志向期：9〜12カ月），その相互交渉を通して，⑤ 環境や人への興味がさらに拡大する（志向多様期：1歳代）．環境と交わることによって，⑥ 環境と人の両方に対して安心感と信頼を抱き，それらに関わることに自信を深めるようになる（自我形成期：2歳代）．そしてそこから得られた信頼感を ⑦ ほかの子どもとの関わりの中に適用していくことになる（交友期：3歳以降）．

　快，不快の感情の対象，原因，その表出方法も人や環境との交渉の中で，変化していく．恐れや嫌悪の対象は乳・幼児期では身近に知っているもので苦痛をもたらす刺激（ヘビや

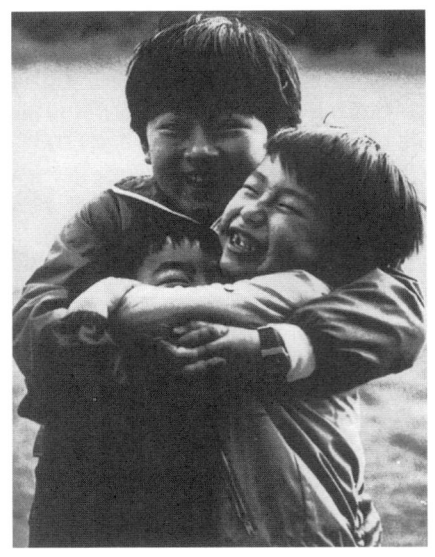

図 3・5-6 学童後期では，交友関係が最大の楽しみであり，仲間外れが恐れの対象となる（萩野矢慶記写真集．街から消えた子どもの遊び．大修館から引用）

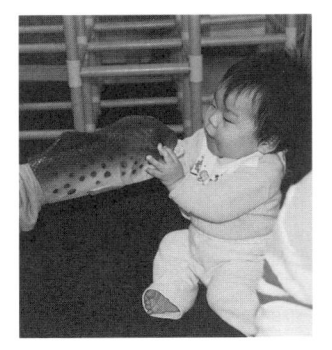

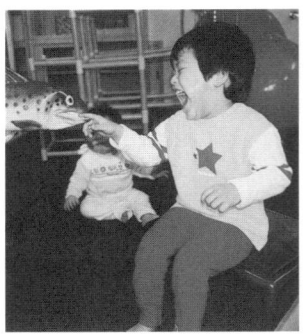

図 3・5-4 1歳児では魚の頭はまだ恐くないが，5歳になるとそれが恐くなる

図 3・5-5 恐れの対象の経年的変化
（出典：Young, P. T：Motivation and Emotion. John Wiley & Sons, Inc. 1961）

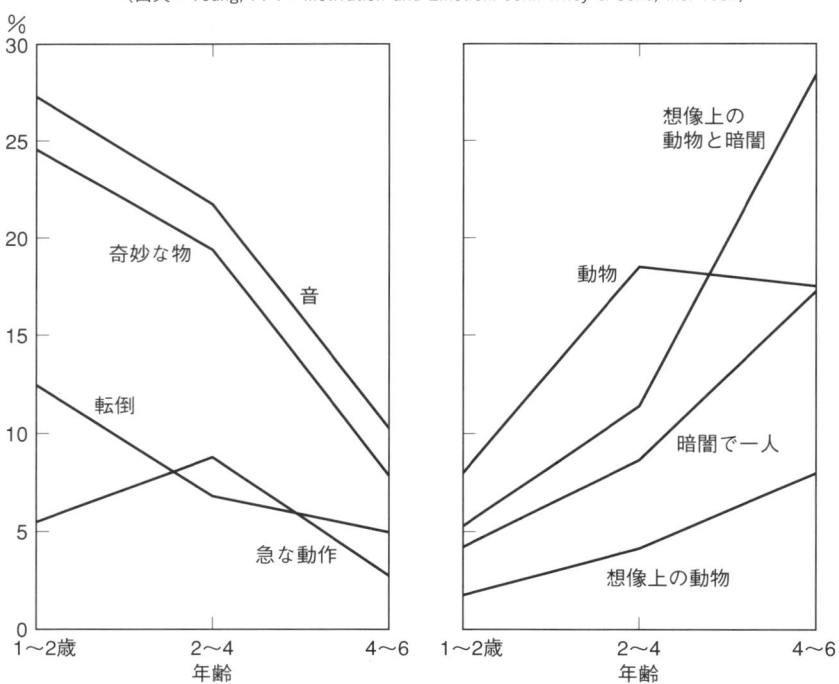

奇妙な物／音／転倒／急な動作

想像上の動物と暗闇／動物／暗闇で一人／想像上の動物

犬，注射，熱いもの）であったものが（図3・5-4），児童期では想像的な要素が入ってくる（おばけ，雷，どろぼう，暴力的なシーン）（図3・5-5）．さらに学童後期では，（仲間外れ）など交友関係に基づくものがその対象になっていく（図3・5-6）[73]．怒りは，乳・幼児期では人から行動を妨害されたり，自らの能力の限界などに対してかんしゃくを起こすが，学童期では持ち物や身体などへの侵害が対象となり，学年上昇とともに，その対象が身体的な侵害より意志の妨害，名誉毀損などに変化していく[74]．

愛情の対象も，乳・幼児期では養育者，養育者以外の大人，同年齢程度の子どもというように拡大し，学童期になると同性同年齢の子ども，学童期以降では同年齢の異性というように，年齢が上昇するにつれて，その対象が変化していく．年齢とともに，恐れの対象が徐々に限定されていき，反対に愛情の対象が拡散していく傾向は，子どもの行動する世界を広げるのに役立つ．

床に寝ころんで泣いたり，母親を叩いたりして，幼少であればあるほど感情表出は運動と不可分であり，それも全身を使った表出になる．また激しい感情表出ではあっても，それほど長くは持続せず，要求が容れられなくても自然に収まったり，ほかの代用品で機嫌が回復するようなこともある．しかし学童期になると，大泣きは影を潜め，しくしく泣きになってくる．感情表出は表情に限られてくる反面，その感情は持続し，しつこくなってくる．またことばや無言で感情を伝えるなどその表出方法も間接的になっていく．乳・幼児期では，愛情も怒りもその原因を作った対象に直接向けられ，抱きつく，叩くなど必ず身体接触を伴うものであるが，学童期では手助けをする，相手の身体を害するより，その感情を傷つけるというように間接的，婉曲的なものに変化していく[75]．快，不快のいずれも，外面的，全身的，直接的な表現から内面的，言語的，間接的な表現へとその表出方法が移行する．

3）探索行動の基盤としての愛着

愛着（attachment）とはボールビーによって導入された用語で，子どもが親に親密な絆を求める行動を意味している[76]*38．生まれたばかりの乳児は自・他の区別はないが，泣くことで自己の感情が伝ることを知っている．乳児にとっては，母親は自分の一部になっている．それゆえこの共生状態を愛着関係に発展させるのに，重要になってくるのが，乳児

---

*38 エインスワース（Ainthworth, M）は愛着行動を「ある人物あるいは，事物との間に成立した，弁別的，分化的，情動的関係を維持し，また対象のある反応を喚起させ，かくてその情動的関係を強固にするように役立つ相互作用のチェーンを起動する行動である」と定義している．
*39 新生児の看護において，子どもの個別的な要求に敏感に反応する看護婦のほうが子どもの泣きを減少させたという報告がある[77]．
*40 コンピテンス（ホワイト，1959）：環境と相互交渉する潜在能力．コンピテンスは自己有能感と訳されている．自信，達成感と同義されることが多いが，あくまで「もっとうまくやろう」という意欲，動機づけの側面に焦点を当てた概念である．
*41 日本人の「和を以て尊し」とする集団志向性，人との関係における相互依存性，直観と情緒に頼りがちな判断形式は，幼児期の添い寝の習慣と関係しているという（モンタギュー，1981）[80]．

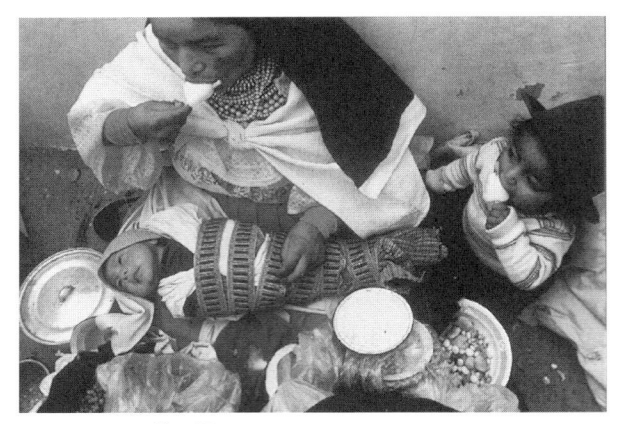

図 3・5-7　いずめ板

の感情を共有する養育者の能力である．つまり上手に反応できる養育者と乳児の間で，この愛着関係が形成されやすいのである*39．養育者の反応がよいと，乳児も喜び，安心し，反応が悪いと，怒り，恐れ，悲しみの感情が生じることになる．

　危険やそれに対する手だてを持たない乳幼児にとって，環境の探索には常に危険が伴うことになる．たびたび危険な目に遭うと探索の動機が低下しかねないので，探索を続けるためには，常に危険がもたらすストレスを解消する必要がでてくる．母子の間に築かれる愛着関係とは危険を回避するシェルターの役目をするだけでなく，安心感を回復させる充電装置でもある．探索行動は，養育者との親密な関係によってはじめて促通されるものといえる．探索行動での成功感が，さらに未知のものに対する挑戦意欲を生む[78]*40．視覚断崖という実験装置を使って乳児が視覚的な落差で止まれるかどうかを調べた実験があるが，乳児は断崖が見えるところで止まったが，母親の安心した表情を見て，再び前進したと報告されている[79]（社会的参照：social reference）．このように愛着関係の中で，他者の視線を自己の行動の規範として取り入れることによって乳児の行動は社会化していく．

4）感覚処理能力と感情

　〈触る〉を意味する英語の touch は〈感動〉という意味でも使われる．またずうずうしさを評して「面の皮が厚い」というように，神経学的説明を待つまでもなく，皮膚感覚と感情との関連は経験的に知られている．また文化人類学的な研究の中にも発達初期の触覚経験とその後の国民性との関係に触れたものもある*41．ダン（Dunn, J）が乳児の泣きの原

---

*42　新生児は自分の手足の動きで驚き，自ら不安になることがしばしば見られる．北米先住民，南米，アフリカなどに見られるいずめ板の風習も，子どもを沈静化させることがその起源と思われる．
*43　温度，音，光，布で包むことのうち，布で包むことが一番鎮静効果があったこと（ブラックビル，1971）[83]，ウォーターベッドでの揺れが未熟児の接近，回避行動を改善したこと（プティティエほか，1985）[84]，感覚刺激全般が姿勢筋緊張を改善したり（アンダーソン，1986）[85]，未熟児の血中の酸素飽和度を高めたこと（ブランシャール，1991）[86]などが報告されている．

因として，温度，接触感覚，痛み，突然の刺激をあげ，機嫌がリズミカルな刺激，自発的な動きの抑制，吸啜などによって回復することを指摘するように[77),81)]，感情と体性感覚の間に密接な関係があることが予想される．

　脳幹網様体には，身体からの感覚情報だけではなく，大脳皮質，大脳基底核，小脳などからの情報，視床下部や辺縁葉などからの自律神経系情報が集められており，これらが互いに作用し合って，感覚情報を変化させている．脳幹網様体は覚醒と睡眠の中枢でもあり，感覚情報が過剰に抑制されると覚醒や活動レベルも下がってくる．発達の初期でまだこの抑制系が十分はたらかないと，温度，肌触り，痛みなどが直接的に情緒に作用し，自らの動きも抑制的にははたらかず興奮の原因となってしまうことになる．新生児が自分の頭や手・足の動きに驚く時は，軽く布で包んでやると，手足の動きが抑制されて落ち着いてくる[*42]（図3・5-7）．このほか，触覚や前庭刺激が周産期障害児の情緒や行動の安定に役立ったことを指摘する文献も多い[82)*43]．

5）社会的ルールの理解

　人々の間のやりとりを円滑にするために，自然発生的にルールができあがる．ルールは親から教えられることもあるが，集団生活の中での他児との摩擦を通して自然に学ばれることも多い．ルールは人と人との間の約束事なので，ルールの理解には他者を人として意識されていなければならない．それゆえ他者との情緒的交流と表象化能力の発達に伴ってルールを理解しそれを守れるようになっていく．

　1歳近くになると，母親の顔を見て自分の行動を判断するようになる．1歳代はものへの興味が急速に高まる時期で，子ども同士でしばしばもののとりあいになる．こういう摩擦を繰り返す中で，養育者以外の他児の気持ちの理解が進むとともに，自己の欲求や情動をコントロールする力も身につけていくようになる．

　順番，所有の観念，公平性の理解は，表象の理解が必要となる．指のかたちの意味が理解されなければ，じゃんけんでものを決めることができない．もののイメージや言葉の意味が理解されるようになって，表情の背後にある相手の気持ちも察することができるようになるのである．そして相手の気持ちを察する経験を重ねることによって，逆に自分が相手からどう見られているかということを気にするようになる．このようにして2歳までに子ども同士の間でも順番が守れたり[87)]，所有の概念が分かるようになる．

　3歳近くになると，ものが他者にどのように見えているかということがかなり正確に想像できるようになる[88)]．これが対人関係の中でも応用されると，好きでもないものをもらってもその人にそれをいわないというような配慮ができるようになる[89)]．人の心を読むことができるようになるということは，嘘もつけるようになるということでもある[90)]．

　何かをする前に，親や教師の顔をチラッと見るかどうかで，こどもがその善悪を意識しているかどうかが分かる．ただしこの頃の善悪の判断は，年上の子どもや親が認めるものがよいことであるといった認識であったり，皆が賛成すれば変更可能になるような認識で

あって絶対的なものではない.「状況のいかんに関わらず悪いことは悪いんだ」というように考えられるようになるのは,4歳過ぎ頃からだといわれている[91].小学校に入学する頃には,その人の身になって考えることができるようになっている[92].

1) Field TM, Roseman S, De-Stefano LJ, & Koewler J. (1982). *The play of handicapped preschool children with handicapped and non-handicapped peers in integrated and non-integrated situations*. Topics in Early Childhood Special Education, 2. 28-35.
2) 片倉信夫 (1989).「僕と自閉症」p.68. 学苑社.
3) ブライ L (本木,中村訳,1998).「写真でみる乳児の運動発達」p.103. 協同医書出版社.
4) ボバース B&K (梶浦,紀伊,今川訳,1997).「脳性麻痺の類型別運動発達」p.20. 医歯薬出版.
5) 宇佐川 浩 (1974).「感覚と運動の高次化と自我発達」pp.8-10. 全国心身障害児福祉財団.
6) Held R, & Hein A. (1963). *Movement-produced stimulation in the development of visually guided behavior*. Journal of Comparative & Physiological Psychology, 56. 872-876.
7) Schaltenbrand G (1928). *The development of human motility and motor disturbances*. Arch Neural Psychiatry 20. 720-730.
8) Magnus R (1926). *Some results of studies in the physiology of posture*. Cameron Prize Lectures. Part I. Lancet. 211 (2) 531-535.
9) McGraw M (1945). *Neuromuscular Maturation of the Human infant*. New York：Hafner.
10) テーレン E, スミス L (喜田,細田訳,1997). 歩けるようになるとはどういうことか―発達へのダイナミック・システム. アプローチ. 現代思想, (25)12, 1997, 170-210.
11) アレキザンダー R, 他 (高橋訳,1997).「機能的姿勢―運動スキルの発達」p.7. 協同医書出版社.
12) 野村正吾 (1980).「乳幼児の世界―こころの発達―」p.81. 岩波書店.
13) シェルザー A, チャーナター I (今川忠男訳,1988).「脳性まひ児の早期治療」p.18. 医学書院.
14) アレキザンダー R, 他 (高橋訳,1997).「機能的姿勢―運動スキルの発達」p.25. 協同医書出版社.
15) 坂本賢三 (1975).「機械の現象学」. 岩波哲学叢書.
16) エアハルト RP (紀伊他訳,1997).「視覚機能と発達障害」p.47. 医歯薬出版.
17) エアハルト RP (紀伊他訳,1997).「視覚機能と発達障害」p.44. 医歯薬出版.
18) ローダ K (深田尚彦訳,1998).「児童画の発達過程」p.21. 黎明書房.
19) 鈴木良次 (1996).「手の中の脳」p.7. 東京大学出版会.
20) 鎌倉矩子 (1989).「手のかたち手のうごき」医歯薬出版.
21) Case-Smith J & Pehoski C (奈良他訳,1997).「ハンドスキル」p.3. 協同医書出版社.
22) 真島英信 (1978).「生理学」p.199.
23) 真島英信 (1978).「生理学」p.263.
24) Alexander R, Boehme R & Cupps B (奈良他訳,1997).「機能的姿勢―運動スキルの発達」p.15. 協同医書出版社.
25) エアハルト RP (紀伊他訳,1997).「手の発達機能障害」p.29. 医歯薬出版.

26) Reed K & Sanderson S (1980). *Concepts of Occupational Therapy*. p. 18. Williams & Wilkins, Baltimore.
27) 時実利彦（1984）．「脳の話」p. 255．岩波新書．
28) ブラン J（中村文郎訳，1990）．「手と精神」p. 129．1叢書ウニベルシタス．
29) 久保田 競（1985）．「手のしくみと脳の発達」p. 64．朱鷺書房．
30) 馬場一雄編（1967）．「成長の形態学」pp. 19-22．医学書院．（高石昌弘他，1987．「からだの発達」pp. 92-93．大修館書店．)
31) 久保田 競（1991）．「脳力を手で伸ばす」p. 25．紀伊國屋書店．
32) ブルーナー JS（岡本夏木，他訳，1969）．「認知能力の成長」明治図書．
33) 宇佐川 浩「障害を持つ子どもの発達臨床」ジェムコ．
34) アフォルター FD（冨田昌夫，他訳，1996）．「パーセプション」p. 9．シュプリンガー・フェアラーク東京．
35) ギブソン JJ（古崎 敬，他訳，1985）．「生態学的視覚論」サイエンス社．
36) 亀田和夫（1996）．「聴覚系の構造と機能」p. 995．大山 正，他編「新編感覚・知覚心理学ハンドブック」誠信書房．
37) ピアジェ J（谷村 覚，浜田寿美男訳，1978）．「知能の誕生」ミネルヴァ書房．
38) ピアジェ J（波多野完治，滝沢武久訳，1960）．「知能の心理学」みすず書房．
39) Campos JJ, Campos RG, Barrett KC (1989). Emergent themes in the study of emotional development and emotion regulation. *Developmental Psychology*, 25 (3), pp. 394-402.
40) Wolff PH (1969). The natural history of crying and other vocalizations in early infancy. In B. M. Foss (ed), *Determinants of infant behavior*, Vol. 4. Metheum.
41) Frodi AM, Lamb ME, Levitt LA & Donovan WL (1978). Father's and Mother's responses to infant smiles and cries. *Infant Behavior and Development*. 1, pp. 187-198.
42) エリクソン EH（仁科弥生訳，1977）．「幼児期と社会Ⅰ」みすず書房．
43) ボールビィ J（黒田実郎，他訳，1976）．「母子関係の理論Ⅰ愛着行動」岩崎学術出版社．
44) エインスワース S（依田明訳，1983）．「アタッチメント：情緒と対人関係の発達」金子書房．
45) Spitz RA (1945). Hospitalism. An inquiry into the genesis of psychiatric conditions in early childhood. *Psychoanalytic study of the child*. 1, pp. 53-74.
46) マンドラー G（田中正敏，津田彰監訳，1987）．「情動とストレス」pp. 191-222．誠信書房．
47) 大島清（1989）．「脳が快楽するとき」p. 52．情報センター出版局．
48) Izard CE (1971). *The face of emotion*. New York, Appleton Century.
49) Tomkins SS (1962). The positive affects. *In affect, imagery, consciousness*, vol. Ⅰ. New York, Springer.
50) Tomkins SS (1962). The negative affects. *In affect, imagery, consciousness*, vol. Ⅱ. New York, Springer.
51) 戸田正直（1992）．「感情―人を動かしている適応プログラム」認知科学選書24．p. 5．東京大学出版会．
52) 野村雅一（1994）．「ボディランゲージを読む」pp. 11-17．平凡社．
53) 荘厳舜哉（1992）．「情動」東洋・他編：発達心理学ハンドブック．pp. 660-662．福村出版．
54) Freedman DG (1979). Ethnic differences in babies. *Human Nature*, January, pp. 36-43.

55) エクマン, フリーセン (工藤力訳編, 1975). 「表情分析入門」誠信書房.
56) Ekman P (1971). *Universal and cultural differences in facial expressions of emotions*. In J. K. Cole (Ed.). Nebraska symposium of motivation. University of Nebraska Press.
57) Izard CE (1971). *The face of emotion*. pp. 251-266. Meredith corporation.
58) Charles worth WR, Kreutzer M (1973). *Facial expressions of infants and children, in P. Ekman* (ed), Darwin and Facial expression New York and London：Academic Press.
59) Field TM, Woodson R, Greenberg R & Cohen D (1982). Discrimination and imitation of facial expressions by neonates. *Science*, 218, pp. 179-181.
60) Haviland JM & Lelwica M (1987). The induced affect response：10-week-old infant's responses to three emotion expressions. *Developmental Psychology*. 23, pp. 567-582.
61) スターン D (岡村佳子訳, 1974). 「母子関係の出発」pp. 11-45. サイエンス社.
62) ワロン H (浜田壽美男訳編, 1983). 「身体・自我・社会」ミネルヴァ書房.
63) Izard CE (1979). *The Maximally Discriminative Facial Movement Coding System* (Max). University of Delaware, Instructional Resources Center.
64) Bridges KMB (1932). Emotional development in early infancy. *Child development*, 3, 324-341.
65) Emde R, Gaensbauer T, Harmon R (1976). Emotional expression in infancy：*A biobehavioral study 7, Psychological Issues, Monograph Series*, 10, I, no. 37.
66) Schaffer HR (矢野, 矢野訳, 1979). 「母性の働き」サイエンス社.
67) Gewirtz JL (1965). *The course of infants smiling in the four child-rearing environments in Israel*. In B. M. Foss (Ed.). Determinants of infants behavior. Ⅲ. London：Metheun.
68) Izard CE, Hembree EA, Dougherty LM, & Spizzirri CL (1983). Changes in facial expression of 2-to 19-month-old infants following acute pain. *Developmental psychology*, 19, pp. 418-426.
69) Frodi AM, Lamb ME, Levitt LA & Donovan WL (1978). Father's and Mother's responses to infant smiles and cries. *Infant Behavior and Development*. 1, pp. 187-198.
70) Freedman D (1964). Smiling in blind infants and the issue of innate vs acquired. *Journal of child psychology and psychiatry*, 5, 171-84.
71) Izard CE (1971). *The face of emotion*. pp. 61-62. Meredith corporation.
72) 阿部秀雄, 他 (1986). 情緒の育ち・育て方. p. 8-9, 全国心身障害児福祉財団.
73) エリクソン EH (仁科弥生訳, 1977). 「幼児期と社会Ⅰ」. pp. 317-322, みすず書房.
74) 上田敏見 (1974). 感情・情緒の発達. 上武, 他編：児童心理学事典. pp. 107-110.
75) 上田敏見 (1974). 前掲書. pp. 110-112
76) 小嶋謙四郎 (1981). 「乳児期の母子関係 (第2版)」p. 3. 医学書院.
77) ダン J (古澤頼雄訳, 1979). 「赤ちゃんときげん」p. 14. サイエンス社.
78) White RW (1959). Motivation reconsidered：The concept of competence. *Psychological Review*, 66, 297-333.
79) Sorce JF, Emde RN, Campos JJ & Klinnert MD (1985). Maternal emotional signaling：Its effect on the visual cliff behavior of 1-year-olds. *Developmental psychology*, 21, pp. 195-200.
80) Montagu A (佐藤, 他訳, 1981). 「タッチング」p. 256. 平凡社.
81) ダン J (古澤頼雄訳, 1979). 「赤ちゃんときげん」p. 51. サイエンス社

82) アフォルター FD(冨田昌夫，他訳，1996)．「パーセプション」p. 9. シュプリンガー・フェアラーク東京．
83) Brackbill Y (1971). Cumulative effects of continuous stimulation on arousal level in infants, *Child Development*, 42, 17-26.
84) Pettetier JM, Short MA, Nelson DL (1985). Immediate effects of waterbed flotation on approach and avoidance behaviors. of premature infants. *Physical Therapy & Occupational Therapy in Pediatrics*, 81-91.
85) Anderson J (1986). Sensory Intervention with the preterm infant in the neonatal intensive care unit. *American Journal of Occupational Therapy*, 40 (1).
86) Blanchard Y et al. (1991). Effects of Tactile Stimulation on Physical Growth and Hypoxemia in Preterm Infants. *Physical & Occupational Therapy in Pediatrics*, Vol. 11, No. 11.
87) 荻野美佐子（1986）．定年齢児集団保育における子ども間関係の形成．武藤　隆，他編：子ども時代を豊かに．学文社．
88) Wellman HM & Estes D (1990). Early understanding of mental entities：A reexamination of childhood realism. *Child Development*. 57, 910-923.
89) Cole PM (1986). Children's spontaneous control of facial expression. *Child Development*. 57, 1309-1321.
90) Lewis M, Stanger C & Sullivan MW (1989). Deception in 3-year-olds. *Developmental Psychology*, 25, 439-443.
91) Smetana JG (1981). Preschool children's conceptions of moral and social rules. *Child Development*. 52, 133-1336.
92) Bengtsson I & Johnson L (1987). Cognitions related to empathy in five-to eleven-year-old children. *Child Development*, 58, 1001-1021.

【参考文献】
1) ボバース B & K（梶浦，紀伊，今川訳，1997）．「脳性麻痺の類型別運動発達」医歯薬出版．
2) シェルザー A，チャーナター I（今川忠男訳，1988）．「脳性まひ児の早期治療」p. 18. 医学書院．
3) ブライ L（本木，中村訳，1998）．「写真でみる乳児の運動発達」協同医書出版社．
4) エアハルト RP（紀伊他訳，1997）．「手の発達機能障害」．医歯薬出版．

4 子どもの遊び

4・1　子どもにとっての遊び　134
　　4・1・1　遊びの3要素　134
4・1・2　自発的で自由な活動　135
4・1・3　非実利性・非現実性　135
4・1・4　快の追求とその経験　136
　　4・2　遊びの発達的意義　137
4・2・1　カタルシスとしての遊び　137
4・2・2　生活の準備としての遊び　138
　　4・3　遊びの楽しさの分析　140
　　　4・3・1　〈感じる〉楽しさ　140
　　　4・3・2　〈演ずる〉楽しさ　144
　　　4・3・3　〈競う〉楽しさ　146
　　　　4・4　遊びの発達　149
　　　4・4・1　感覚・運動遊び　149
　　　　4・4・2　構成遊び　152
　　　　4・4・3　社会的遊び　156
　　4・5　遊びの種類と遊具　157
4・5・1　遊びにみられる普遍的形式　157
　　4・5・2　おもちゃと遊具　157
4・5・3　おもちゃとの関わり方の変化　158
4・5・4　遊びの種類とその育てる能力　159
4・5・5　それぞれの発達段階で遊ばれるおもなおもちゃ　164

4・1 子どもにとっての遊び

4・1・1 遊びの3要素

　発達障害児の臨床では，遊びは主要な治療手段であるというより，すべての治療的手段が遊びとして展開されなければ治療として成立しにくい側面がある．そういう遊びの重要性を考え，ここに章を独立させて遊びを取り上げる．遊びについての研究は，おもにその本質を究明するものと，治療や教育の手段としての実用的側面を追求するふたつの方向からなされている．前者では遊びを思想や文化との関係から考える哲学・文化史的な考察，子どもの発達過程との関係からとらえる発達心理学的な考察[*1]，精神分析的な考察などがある[*2]．遊びの実用的側面の研究に関しては，ロシアの心理学を基盤にした遊びの指導論が多い．発達障害児の臨床に根ざした遊びの研究としては，アメリカの作業療法士たちによる遊びの評価表の作成[1)~6)]，検査道具や治療手段としての有効性に関する研究などがある[7)~18)]．

　子どもにとっての遊びは，費やされる時間やエネルギーの量，生活に対して持つ意義において大人にとっての遊びとは異なる．大人にとって遊びは仕事や身辺処理活動に対比される活動領域で，ストレスの解消，気分転換，エネルギーの充填としての機能を持つ．子どもの遊びにもそういう面がないわけではないが，遊びの気分は活動の隅々にまで浸透し，むしろ生活すべてが遊び化しているとさえいえる．子どもにはすべての活動や対象を遊びにしてしまう才能がある．アンリオは「遊びとは行為である以前に意識である」と述べているが[19)]，子どもにとっての遊びは，おもちゃで遊ぶ特定の活動だけをいうのではなく，ものと他者へのはたらきかけのあり方を示す存在形式といってもよい[20)]．その特徴を2, 3の遊びの定義の中に求めてみると，自発性，非現実性，快経験という3つの要素が浮かび上ってくる[21)][*3]．

[*1] ピアジェ，レオンチェフ，エリコニンなど．
[*2] 哲学的な考察としては，アンリオ，西村らがあげられるが，ギリシャの時代から遊びに言及する哲学者，思想家は多い．文化史的な観点からは，ホイジンガ (Huizinga, J)，カイヨワ (Caillois, R)，チェスタートン (Chesterton, K)，リード (Read, H) などがいるが，詩人のシラーも遊びについて言及している．一方発達心理学的な考察としては，ヴィゴツキー，レオンチェフ，エリコニン，ピアジェなどがいる．エリクソン，ウィニコットらは精神分析医の立場から遊びについての考えを披露している．
[*3] バンディー (Bundy, A) は遊びの要素を，非現実性 (suspension of reality)，主体性 (perception of control)，内的欲求 (intrinsic motivation) としている．

4・1・2　自発的で自由な活動

　強制されたり義務感が伴うと，楽しいことも興ざめしてしまうように，遊びはまず自発的に行われることによって成立する活動である．遊びには相手がありルールもあって意のままにふるまえるものばかりではないが，その遊びを選択し，それへの参加や撤退を決める主体は，自分自身である．子どもは遊びにおいて相互に依存し合っているように見える．しかしその依存さえも内発的な喜びのもとに行われていることに注目する必要がある．多かれ少なかれ他人の思惑を気にせざるをえない日常の諸活動の中では，遊びほど自己が完全に活動の主体になりうる活動は見当たらない．自発的で自由な活動であるからこそ，興の赴くまま何時間でもそれに没頭することができるのである．

4・1・3　非実利性・非現実性

　子どもは遊びを通して，知識や技能だけではなく，葛藤を解決し人とうまくやっていく能力を身につけていくことを多くの研究者が指摘している[22)~24)]．しかし子ども自身がそのような目的を持って遊びに臨んでいるわけではない．アラン(Alain)によると遊びとは〈あとに何も結果を残さない活動〉であり[25)]，遊びは何か利益を得るために行うものではない．まさに遊ぶために遊ぶものである．この遊びの非実利性こそ本来の人間のあり方だとする見方は昔からある．紀元前のプラトンは人間にとって真っ当な生き方とは，「できるだけ遊びを楽しみながら，その生涯を送ること」といい[26)*4]，18世紀の詩人シラー(Schiller, J C F)も「何らかの欠乏が動物を"はたらき"に駆り立て，それが充たされると"遊び"が生まれるので，人間は遊んでいる時だけが本来の姿に戻る」と述べている[27)*5]．ものやからだが意識によって完全にコントロールされなければ，仕事や身辺処理活動はうまくいかない．しかし「人とものとの関係はそれでよいとしても，人は操作や支配の対象とされるものではなく，自己の主体性を守りつつも相手と一体化し，相手の一部となることによって自己も本来の姿を現す」とブーバー(Buber, M)はいう[28)]．遊びとはこういう人間観が具体化される場であるというのが，遊びに人間の本来のあり方を求める考え方の根拠になっている[29)~32)*6]．

　新生児が生れながらに持つ泣き声は，はじめから生体の危機警告手段として機能している．しかし機能的である泣き声は実際のことばにつながらず，むしろ声の遊びともいえる喃語(なんご)が意志伝達の手段に発展していく．高等動物になればなるほど，生存に直結しない遊

---

*4　プラトン：法律 803 C～804 D．遊びを人間形成と結びつけて考えていた．643 B～D では，教育手段としての遊びの効用について触れている．このように遊びを陶冶価値として見る考え方は，それ以降ルソー(Rousseau, J J)などにおいても見られる．

*5　ベートーベン「第九交響楽」の合唱曲〈歓喜に寄せて〉の作詞者．イエナ大学でシラーに学んだフレーベル(Fröbel, F W A)は，後に幼児教育の創始者となった．

*6　吉本隆明は人の生き方を「日常からの聖なる逸脱あるいは聖なる遊び」と述べる．人は日常性に徹することが価値ある生き方であるが，人には何らかの理由でそこから逸脱していかざるを得ないという．それは向こうからやってくることであり，その〈向こう〉側に応えることであるという．

びに多くの時間を費やすといわれているが[33]，ただ生きるだけではなくよく生きることが高等動物の頂点に立つ人間の証しであるとするならば，そういう生を生き抜くための能力の獲得過程にも，特殊な側面があっても不思議ではない．厳しい現実に適応するための豊かな能力が，発達の初期から遊びの中で培われるのは合理的なことといえる[*7]．

4・1・4　快の追求とその経験

　遊びはまず何よりも楽しみを求める行為である．すなわちそれは快の追求である．快の追求は古今・東西，老若・男女を問わず誰にでも見られる．見ようによっては，快の追求は人間の行動がそれに基づいて起こる原則といえなくもない[34]．食べ物の獲得，生殖など生存に直結する諸活動は動物の本能の最も中心に位置する活動であり，それ自体は快をもたらすものである．しかしそれに伴う生産活動，育児は必ずしも快とばかりはいえない側面を持っている．自己保存は時に競争を余儀なくし，競争は多大の苦痛をもたらす．人は快を求めて苦痛に出会い，それを解消するためにまた快を求めるという循環を繰り返すことになる．

　こういう現実にあって，遊びを死という人間の本来的な宿命から気を紛らわすための気晴らしと見なし，遊びを人間の有限性と関係づけて眺めるパスカル（Pascal, B）のような見方もある[35][*8]．生存にまつわる葛藤の解消を遊びに読み取ろうとする考え方はまだほかにもある．ウィニコットは，内的現実と外的現実の間に少し余裕を持った過渡的空間を想定し，そこで学ぶ問題解決の仕方を〈遊び〉とする[36][*9]．いずれにしても人間は，動物としての快を内に含みつつ，またそれに尽きない快を求めることを止めない．そういう探求の萌芽が遊びというかたちで発達初期の諸活動に見られることはむしろ自然なことでもある．

[*7]　遊びの生活準備説を説く，グロースは「動物は幼年であるから遊ぶのではなく，遊ばなければならないから，幼年期がある」といっている．

[*8]　「パンセ」には気晴らし（divertissement）に触れた断章は 1, 11, 39, 142, 143, 164～168, 170, 171, 324, 421, 462 と多い．

[*9]　イギリスの小児精神分析医．フロイトやクラインは内的心的現実に関心を向けたが，彼は移行対象（transitional object）というような概念を用いて，この中間領域のはたらきに関心を寄せた．

4・2 遊びの発達的意義

4・2・1 カタルシスとしての遊び

1）子どものストレス

　遊びにはストレスの解消として機能する側面がある[37]．またそれが将来の生活人・職業人として必要とされる能力を準備するものであることを強調する研究者もいる[38,39]*10．食欲，性欲，闘争など古い大脳皮質の機能がそのままの形で表わされると，とかくもめごとの原因になりやすい（快楽原則）．そこで新しい大脳皮質は，それが暴走しないように監視を余儀なくされる．しかし始終監視されるとストレスが貯まるので，時々それを発散させなければならないが，その発散はあくまで社会的に受け入れられるかたちになっている必要がある（現実原則）[40]．大人における気分転換とはだいたいこのような仕組みを持つが，文化の交流のなかった太古の時代からこのストレスの発散の仕方にも一定の型があったという．特に歌，踊り，飲酒，勝負ごとなどは，通常，他者との交わりの中で行われる気晴らしである．人間にとってもっともストレスの原因になりやすい人間関係が，また解消の最善の場であったというのも興味深い．

　子どもには「そんなささいなことで泣かなくても」と思うようなことが多々あるが，子どもにも等身大のストレスはある．そしてもともと幼児期の活動のあり方の主流が遊びそのものであるから，そのストレスの発散の場もまた遊びにしかない．子どもの遊びには〈つもり〉がつい本気になって，自我のぶつかりあいになることがしばしばある．むしろ子どもの遊びのほうが，楽しみとストレスが隣り合わせになっている度合は高く，ストレスがあっても大人のように仕事に逃げることもできないので，子どもにとっての遊びは見かけよりも厳しい問題解決の場ともいえる．

2）子どものストレスの解消法

　発達の初期には，外界と自己との境界の皮膚感覚にストレスの解消があることがよく指摘される[41]．乳幼児の情緒発達の研究家たちは，こぞってそれを養育者との肌の接触を通し

---

*10　古くはカー（Carr, H）がいるが，精神分析学派は，多かれ少なかれ遊びのカタルシスとしての側面を重視している．一方，遊びの生活人・社会人としての能力を準備するという側面に注目する人々としては，古くはグロースがおり，ピアジェ，ヴィゴツキー（Vygotsky, L）多くのアメリカの作業療法士たちがいる．

た情緒的交流としている．彼らは身体の境界に子宮環境を想起させる心地よい刺激を感じることが，子どもに安心感をもたらし，この安心感が自・他を意識させ，自我を育てるとともに人に向かう愛着を育てるという[42]．指しゃぶりが乳児のストレス解消法であり[43]，愛情の欠如や内面の不安が皮膚のかゆさとなって現れるという解釈[44]もストレスと皮膚感覚との密接な関係を指摘するものである．

　上肢が使えるようになると，タオルケットやぬいぐるみをもてあそんだり，口へ持っていったりすることが多くなる．毛布をかぶったり，布団の間に潜ったりすることもある．さらにイメージが育ち，それを駆使できるようになると，人形遊びや空想遊びを通して，ストレスを解消するようになる．子どもが空想上の友達を作るのは，自分の衝動をコントロールしようとすることの現われといわれている[45],*11．子どもが3歳くらいになると，周りのできごとを自分なりにとらえ，ものごとに一定の予測をもって眺められるようになる．そうすると「そうなるはず」のことに対して，「こうしよう」という心づもりが出てくる．こういう意図性が育ってくるとものごとの理解の程度に応じて，嫌なものでも我慢できるようになる．子どもにとっての仕事意識（やらねばならないと感じること）が遊びの中から分化してくる過程は，こういう自己統制の芽生えと関連する．しかし仕事意識が増えるにしたがってストレスも貯まりやすくなり，遊びのカタルシス（浄化作用）としての機能の比重も大きくなってくる．遊びが持つカタルシスとしての機能に着目し，それを心因的な問題の治療の手段として位置づけたのが遊戯療法である[46]．

4・2・2　生活の準備としての遊び

　増田は実生活の活動と遊びを類比させ，実生活での挨拶，礼儀作法が〈演ずる〉遊びと共通点を持ち，経済行為が〈賭ける〉遊びに通ずる点を指摘している（図4・2-1，-2）[47]〜[49]．キルホフナー（Kielhofner, G）[50],[51]やライリー（Reilly, M）らも遊びの意義を，クラフトマンシップ（職業人），スポーツマンシップ（余暇人），シチズンシップ（社会人）に必要な能力を準備する点に求め，遊びで培われる能力と社会的能力との連続性を指摘している[52]．ピアジェ，J．も遊びの中で身につけたルール感覚が社会で求められる道徳へ連続的に発達するものと見ている[53]．社会のルールの本質は人間同士の契約つまり約束事にあるが，道徳，倫理は善・悪という価値に基準をおいた判断であって，必ずしも人間同士の契約から直接的に発展するものでない．それゆえ遊びのルールがどの程度，会のルールや道徳につながるかはそれほど自明ではないが，他人に迷惑をかけず自分のことは自分でし，できれば人の助けができるような能力が遊びの中でも養われるとしても不思議ではない．

　子どもの遊びではしばしば自我がぶつかり合い，それが子どもの人間関係を危うくする．

---

*11　してはいけないといわれていても，ついやってしまうことが幼児には多い．その場合，母親を悲しませたくもないが，また自分のしたことの責任をとれないことも知っている．こういう時，空想上の友だちに責任を転嫁することができる．やめさせようとしたのだけれど，彼がやってしまったのだというように．

仲間関係の楽しさを知るものにとって，この関係の喪失は耐え難い苦痛である．子どもはペナルティーを知って友達と喧嘩をしないのではなく，交友の楽しさを知ればこそ，その関係を壊したくないと願い，喧嘩もどの程度までは許されてどの線を越えてはいけないかというようなさじ加減を覚えていくのである[54]．皮肉にも遊びの意義が強調されればされるほど，いわゆる教育的な遊びなどが考え出されて逆に大人の操作を招きかねなくなってくる[*12]．古謡に「遊びをせんとや生れけむ，たわむれせんとや生れけむ」とあるように（図4・2-3）[55][*13]，子どもは遊ばせなければいけないというよりは，本来遊ぶものなのである．大人による遊びへの不適切な介入こそ用心しなければならないものである．

図4・2-1 作る遊びの周辺領域 （増田靖弘：遊びの大辞典．東京書籍．1989．改変）

図4・2-2 演ずる遊びの周辺領域 （同上）

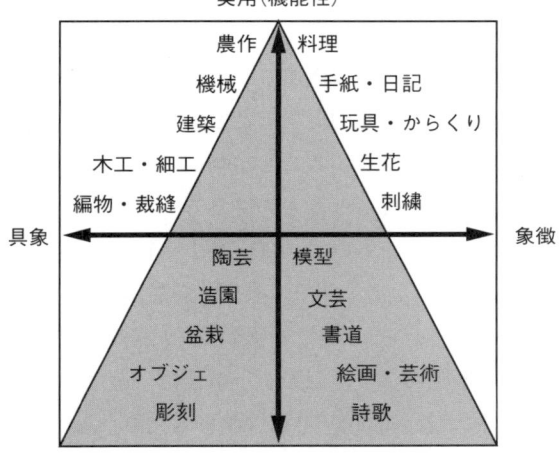

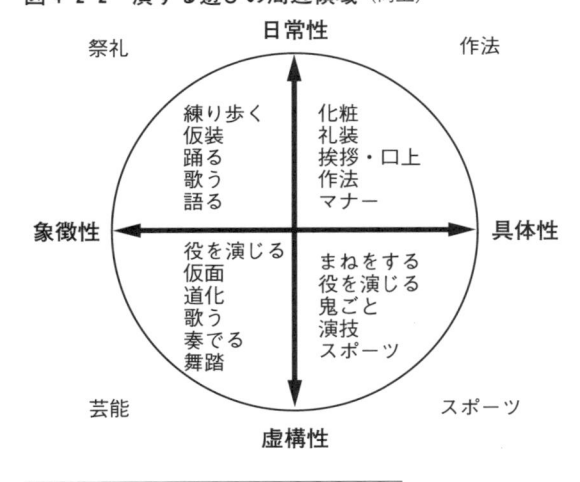

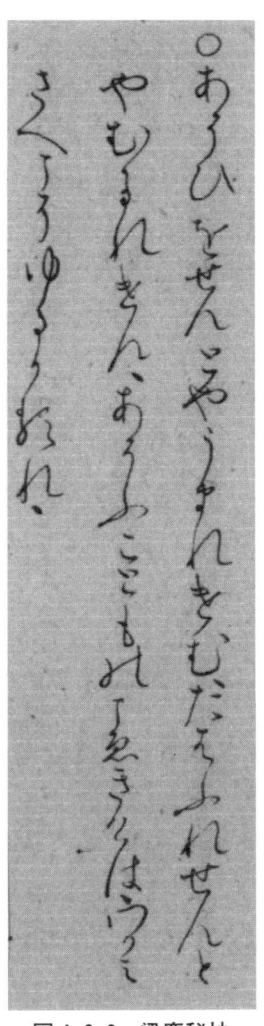

図4・2-3 梁塵秘抄

[*12] 中学校でのクラブ活動全員加入，幼児教育産業による超早期からの教育的遊びは，子どものストレスになりやすいという指摘がある．また「スポーツは健全な精神を育てる」「漫画は子どもによくない」「TVゲームは仲間を作らない」というような発言は，いずれも本当かどうかよく吟味する必要がある．

[*13] 平安時代末期，「梁塵秘」抄巻第二．雑86首の中．明治44年，和田英松により発見．

4・3 遊びの楽しさの分析

　遊びの本質は楽しさの追求にある．しかし何を楽しく感じるかは，感じる側の問題でなかなか予断を許さない．ものの理解の程度，姿勢・移動能力，手指の巧緻性，協調性，母親の同席の有・無，作業療法士や部屋が持つ雰囲気，そこにはたらく集団力動性など，遊びの楽しさを左右する因子は多様で複合している．同じことをしても作業療法士が変ったり，母親がいなくなったりすると遊べなくなることもある．そうかと思えば，目先を少し変えるだけで退屈していた子どもが再び目を輝やかせて遊び出すこともある．臨床場面での遊びの様態は不確定で流動的である．「おもしろいはずだ」と思うことでも子どもが喜ばず，「こんなことが」と思うようなことでも子どもに大受けすることが結構ある．遊びのおもしろさとは，常に子どもが喜ぶ事実の中に，模索されるべきものである．

　表 4・3-1 は，遊びの研究家による遊びの分類を並べたものである．多少の視点の差異はあるものの[56)～59)]*14，遊びの楽しさを構成するものとして，闘争，模倣，偶然，眩暈(めまい)，製作，玩具の6つの要素があげられている．それぞれの概念内容は多少異なるが，この中で遊びの〈楽しさ〉を動詞で記述している増田の5つの分類を下敷きに，遊びの楽しさを考えてみる（表 4・3-2）．①〈感じる〉②〈演ずる〉③〈競う〉④〈賭ける〉⑤〈つくる〉の中で〈つくる〉は〈演ずる〉の延長線上にあるものと考えられるので，①〈感じる〉②〈演ずる〉③〈競う〉について，それぞれの内容を明確にしながらその発達的な関連を探ってみる．

4・3・1 〈感じる〉楽しさ

　〈感じる〉おもしろさは，感覚刺激の処理過程でのおもしろさといえる．感覚刺激を直接楽しむものから，見・聞きしたものの意味やイメージを頭の中で組み立てるようなものまでを含めて，そこにおもしろさが"感じ"られれば，すべて〈感じる〉遊びといえる．カイヨワR，アンリオJらはこれを〈めまい〉と表現しているが，前庭感覚だけではなくすべての感覚にそういうおもしろさがある[60),61)]*15．

---

*14　ホイジンガは文化史的，カイヨワは社会学的，アンリオは哲学的，増田は文化的にそれぞれ〈遊び〉を考察している．

*15　いろいろな宗教でみられる修行も日常生活からの逸脱の試みと考えることができる．鎌田東二によると修業とは，まず日常性から離れることで追求されるが，その日常性を象徴する重力と加速度からの脱却という形を取ることが多いという．熊野奥付けの山伏修行では，断崖から身を乗り出す修業があり，比叡山千日回峰などでも山中を駆け下りる修業がある．西洋でもモンテカッシーノのカルメル会修道院など断崖の上に建っていることが多い．宗教的な修行にも子どもが喜びそうな前庭感覚や体性感覚が多用されていることは興味深い．

表 4・3-1 遊びの分類の代表例

ホイジンガ	カイヨワ	アンリオ	増田
1. 闘争としての遊戯	1. 闘争(アゴーン)		1. 競う
2. 表現としての遊戯―模倣と演技	2. 模倣(ミミクリー)	1. 模倣	2. 演じる
		2. 仮面と人物	
	3. 偶然(アレア)	3. 偶然	3. 賭ける
	4. 眩暈(イリンクス)	4. 眩暈	4. 感じる
			5. つくる

表 4・3-2 遊びの〈動詞による〉分類とその内容 (増田, 1989)

	具体的な内容（動詞）
1. 感じる	〈ぐるぐる回る〉〈触れる・触る・触れ合う〉〈動かされる・動く〉〈錯覚〉〈見る・聞く・読む〉〈食べる・飲む〉〈驚かす・恐がる〉〈スリルを楽しむ〉〈壊す・やっつける〉〈集める〉〈とる〉〈飼う・育てる〉〈使う・与える〉
2. 演ずる	〈あわせる・つられる〉〈くり返し同じ事をする〉〈ねり歩く〉〈まねをする〉〈役を演じる〉〈ふざける〉〈歌う〉〈踊る〉〈鬼ごと〉〈かくれんぼ〉
3. 競う	〈どっちが先か〉〈奪いあう〉〈的に当てる〉〈ものをやりとりする〉〈力をくらべる〉〈遠くへ投げる〉〈できばえをくらべる〉〈見つける・見出す〉〈不意をつく〉〈追いつめる〉
4. 賭ける	〈当てる〉〈三すくみ〉〈占う〉〈さいころ〉〈挑む〉〈賭け事〉
5. つくる	〈ものでつくる〉〈かたちをつくる〉〈自然物でつくる〉〈からくり〉〈ことばでつくる〉

　実社会でうまくやっていくためには，周りの人や状況に気を配る必要がある．そこではすべての感覚が動員され，互いに補い合ってうまくことが運んでいく．統合された諸感覚の中のある感覚だけを一時的に切り離して使うことがそれらの束縛からの解放となってくる（図4・3-1）．子どもでも幼稚園や学校では，家族とは違った気の使い方が求められ，特に集団の中では人のいうことをよく聞くことが求められる．歌や音楽を〈聴く〉ことは，〈聞く〉感覚をそういう現実から解放することになるので，子どもにとって歌うことや歌を聴くことが楽しみになり，絵本も見ることだけが切り離されるので，楽しみとなるのである．ケーガンJは乳児が何か理解した時の笑いを分らないことからの緊張の緩和と述べているが[62]，故桂枝雀氏も落語の笑いの本質を緊張と緩和の落差に見ている[63]．日本の優れた喜劇映画を数多く手がけてきた山田洋次監督は，おかしさが客観的に存在するのではなく，おかしさとは感覚の落差とそれを見る視点に依存すると述べている[64]*16．

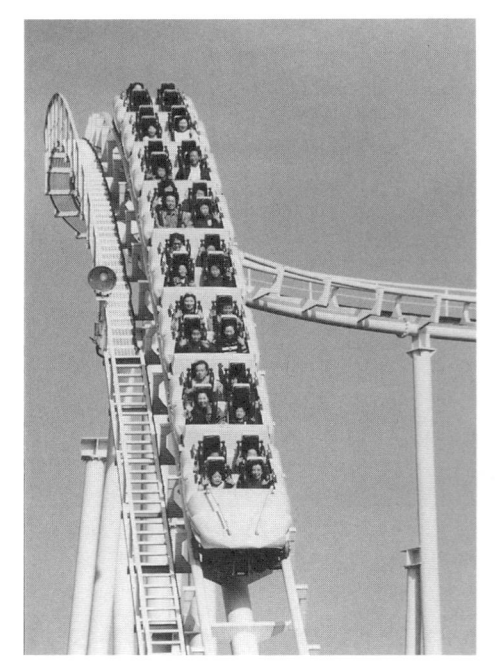

図 4・3-1 ジェットコースターでは非日常的な刺激と大地の安定性の落差を楽しむ

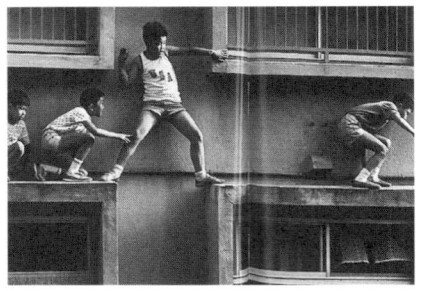

図 4・3-2 おもしろさは恐さと紙一重である（萩野矢慶記写真集．街から消えた子どもの遊び．大修館）

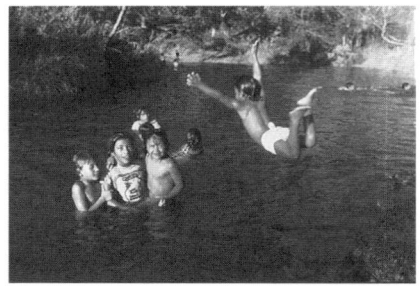

図 4・3-3 子どもは，多くの体性感覚刺激をもたらす水遊びが大好きである（田沼武能．地球の子どもたち．朝日新聞社．1994）

1）よろこびとしての刺激の落差

　感覚には〈慣れ〉がつきまとうので，感覚刺激が刺激として感じられるためには，それが変化する必要がある．〈感じる遊び〉でも，感覚刺激に変化がありそれが非日常的な感覚刺激になると楽しみになる．人がくしゃみをすると喜ぶ子どもがいる．一瞬ハッとして（緊張），「くしゃみか」と安心し（弛緩）その安心の共有の確認が思わず笑いとなるのである．ぐるぐる回しや，手足を持ってマットに放り出すような少々乱暴な遊びをしてもらいたがる子どもがいる．空中に放り出された時，一瞬の緊張がありマットに沈んで再びコントロールが可能になった自分をとり戻して安堵する．この落差が子どもの許容範囲内であれば，おもしろさとなり，それを越すと恐怖に転じ泣き出してしまう（図 4・3-2）．子どもであれ大人であれ，恐怖はいかなる場合においても，快の対象にはなりえない．しかしおもしろさと恐怖は紙一重の差であり，許容範囲を超えた感覚刺激がおもしろさにならないことは当然としても，落差や混乱を感じさせない感覚体験もまたおもしろさにつながらない．

[*16] 昭和 20 年代後半の新宿に，50 円食堂といってどんな丼物でも 50 円で食べさせる店があったという．いくら物価が安い時代とはいえ，50 円でうな丼が食べられるわけがないが，ある日ひとりのおばさんがそれを注文し，期待を込めてふたをとったところ消しゴムのようなうなぎが出てきたという．山田はその時の「あっ」という情けない声が今でもおかしさをもよおすと語っている．50 円を食事にかけられない人は，うなぎが食べられるだけでもありがたいと思うだろうし，金持ちも同情こそすれこれを笑えないだろう．その人の気持ちが分りつつ，少し優位に立って見るところにおかしさがでてくると山田はいう．

2）楽しみとしての体性感覚，前庭感覚

　発達の初期段階では，子どもは触覚，固有感覚，前庭感覚におもしろさを感じやすい．揺すられること，撫でられること，手・足を動かされることは，自己と外界が未分化な状態にある新生児の時期からの楽しみでもある．もともと大脳辺縁系は小脳と密接な連絡網を持っているので，揺すられることも快につながりやすい[65]*17．これらの感覚の変化を快として感じると，それに能動的に応答しようとするはたらきが芽生えてくる．刺激の変化がさらに自発的な行動の結果として実感できるようになると，〈感じる〉楽しみはいっそう増幅されてくる．この時期，子どもはわざとものを〈壊し〉たり，〈落とし〉たりすることがよくある．自己が原因となって，存在するものが消えたり，かたちを変えるということが，おもしろいのである．このように能動的に感覚の変化を作り出せるようになると，〈揺すられる〉ことから〈揺する〉こと，〈触られる〉ことから〈触る〉こと，〈動かされる〉ことから〈動く〉ことへと刺激の楽しみ方に変化が見られるようになる．回転，加速度，振動，触覚をもたらすような遊具が保育園や幼稚園には必ず備えつけられているのは，この時期の子どもの要求に応えようとするものである（図4・3-3）[66]*18．

3）楽しみとしての視・聴覚，イメージの操作

　知覚経験がイメージとして蓄えられるようになると，感覚間の落差と同時に，直接知覚体験と内的なイメージとの落差も楽しみの誘因となる．「いないいないばー」では，大人の顔の消失と再現を視覚によって確認する．しかし単なる消失や再現だけでは驚きになっても，楽しみになるとは限らない．あると期待したもの（イメージ）が，期待通りに出現すること，つまり知覚体験がイメージに同調することによって，おもしろさが生ずるのである．それゆえ「いないいないばー」には〈ものの永続性〉が背景となるが，またそれが確実になってからでは，おもしろみも出てこない．〈ものの永続性〉が不安定で，期待がかなえられるかどうかがはっきりしていないからこそ緊張が生まれ，期待がかなった時の緩和との落差が生じる．馴染みの顔のほうが子どもの笑顔を誘いやすいという報告もあるので[67]，これは愛着的な関係にある相手とだけできる遊びともいえる[68]．

4）〈感じる〉楽しさの発展

　はじめは非日常性な刺激など外的要因が優位であるが，イメージや身体を随意にコント

---

*17　ヒースは，猿の誘発電位を調べた実験から，小脳深部と大脳辺縁系で最も著しい電気生理学的活動が起こったことを報告している．
*18　幼稚園設置基準ではすべり台，ブランコ，砂遊び場が規定され，幼稚園設備整備費補助金による補助金対象には太鼓橋，登り棒，登り綱，吊り輪，すべり台，ブランコ，低鉄棒，平均台，シーソー，跳び箱，マット，三輪車，ジャングルジム，キャッスルジム，グローブジャングル，遊動木，木馬，ジャンピング，巧技台，積み木，組木，粘土板，木工道具，ままごとセット，動物人形セットなどがある．前庭感覚，触覚，固有感覚を中心とする遊具が圧倒的に多い．

ロールできるようになるにつれて，能動的にはたらきかけ，それによって得られる自己と対象の変化が刺激自体のおもしろさに勝るようになる．いろいろな場所でとんだり，跳ねたりするのは，身体を動かすこと自体が楽しみでもあるが，支持面の抵抗感の違いを感じることにもある．よくわざと水たまりに入ったり，側溝の縁を歩いたりする子どもがいるが，そういう刺激を楽しんでいるのである[69]．絵本を見たり，童話を聞くことのおもしろさも，物語のおかしさや怖さを感じるだけでなく，それを聞いている人と感情を共有したり，登場人物と同じ感情を持つことにもある．〈脅かしごっこ〉などでは，感覚の落差だけではなく，相手の驚きを予想したり，自・他の内面の変化が楽しめるようになる．3歳児くらいでは，感じる楽しみもその場に局限されることが多いが，余裕を持ってイメージを操作できるようになると，前もって想像したり，準備をすることができるようになる．そうなると第三者がやっている〈脅かしごっこ〉を見ることも，おもしろくなってくる．幼児・学童期のものの収集は，実用的な目的から離れ，その行為自体が自己目的化するところに楽しみがある．子どもにとっては，散歩，買物に出かけること，レストランに行くことは，日常性からの変化の経験であり，そのことが楽しみなのである．

4・3・2 〈演ずる〉楽しさ

〈演ずる〉とは俳優がある役を演ずるように，現実の自分とは違うものになることを意味する．いくら真に迫った演技をしても，別人になれるわけではないので，演ずる意識がどこかには残っているはずである．しかし演技がまったくの虚構かというとまたそうではなく，山田洋次監督によると，演技には必ず自分の一部が現れるという[70]*19．

1）未分化な自我の周辺をさまよう楽しさ

子どもの〈ふりをする〉遊びの根底には摸倣がある．しかし〈寝たふり〉において，寝ることを完全に摸倣するならば，摸倣する人も寝なければならないことになるが，本人が寝てしまっては〈ふり〉にはならない．そういう意味では〈ふりをする〉とは役の特徴をただ真似することではない．本当の姉妹が〈姉妹ごっこ〉をした時のほうが，姉は姉らしく，妹は妹らしくふるまったという報告があるが[71]，〈ごっこ遊び〉での子どもの役づくりをよく見てみると，省略や誇張があり，子どもなりの役のアレンジがある．つまりふりをする対象はありのままに摸倣されるのではなく，「姉とはこういうものだ」という理解に基づくイメージの再現といえる．〈ふりをする〉とは必ずしも違う自分になりきることではなく，別の人を装いつつ，同時に実際の自分もそこに存在するのである[72]*20．自我がそれほ

---

*19 兵隊，ヤクザ，娼婦をやれば俳優はみんなうまく見える．しかし〈とらや〉の家族がご飯を食べながらふと「あらこのお芋おいしいわね」などという演技のほうがずっとむずかしいという．演技には役者のパーソナリティーが不可避的に現れるからである．

*20 おかあさんごっこをしている3歳の子どもに，「○○子ちゃん何してるの」と聞いたところ，「○○子ちゃんじゃない．おかあさん」と叱られたと河崎は述べている．しかし，おかあさんであるなら返事をしなくてもよさようなものである．

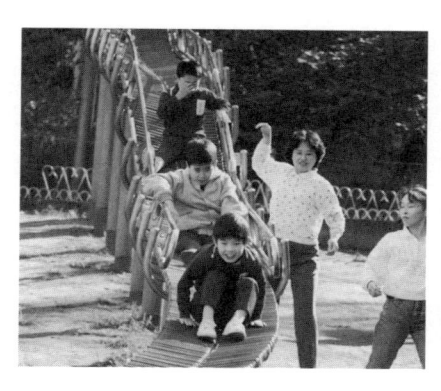

図 4・3-4
子どもは群れていること自体が楽しい

ど明確になっていない段階では、〈ふりをする〉ことも大人の演技ほどはっきり意識されているわけではない。〈ふりをする〉ことのおもしろさは、実の自分と別な自分の間を往来し、完全にはできあがっていないこの自我の境界線の周辺をうろつくことにある[73]。この〈つもり〉が他者と共有されると、その楽しみがさらに倍加するので[74]、お団子のつもりで出された泥のかたまりは、「むしゃむしゃ、ああおいしい」と受けてやるのが、ふりをしている子どもへの礼儀なのである。

〈ごっこ遊び〉のおもしろさとは、この未確立の自己の周辺を揺れ動くこと、つまりこころの宙吊り状態のスリルを、仲間と共同で味わうことにある[75]。幻想（illusion）の語源が、ラテン語の in lusi＞ludere（遊びの中）にあることを思うと、〈ごっこ遊び〉とはまさに共同で幻想の中に入ることにほかならない。これに競争意識が加わって、〈ごっこ遊び〉は鬼ごっこ、かくれんぼなどに発展する。

2）自我の浮遊状態の共有

演ずる遊びの本質がこの不確かな自我にあるとすれば、自我の確立の程度に応じて、この種の楽しみは徐々に低下していく。自・他の意識がそれほど明確になっていない頃の子どもは仲間と群れているのが好きである。魚や小鳥のように、一人が動けばほかが追従し、一人が何かをいい出せば「ボクも、ワタシも」と呼応する。することの内容より、一緒に群れていること、一緒に〈ねり歩く〉こと自体が楽しいのである（図 4・3-4）。自我の浮遊状態を共有することへの願望があるので〈あわせる・つられる〉ことも楽しくてしかたがない。そこでは〈くり返し同じことをし〉ても、飽きることがない。また大声で「歌った」り、「踊った」りすることの中にも、〈ふりをする〉〈群れる〉要素を見ることができる。歌や踊りは、初期には文字通り固有感覚や前庭感覚に躍る（興奮する）のであるが、表象的な模倣ができる段階では、何かをイメージしそれを演ずることのほうにより陶酔を感じるようになる。

3）他者を志向する〈演ずる〉遊び

児童福祉施設では、四季の移り変わりとともに、よくいろいろな行事が行われる。筆者

表 4・3-3　遊びの楽しさと認知，心理・社会的発達との関係　(岩崎, 1999)

	1.〈感じる〉遊び以前	2.〈感じる〉遊び	3.〈演じる〉遊び	4.〈競う〉遊び
楽しみの本質	物理的・身体的安定	物理的・身体的浮遊	自我の浮遊	自我の対立
認知発達	近接受容感覚	遠隔受容感覚	イメージ	概念
情緒・心理的発達	母親との共生状態	自・他の区別の芽ばえ	未熟な自我	明確な自我

が勤めていた施設でも師走にはクリスマス，春には節分というように，日常生活にアクセントをつけるためにさまざまな意匠がこらされる．ある年の節分は，おなじみの赤鬼，青鬼のほかに若い作業療法士が扮した山婆がいた．後で本人から「雪女だったんです」と聞かされたが，白塗りのおもてに長い髪を振り乱し，打ち掛けのすそを翻して病棟を駆け抜けるさまはなかなかの迫力であった．子どもの反応はというと，まったく意に介さないもの，おびえるもの，ニヤニヤしているもの，表象の理解の程度に応じてその反応はさまざまである．「O先生」と正体が分かっていても，なお目の前の雪女が怖い子どもがいるが，〈演ずる〉遊びを一番楽しめるのは，こういう子どもたちである．テレビを見ていても，自分が登場人物になったように感じられるのもこの段階に達した証拠といえる．〈演ずる〉遊びが楽しめる段階の子どもの特徴といえる．この段階にいる子どもは，よくふざけ，いわゆる〈かまってもらう〉ことを好む．たまたま失敗したことを笑われると，それ以後，その失敗をわざと再現して，うけを狙おうとする子どももいる．

このように〈演ずる〉遊びには〈感じる〉遊びと違って，いつも他者への志向性が認められる．つまり他者のまなざしを意識することが，演ずることをよりおもしろくさせているのである．〈感じる〉遊びでは，ハンモックやブランコなどで実際の物理的空間を浮遊することが楽しみであった．〈演ずる〉遊びでは，その楽しみは自己の意識における浮遊に変わっていく．〈感じる〉遊びから〈演ずる〉遊びへの発展は，知的，社会・心理的な発達と同一歩調をとるものである（表 4・3-3）．

4・4・3　〈競う〉楽しさ

3歳児では走ることはできても，競い合って勝つことが走ることの動機にはなってはいない．養護学校の運動会などでは，逃げ足は速いくせに，前に人がいると追い抜けない子どもをよく見かける．綱引きで綱を引くと，引き返したりせず，引かれたほうについてきてしまう子どももいる．こういう子どもとは，押すとそのまま土俵から出てしまうので相撲にならず，またおしくらまんじゅうも成立しない．こういう子どもたちはいずれも競うことが遊びの動機になっていない．

1）対立を明確にするルール

競う遊びを英語でゲーム（game）というが，〈感じる〉遊び，〈演ずる〉遊びの遊びには

プレイ（play）ということばが使われる．欧米の言語ではこのプレイは，楽器を弾く，劇を上演する時にも使われるが，日本語ではハンドルに遊びがあるというように，機械の動きや心に少し余裕のある状態を〈遊び〉と呼ぶことがある．以下は西村による解説だが[76]，play（英），spielen（独），jouer（仏）には，ハンドルの遊びを意味する意味が含まれているとのことである．つまり遊ぶ時の手の動きは，仕事や身辺処理活動の時のような秩序だった手の使い方ではなく，楽器の演奏に見られるような余裕のある自由闊達な使い方だというのである．漢語においてもそのような区別があるとのことで，遊戯の〈遊〉は，遊民，遊泳などのように規範がゆるやかなものも表し，〈戯〉はもともと武器を意味し，秩序だった手の動きを表現するものとのことである．縁台将棋の指し手にも，駒を指す手に，団扇を使う仕草とは違う真剣さが垣間見られるのは，そこに勝負の要素が介在するからである．

　〈競う〉遊びには，感じる遊び，演ずる遊びと比べると，もう少し秩序立った形式があり，それが〈競う〉遊びの楽しさを生む基盤となっている．故金原亭馬生さんが得意としていた「笠碁」は，碁の「待った」から，大家の商人が大人げない喧嘩に発展してしまう噺であるが，へぼ碁でもあまり「待った」を繰り返していると，確かにおもしろくなくなってしまう．ゲームには方法，勝敗の判定などに何らかの基準が規定される必要があり，その規定を明確にする対立関係こそが〈競うこと〉をおもしろくしているものである．したがって〈競う〉遊びが楽しめるためには，勝つという目的意識，ルールの了解，〈ふりをする〉能力などが必要になってくる．〈演ずる〉遊びでも述べたように，〈ふりをする〉ことは虚構ではない．虚構でありつつ現実の自分もそこに現れるので，勝つことによって名誉心，意欲，自尊心が満たされる．しかし勝つことがまた〈競う〉ことのおもしろさを決定するものではない．素人将棋でも実力の差が歴然としていれば勝ってもそれほど面白くないように，能力が拮抗していることが競うことをおもしろくする条件となる．もっとも保育園児でもここら辺の理屈はよくわかっており，一方勝ちになりそうになると，変幻自在にルールを変えている．鬼ごっこで年少のものがすぐつかまってしまうことが重なると，「JちゃんとMちゃんはタイムあり」とか，「そこへ逃げるとつかまらない」不可侵の陣地を作るなどのハンディをすぐに発明してしまうのである．

2）〈競う〉遊びの発展

　競争心をあおり，挫折感をもたらすという理由から，小学校の運動会の種目から勝ち敗けが払拭されてしまったが，勝負の負けが悔しさ，挫折感をもたらすものであれば，その勝ちは自尊心を満たすものでもある．競う形にはいくつかの形式があるが，時間的な速さ，力，正確さなどの心身の能力を競う点にその原型がある．それが〈どっちが先か〉〈奪いあう〉〈的に当てる〉〈力をくらべる〉〈遠くへ投げる〉というような形で争われることが多い[77]．心身の機能を直接競う形から，結果としての作品のできばえや活動の質を競うという方向にその発展が見られるが，競う形がさらに進むと，チーム同士の競争のように仲間意識に基づいたり，相手が過去の自分自身であったりすることもある．なわとび，バレーボール

のラリーでは相手を負かすのではなく，自分達自身でつくった目標に向かって，なるべく長く続けることが共同のおもしろさになる．ここでは相手が受けやすいようボールを渡す技術が競われるのである．

3）遊びの中に見られるルール

河崎は，拾ったボールを近くにいる誰にでもかまわずぶつけてよいという激しい遊びの中に，観察された子どもの他者への配慮について報告している[78]．この遊びには特にルールらしきものは見当たらないが，よく観察するとボールをぶつける場所も顔を避けていたり，大きい子どもは年少児に手加減をする傾向が見られたという．つまり子どもたちは，人間関係のルールを自然に見つけるというのである．協力，援助，配慮，誠実などは，幼児期からの母子関係を中心とする対人関係に起源を持つものであるが，〈競う〉という関係の中で開花し，洗練されるといってよい．落語「笠碁」の後半は，ささいなことからひびが入ってしまった人間関係を修復する過程に焦点が絞られているが，大家の主人がなかなか素直に謝りに行けず，その心理が3, 4歳の幼児の喧嘩の仲直りを思わせるところが笑いを誘う．しかし大人の対人関係における修復の技能も，本質的にはこの頃に獲得するものである[79]．

4）楽しさを規定する枠組み

遊びの楽しみを規定する何らかの枠組みが考えられる．〈感じる〉遊び，〈演ずる〉遊びでは，物理的空間と心的空間という違いはあったが，〈浮遊する〉ことにそのおもしろさの本質があった．ブランコなどでの〈感じる〉遊びでは，放り出される感覚はブランコのロープ（物理的特質）によって規定されるのに対して，〈演ずる〉遊びではふりをする役が〈ふりをする自分〉の枠組みとなって，その楽しさが生まれている．〈競う〉遊びでも所属する社会の人間関係のあり方（ルール）がそこに枠組みとしてはたらいている（表4・3-4）．遊びは実生活と違って，何度でも試行錯誤することが許される場である．むしろこういう失敗を繰り返すことによって，適切な人間関係の維持への意欲と技術が学ばれていく．とりわけ遊びでは，自我のぶつかり合いが多くなるが，その機会が多い分だけ他者の視点を自らの行動の規範に取り入れるためのよい機会となる．

表 4・3-4　遊びの本質としての浮遊の枠組みの発展（岩崎, 1999）

	1.〈感じる〉遊び	2.〈演じる〉遊び	3.〈競う〉遊び
浮遊する空間	身体的・物理的空間	自己の内面空間	人的空間
規定する枠組み	遊具の形態・特質	イメージ	人との好意的な関係
	ブランコ	お母さんごっこ	追いかけっこ

4・4 遊びの発達

　ピアジェは遊びを〈練習遊び〉〈象徴遊び〉〈ルール遊び〉に分けて，これをそのまま遊びの発達の方向としている[80]（**表4・4-1**）．先に遊びの楽しさの要素として〈感じる〉〈演ずる〉〈競う〉をあげたが，〈感じる〉楽しみの中に表象レベルにおける遊びまでを含めた点を除くと，これらはピアジェ J の分類による遊びの内容にほぼ同調するものである．つまり〈練習遊び〉は〈感じる〉楽しみ，〈象徴遊び〉は〈演ずる〉楽しみ，〈ルール遊び〉は〈競う〉楽しみに相当すると考えてもよい．

　マックはピアジェの知的発達を軸に作業行動理論と感覚統合理論の考えを加え，それぞれの遊びに入力的要素と出力される機能に触れることによって遊びをより構造的に理解しようとしている（**図4・4-1**）[81]．遊びを心身の機能の総合としてとらえるライリー M は，遊びの発達の方向性に，① 探索行動，② コンピタンシー行動，③ 達成行動という概念を指標としている[82]．〈探索行動〉とは，感覚刺激に誘導される行動で，行動を主導する誘因が自己の外にある形式を持つものである．それに対して〈コンピタンシー行動〉とは，自己が結果の原因になりうることに楽しみを感じる行動の形式といえる．〈達成行動〉とはそれを目標として行う行動である．競争で他者に勝つという目標であったり，自分で作った目標に向かって挑むということであったりその目標はさまざまであるが，目標が達成された時，大きな満足が得られるような遊び方である．**図4・4-2**における入力とは，遊びの誘因や素材になるもの，出力とはその遊びによってもたらされる能力を意味し，中央の欄はその処理過程における中心的なはたらきを示すものである．ここでは〈感覚・運動遊び〉〈構成遊び〉〈社会的遊び〉という枠組みを階層的に並べているが，これは下位のものが上位のものの発達的基盤になっていることを意味している．この図を下敷きに，特に遊びの連続性に焦点を当てながら，遊びの発達を概観する．

4・4・1 感覚・運動遊び

1）感覚処理過程とその結果

　感覚・運動遊びとは，自らの運動や環境からの感覚刺激を楽しむ遊びである．はじめ偶然に行ったことがきっかけとなってこれを繰り返すようになるが，徐々にその結果を想定してものにはたらきかけるようになる（第1次循環反応→第2次循環反応）．感覚刺激が快く感じられるためには，それらが中枢神経系の処理能力の範囲内になければならないが，処理能力と感覚・運動経験との関係は相補的であり，感覚・運動遊びをすることによって

表 4・4-1 ピアジェによる遊びの分類 (ピアジェ, 1967)

遊びの種類	出現年齢	内容
1. 練習遊び	0～1歳	身振り，喋る，触る，壊すなど
2. シンボル遊び	2～6歳	模倣，役割ごっこ，想像など，象徴と虚構の遊び
3. 規則の遊び	7～12歳	協力，競争，義務を必要とする集団の遊び

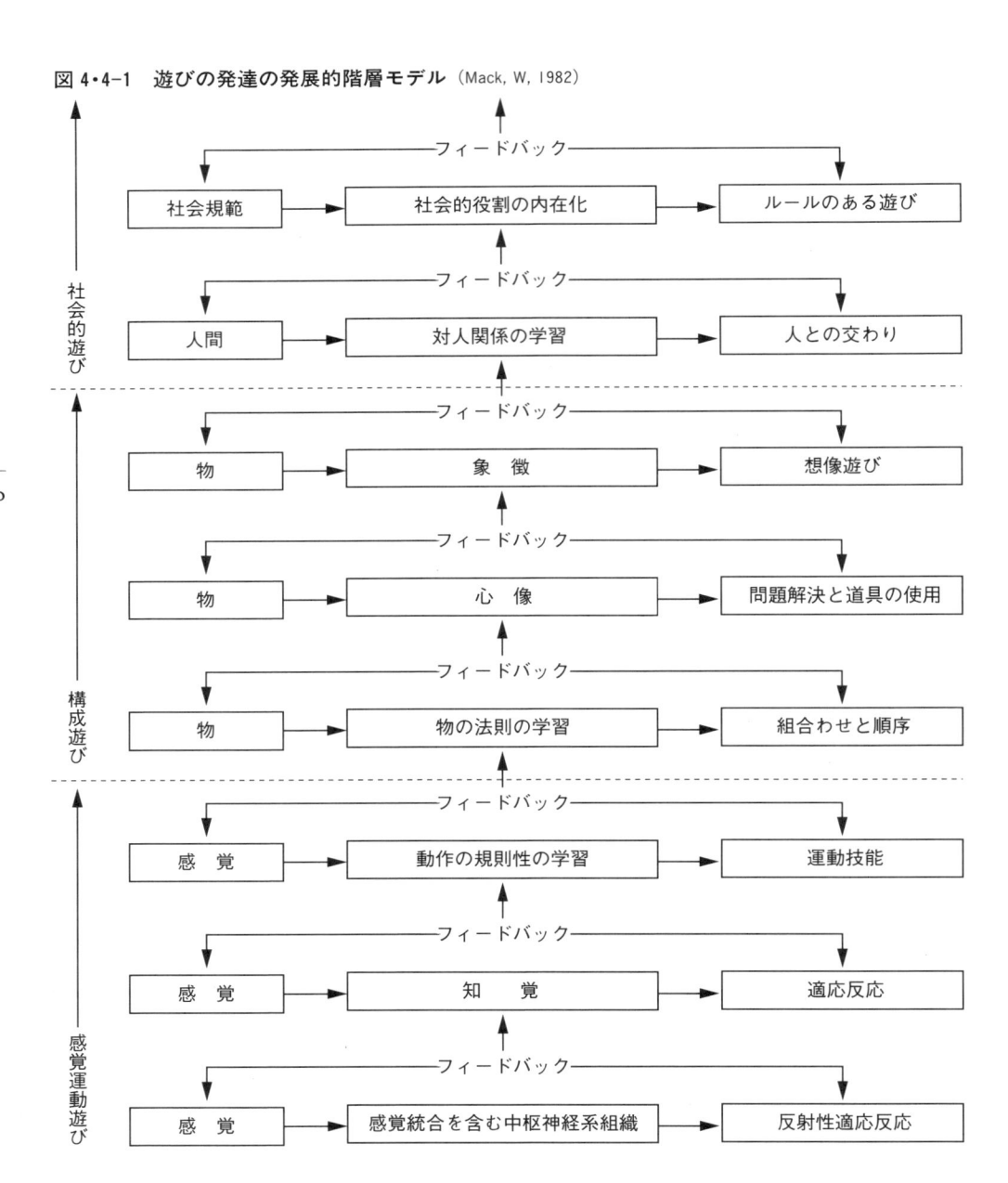

図 4・4-1 遊びの発達の発展的階層モデル (Mack, W, 1982)

社会的遊び
- 社会規範 → 社会的役割の内在化 → ルールのある遊び（フィードバック）
- 人間 → 対人関係の学習 → 人との交わり（フィードバック）

構成遊び
- 物 → 象徴 → 想像遊び（フィードバック）
- 物 → 心像 → 問題解決と道具の使用（フィードバック）
- 物 → 物の法則の学習 → 組合わせと順序（フィードバック）

感覚運動遊び
- 感覚 → 動作の規則性の学習 → 運動技能（フィードバック）
- 感覚 → 知覚 → 適応反応（フィードバック）
- 感覚 → 感覚統合を含む中枢神経系組織 → 反射性適応反応（フィードバック）

図4・4-2　遊びの発達段階 (Sparling, J. et al. 1984)

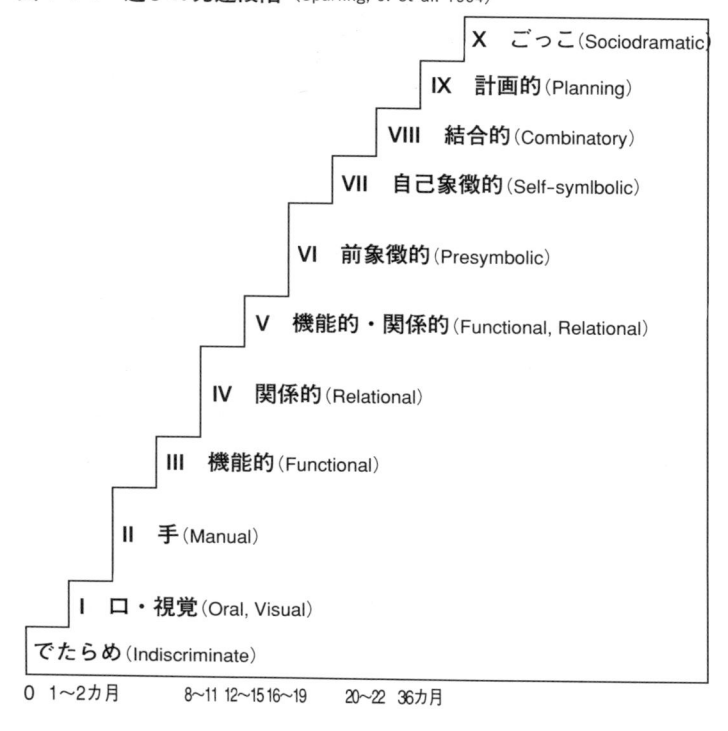

```
                              X    ごっこ (Sociodramatic)
                         IX   計画的 (Planning)
                    VIII  結合的 (Combinatory)
                  VII  自己象徴的 (Self-symlbolic)
              VI   前象徴的 (Presymbolic)
          V    機能的・関係的 (Functional, Relational)
       IV   関係的 (Relational)
     III  機能的 (Functional)
   II   手 (Manual)
  I    口・視覚 (Oral, Visual)
 でたらめ (Indiscriminate)
 0   1～2カ月    8～11 12～15 16～19   20～22  36カ月
```

感覚処理能力も高められていく．繰り返し行われることがこの遊びの特徴でもあり，ピアジェJがこれを〈練習遊び〉（practice play）と呼ぶ理由もそこにある．同じ刺激を求める遊びでも，〈対物遊び〉を〈身体遊び〉から区別して，対象遊び（object play）と呼ぶこともある．見ること，聞くことを楽しむ遊びを感覚・運動遊びと区別して〈受容遊び〉と呼ぶ研究者もいる．視覚のコントロールがよくなる6カ月過ぎから，ものを触ることより，見・聞きする楽しみが増えてくるが，その後，見・聞きすることの意味を想像することが受容遊びの中心になっていく．それゆえ受容遊びには，次の段階の構成遊びの要素を持つものも含まれる．

　視覚が諸感覚を代表するようになると動作が連続するようになり，ひとつの目的に向かってまとまりを持つようになる．操作方法をあらかじめ頭の中で描けるようになると，動作も自動化されてくる．〈蓋なら開ける〉〈ボタンなら押す〉〈ひもなら引く〉〈積み木なら倒す〉というように対象の機能にそってものを操作することができるようになるので，この遊びは〈機能的遊び〉（functional play）とも呼ばれる．

2）感覚・運動遊びの発達

　この遊びの原初的なものは，〈人の声〉〈物音を感じる〉〈動くものを見る〉など〈見・聞きすることを楽しむこと〉と，〈手・足を動かす〉〈声を出す〉〈指しゃぶりをする〉など〈身

体を動かす〉遊びがある（1〜4カ月）．身体遊びでは，はじめ寝返りをしたり，姿勢を変えたりするなど，からだをダイナミックに動かすことを楽しんでいる．触覚遊びもはじめ身体部分を触っていたものが，衣服，毛布など身のまわりにあるものを手当たり次第に触るようになり，その対象が身体部分から徐々にまわりのものに移っていく．ものをじっと見，追い続けることができるようになると，目で確認したものが手伸ばしの動機となり，手の方向を誘導するようになる．もの遊びでも，この感覚・運動遊びの段階では，〈触る〉〈いじる〉〈こする〉〈なめる〉〈叩く〉〈落とす〉など比較的，単純で瞬間的な動作が中心となる．

4・4・2　構成遊び

1) ものの法則性の理解とその結果

　感覚・運動遊びの中での探索行動は，ものの理解を促すと同時に，身体の各部分の位置関係（身体図式）の理解を助ける．対称的な姿勢がとれるようになると，両手を合わせそれを口へ持っていったり，頻繁に寝返るようになってくる．これらを通して，体の中心軸が自覚され，それを中心に身体の両側が分化してくる．空間関係もはじめは頭や身体を揺する範囲の中で，前・後が理解されているに過ぎないが，手を伸ばせるようになると，より広い範囲の中で上・下，左・右の位置関係を理解するようになる．さらに移動が機能的になると，ものと自己との距離も正確になる．左手で触るものが左というように，はじめ空間の理解は自己の動作の中に限定されているが，身体の位置関係の理解が外の世界に適用されることにより，もの同士の間で理解されるようになる．

　ものへはたらきかけることによってものにも変化が生じるが，その変化は時間感覚と原因—結果の感覚をもたらす．空間の理解には視覚がおもに関与するが，時間の理解には聴覚が大きく関与する．時間関係，因果関係も空間関係の理解と同様，はじめ自己の運動との関係から理解されているが，後には対象それ自体の変化に感じとれるようになる．

　以上のように，空間，時間，因果関係という枠組みを得ることによって，ものへのはたらきかけは新たな次元で楽しむことができるようになる．ものがもたらす感覚刺激だけではなく，もの同士の〈関係〉の操作が楽しさの中心になる（ものの法則の学習）．ものによっては，はたらきかけに対して一定の反応しか得られないものもあれば，多様な反応を見せるものもある．子どもはある予想を持ってものにはたらきかけその予想が実現すると，その楽しさがさらに増幅される．このように直接的な感覚刺激から内在化されたイメージが媒介となって，構成遊びは〈ふりをする〉遊びに発展する．

　イメージがさらに抽象化されると，ことば（概念）になる．概念の操作が楽しめるようになると，ことば遊びやことばのやりとりが頻繁になってくる．この遊びの範囲は広く2歳から7歳くらいまでに見られる遊びの多くに，この象徴的要素が見られる．マックはものの性質の理解，道具やおもちゃの操作から，イメージや概念の操作である〈ごっこ遊び〉

や〈空想遊び〉までを構成遊びの範疇に入れている．ピアジェはこの遊びを，文字通り象徴遊び（symbolic play）と呼んでいるが，その中には前操作的段階での能力を前提とするものまで含めている．ビューラーは構成遊びの中で，ふりをする遊びを〈想像遊び〉と呼び，構成遊びを〈製造遊び〉と呼んでいるが[83]，ものを作る楽しみの根底には，この〈想像遊び〉がある．

2）構成遊びの発達

ものの機能に沿ってものが扱えるようになり，〈握る〉〈つく〉〈押す〉〈引く〉〈回す〉〈つまむ〉ことができるようになる．それがふたつ以上のものの操作につながり，〈ものを打ち合わせる〉〈並べる〉〈積む〉〈壊す〉〈中に入れる〉〈取り出す〉こともできるようになる．ものの位置を変更したり，偶然に起こったことを再現したり，簡単な見本を摸倣したりする．さらに自分のイメージに合わせて，ものを組み合わせたり，並べ方を工夫したりする．こういう操作はおもちゃにも発揮され，おもちゃの受話器を耳元に持っていったり，おもちゃのスプーンで食べる格好をするなど，本来の機能通りにおもちゃを使えるようになる（8～11カ月）．

これらの動作を子どもが行う日常動作に重ねると，食べる真似，飲む真似になり，〈ふりをする〉ことに楽しみの比重が移ってくる（12～15カ月）．このふりを楽しむ感覚が，周りの対象に広げられると，人形に食べさせる真似をしたりするようになる．〈人形の髪をとかし，ベッドに寝かせ〉〈受話器を耳に当てて，ボタンを押す〉というように，その動作も複数になり，動作が連続するようになる（16～19カ月）．このように自分の中にあるイメージがふくらんでくると，積み木や棒をコップやスプーンに見立てて，ふり遊びをすることができるようになる（20～22カ月）．このふりが仲間と共有されることを〈ごっこ遊び〉という．こうなるとおもちゃに遊ばれるのではなく，自分で計画を立てて遊ぶようになる．3歳過ぎでは，具体物がなくても，自分の考えやイメージを他者と取り交わすことを楽しむようになる．

積み木，ブロック，粘土などが構成遊びの代表的玩具であるが，同じものを使っていても，叩いたり，なめたりするのであれば，それは感覚・運動遊びに留まるものである．ことばもやりとりの手段になっていないならば，構成遊びとはいえない．またこれらの遊びも，やりとりにより比重が置かれると，それは次の段階の社会的遊びということになる．構成遊びの中では，そこで得られる感覚刺激はむしろ選択的に抑制されていることが多い．

3）感覚・運動遊びから構成遊びへの移行における3つの壁

図4・4-3は遊びの発達を図式化したものであるが[84]，連続して発達するように見える遊びの発達も，楽しみの内容に注目するといくつかの段階に分けることができる．そしてその中に発達障害児が乗り越えにくい壁がいくつかある．

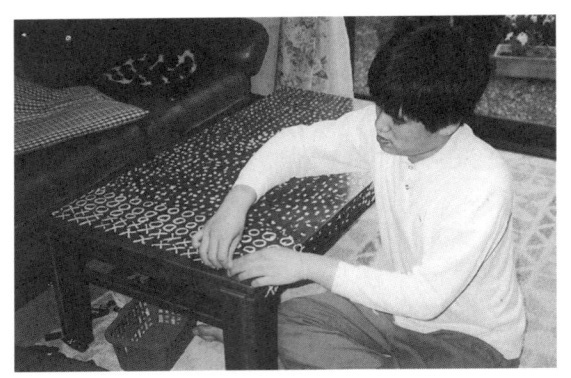

図4・4-3　粘土で自分のイメージしたことを再現するのが楽しみになっている

[第1の壁：自分の身体からものへ]

　感覚・運動遊びの中では，第Ⅱ期目での操作部位が口や目から手に移ること，触る対象が自分の身体からものに移るというふたつのことが，遊びをさらに発展させるかどうかのひとつの大きな分岐点である．入居施設における重度知的障害児の遊びを調査した報告によると，知能が低くなればなるほど，対物・対人遊びが少なく身体遊びが多く見られたという[85]．そして2歳以下の精神年齢では，おもちゃが提示されても身体遊びを減少させることが困難になってくることが報告されている．感覚・運動遊びは頻繁に繰り返される中で，そこから得られる刺激のフィードバックを得て，技能も徐々にスムーズになり，多彩になっていく．常同行動と呼ばれる行動は，この変化が起こらず身体遊びが停滞し定型化したものである．自分自身の身体で遊ぶことに留まる子どもたちは，もので遊ぶことが楽しみにならない．

[第2の壁：動作からもの同士の関係へ]

　ものへはたらきかけかけることによって，ものに変化が生じる．このようなものの変化に気づくようになると，ものへのはたらきかけはまた新たな次元での楽しみに拡大していく．ものから直接得られる感覚刺激だけではなく，もの同士が持つ〈関係〉そのものを操作することが楽しみとなる．子どもがある予想を持って，ものにはたらきかけるようになると，その予想の実現がさらに楽しみとなる．おもちゃを単にさわったり，引っ張ったりすることから，ふたつ以上のものを打ち合わせたり，並べたり，出し入れするようになると，この関係の操作が楽しみになってきた証拠である．さらに自分のイメージに合わせて，ものを組み合わせ並べ方を工夫するようになることもある（図4・4-3）．こういう構成的能力がなかなか芽生えてこない子どもたちもいる．20人の知的障害児の遊びを調べた報告は，精神年齢1歳以下では遊びがこの関係的な操作に発展しにくい点を指摘している[17]．

[第3の壁：ものの操作から〈ふり〉へ]

　第3の壁は，第Ⅵ期，前象徴的段階のものを何かに見立てることができるかどうかという点にある．こうなるともはやおもちゃに遊ばれるのではなく，自分で計画を立てて遊ぶ

という感じが強くなり，自分で望んで遊べるようになる．自閉症児などでは，比較的早く器用に積み木を並べたり，くるくる回すことはできるようになるが（第Ⅴ期，機能的・関係的段階），ここから第Ⅵ期，前象徴的段階に進むところに大きな壁ができる．自閉症児の遊びはふりをするなどの象徴性が見られない点で，知的障害児の遊びと質的に異なるといわれている．

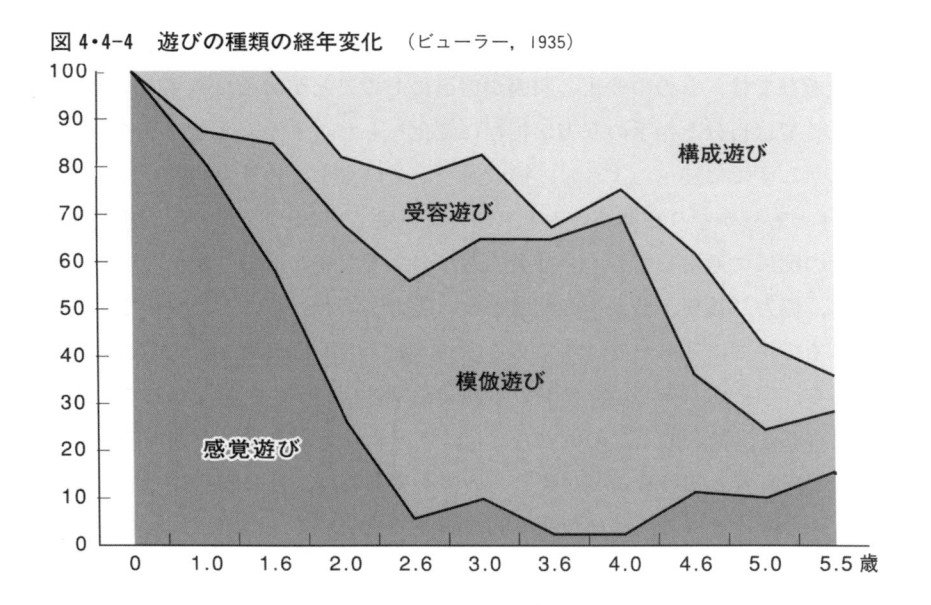

図 4・4-4　遊びの種類の経年変化　（ビューラー，1935）

4・4・3 社会的遊び

1）社会的遊びの中心的なはたらきとその結果

　社会的遊びとは人を人として意識し，人とのやりとりを楽しみとする遊びであり，感覚・運動遊び，構成遊びはともにこれに向う．人とのやりとりをするためには，共有できるイメージや概念がそれぞれに育っている必要があり，特に言語的なやりとりが重要な手段となる．構成遊びでは，ものの変化の原因が自己にあることがおもしろさの原因のひとつであるが，ここでは自分と相手の双方が相互に変化をもたらす原因となりうることが楽しみになる．しかしすでに述べたように，構成遊びがそのままこの社会的遊びに発展するわけではない．子どもはかなり初期から人とものとを区別しており[86]，親との信頼関係を同年代の子どもとの関係に適用していく．社会的遊びの主要な要素である競争の中で，自信と挫折を経験し，協力，義務，他人への配慮などの能力が培われることについては〈競う〉楽しさのところですでに述べたところである．この遊びの出現時期にも大きな幅があり，3歳半過ぎ頃から，学童期（7～12歳）における仲間遊びには，多かれ少なかれこの社会的遊びの要素が見られる．社会的遊びの例としては，ゲームなど競う遊びが代表的なものになるが，散歩などでも人と関わることが楽しみの中心であれば，社会的遊びといえる．

　以上マックの図にそって，遊びを発達的な順序で説明してきたが，これを遊びの発達の基本的な流れとして理解することは差し支えないが，これをひとつの直線的な連続として理解すべきではない．図4・4-4 はビューラーによる加齢に伴う遊びの種類の出現頻度を見たものである．出現率の変化によって確かに何らかの発達的傾向はうかがわれるものの，それぞれの出現時期は，重複しており，その出現期間もかなりの幅があることに注意する必要がある．

4・5 遊びの種類と遊具

4・5・1 遊びにみられる普遍的形式

　図 4・5-1 はウィーン美術史美術館所蔵，16 世紀のフランドルの画家ブリューゲルの〈子どもの遊び〉と題された絵である[87]．この中に 246 人の子どもが描かれており，当時の遊びが 91 描かれているという．このほか，19 世紀のイギリス，ヴィクトリア朝時代の子どもの遊びを紹介したグリナウェイの絵本[88]や嘉永年間の歌川芳虎の〈子ども遊びづくし〉という版画にも，その時代のその地域における子どもの遊びが描かれている[89]．それらの遊びと現代の子どもの遊び[90]を比較してみると[*21]，共通する遊びが多数存在することに気づく．子どもの遊びには，住宅事情，環境，風習など社会構造の変化に影響される側面もあるが，古今・東西に共通する普遍的な内容や形式を持つ部分もある．先に遊びの楽しさの分析で触れた〈感じる〉〈演ずる〉〈競う〉〈賭ける〉〈つくる〉などが遊びの基本的な形式とすれば，具体的な遊びや遊具にもいくつかの共通性が見られる（図 4・5-2〜4）．治療に用いる遊びをどのように思いつくかは，作業療法士自身の遊びの経験と想像力に負うところが大きいが，これらの普遍的な形式とその発達における順序などが自覚されていると，治療的な遊びを考える時の参考になる．

4・5・2 おもちゃと遊具

　遊びには，もの遊びと人と遊ぶ遊びがあるが，これらは平行して相互に作用しながら発展する．それゆえ人と遊ぶことにつまづきを持つ子どもでも，おもちゃを介して人との交わりを促していくことができる．またおもちゃで遊べない子どもも大人が介在すると遊べるようになることがある．おもちゃは遊びの素材であり，それが子どもとのやりとりの技術の代替えになるわけではないが，素材がよくてその品揃えも豊かであると，子どもとのやりとりを容易にすることは確かである．おもちゃは発達課題に見合うものでなければ，子どもはそれにおもしろいと感じないので，代表的なものが 2, 3 あればいいというものではなく，なるべく系統的に豊富に揃えておくべきものである．丈夫で優れたおもちゃは世代を越えて使え，発達障害の臨床現場では有力な武器になるものである．

[*21] 田沼武能，Hirayama, T. らの写真家が世界の遊びを紹介している．

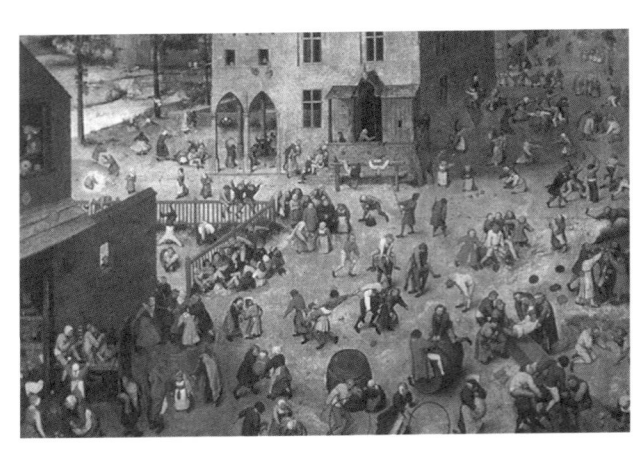

図4・5-1 子どもの遊び
(ブリューゲル)

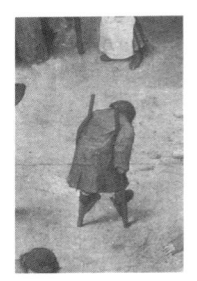

図4・5-2 竹馬にのる子ども
(ブリューゲル)

図4・5-3 竹馬
(春好斎北州,江戸時代,出典;江戸子ども分化研究会編.浮世絵のなかの子どもたち.くもん出版,1993)

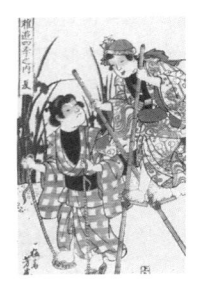

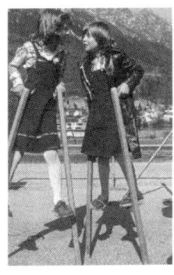

図4・5-4 竹馬にのるスイスの子ども
(出典:田沼武能.地球の子どもたち.朝日新聞社,1994)

表4・5-1 おもちゃとの関わり方の変化

0カ月	6カ月	1歳2カ月	2歳6カ月	4歳6カ月	6歳
(1) おもちゃとの出会い					
	(2) おもちゃに遊ばれている				
		(3) おもちゃに誘われて遊ぶ			
			(4) おもちゃと一緒に遊ぶ		
				(5) おもちゃを生かして遊ぶ	

4・5・3 おもちゃとの関わり方の変化

　表4・5-1は,就学前の乳幼児の主体性から見たおもちゃとの関わり方の変化を示すものであるが(松村,1978)[91],それぞれの時期でのおもちゃとの関係が適切な表題で記されている.

1) 第I期:おもちゃとの出会いの時期(誕生～6カ月)

　この時期では,視覚や聴覚を使って外の世界を発見すると同時に,自分の手を発見する時期である.最初は手で遊んでいたり,それを口へ持っていったりしているが,徐々に目が手を誘導するようになり,目と手を使っておもちゃへはたらきかけることが楽しみになる.

2）第Ⅱ期：おもちゃに遊ばれる時期（3カ月〜1歳2カ月）

　動くものを目で追い，見たものに盛んに手を伸ばすようになる．動作はおもちゃに誘われ，おもちゃがある限り動作が持続するが，おもちゃに振り回されて遊んでいる感じである．どこかに移動しようしても，途中におもちゃがあると，それにとらわれてしまう．手の操作が未熟なので自分のできる仕方でしかおもちゃで遊べない．

3）第Ⅲ期：おもちゃに誘われて遊ぶ時期（8カ月〜2歳6カ月）

　おもちゃで遊んでいるうちに，はたらきかけの違いによるおもちゃの変化が楽しくなる．基本的にはまだおもちゃに遊ばれているのであるが，因果関係，空間関係，時間などおもちゃの法則性に気づくようになると，おもちゃの好みが出てくるようになり，「こうしよう」というように意図的におもちゃで遊べるようになる．

4）第Ⅳ期：おもちゃと一体になって遊ぶ時期（2歳〜4歳6カ月）

　おもちゃの変化を予想してはたらきかけるようになり，それにしたがっておもちゃへの関心がさらに高まっていく．固有の使い方を要求するおもちゃも扱えるようになる．しかしおもちゃの性質を生かして遊ぶというより，まだおもちゃと自分がひとつになって遊んでいる感じである．

5）第Ⅴ期：おもちゃを生かして遊ぶ時期（4歳〜6歳）

　おもちゃを色々工夫したり，組み合わせたりして自分がそれらを変化させる主体となる．自分でものを操作するとともに，そのできばえを楽しむ．

4・5・4　遊びの種類とその育てる能力

　同じく松村は遊びを9つの領域に分類し，それぞれの領域での発達を具体的なおもちゃを例にとりながら簡略にまとめている．**表4・5-2**はそれらの遊びが伸ばすであろう能力の領域と能力の内容をまとめたものであり，**表4・5-3〜11**はそれぞれの領域における遊びの発達に即したおもちゃの使われ方を示したものである．

1）音楽リズム遊び

　最初はオルゴールなどのような柔らかな音や歌に聞き耳を立て，①音を聞くこと自体が楽しみとなっている．②1歳過ぎ頃から自分で音を出すことが楽しくなり，打つ，押す，吹くなど簡単な動作で音が出せるおもちゃを喜ぶようになる．③その音の出し方もはじめリズムが一定していないが，徐々にリズム感で出てくるようになり，リズムをとることを楽しむ．④6歳近くになるとリズムだけでなく，メロディーを模倣することが楽しみの中心になってくる（**表4・5-3**）．

表 4・5-2　遊びが育てる能力　(松村, 1978)

		遊びの種類	遊びが育てる能力
②認知面	①情意面	(1)音楽リズム遊び	→音楽を聞いたり，表現する能力
		(2)絵本遊び	→絵を理解し，楽しむ能力
		(3)ことば・数遊び	→思うことをほかに伝達する能力
		(4)造形遊び	→ものを創造したり，観察する能力
	③社会的側面	(5)構成・創造遊び	→ものをまとめる能力
		(6)探索・適応遊び	→問題を解決する能力
		(7)役割遊び	→人と自分の役割を理解する能力
		(8)協同・競争遊び	→他人とうまくやっていく能力
④運動能力面		(9)運動遊び	→技能や運動能力

表 4・5-3　音楽リズム遊びの発達

	6カ月～	1歳2カ月～	2歳6カ月～	4歳6カ月～6歳
(1)音楽リズム遊び	・楽しめる音 ・単純な操作で音が出る楽器	・リズム楽器 ・簡単な操作で音が出る楽器	・旋律楽器へ	・リズムと旋律の両方 ・歌いやすい歌
	・童謡 ・オルゴール ・がらがら	・太鼓 ・ラッパ	・木琴 ・キーボード	・ピアニカ ・ピアノ ・たて笛

表 4・5-4　絵本遊びの発達

	6カ月～	1歳2カ月～	2歳6カ月～	4歳6カ月～6歳
(2)絵本遊び	・取り外しができる絵本	・身近なものの写実的描写からものの特徴を捉えた描写	・空想が広がる絵本 ・話の筋が楽しめる絵本	・文字や数字が出てくる絵本
	・布絵本	・乗物，食べ物，日用品の絵本	・立体絵本 ・からくり絵本 ・童話絵本	・紙芝居 ・数絵本 ・ストーリー絵本

表 4・5-5　ことば・数遊びの発達

	6カ月～	1歳2カ月～	2歳6カ月～	4歳6カ月～6歳
(3)ことば・数遊び	・気持ちが引かれる玩具	・話しかけたくなるような玩具	・話しことばを促進する玩具	・文字や数字の学習を促す玩具
	・ぬいぐるみ ・キャラクター人形	・声，音を出す人形 ・声で動く人形	・電話器 ・音声録音玩具	・いろはブロック ・文字スタンプ ・文字ガード ・時計

図 4・5-6　抽象的な絵

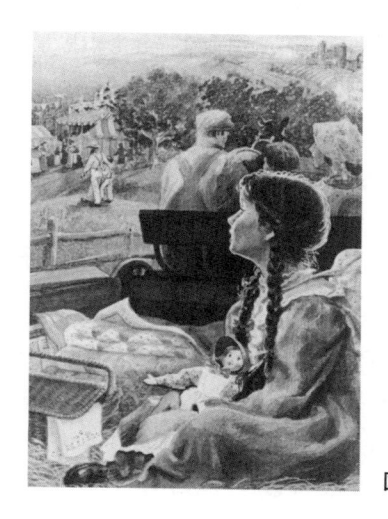

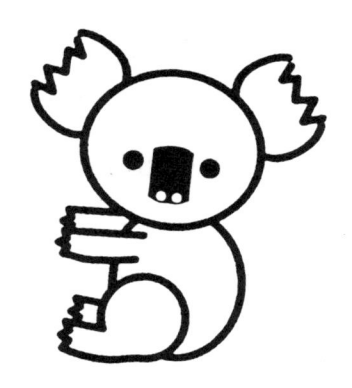

図 4・5-5　写実的な絵本

2）絵本遊び

　上肢機能が機能的になる6カ月過ぎから，盛んに見たものに手を伸ばし，手で確かめることが多くなる．① この時期には布絵本などのように，絵を取ったり貼れたりするような絵本や，触ると音が出る絵本などがよい．1歳過ぎくらいから絵本の中身をよくみるようになるが，② はじめは写真や写実的な絵のほうが子どもに分かりやすい（図 4・5-5）．またその内容も，食べものや身の周りの日用品など身近な題材のほうが理解しやすい．動物，乗りものなどは食べものや日用品と違って，まず絵を見てものの名前がいえるようになり，後で実物と出逢うことによってそれが定着する．2歳半頃から記憶がしっかりしてくるので，③ ストーリーのあるものも楽しめるようになる．実際にものに触らなくてもことばを聞いてストーリーを追うことができるので，紙芝居も見ていられるようになる．④ 文字や数字が出てくる絵本は表象化の機能が進んでくる4歳頃から楽しめるようになる（表 4・5-4）．

3）ことば・数遊び

　ことばはおもに人に向けられることが多いが，① 心地よい触覚刺激や，印象の強いおもちゃでも発声が誘発されやすい．② 1歳過ぎ頃から声や音が出る人形，声を出すと手足を動かす人形などで話しかけが誘発される．③ 電話などもジェスチャーとともに発語を促すおもちゃとなる．④ 4歳過ぎ頃から文字や数字を口に出していうことが楽しくなると，触ったり並べて楽しんでいたカードやブロックなども，文字を読んで遊べるようになる（表 4・5-5）．

4）造形遊び

　1歳前では，① 手で直接塗りたくったり，こねまわすだけで筆記用具で描くことがむずかしいが，1歳過ぎ頃から ② クレヨンを握りしめてなぐり描きをするようになる．しかし

はじめは手の動きが瞬間的で，方向がコントロールされていないのでなぐり描きも点描きになっていることが多い．③2歳半過ぎ頃からものを使って立体的なかたちをつくることができるようになるが，かたちが保存しやすいという点で，はじめは砂よりも粘土のほうが扱いやすい．4歳過ぎ頃から手首のコントロールがよくなるので，④筆を使って絵が描けるようになる（**表4・5-6**）．

5）構成・創造遊び

6ヵ月過ぎ頃から，①手に触れるものは何でも握り，叩いたり，振ったりするが，1歳過ぎ頃からものとものとの位置関係が意識されるようになると，②ものを並べたり，積んだりすることに興味を持つようになる．2歳半過ぎ頃からその並べ方も自分で工夫するようになり，③自分のイメージにそって構成することが楽しくなる．4歳過ぎ頃から④他児と協力してものが作れるようになる（**表4・5-7**）．

6）探索・適応遊び

楽しめる対象は手の操作性が向上するにつれて変化するが，最初は〈突く〉〈押す〉〈引く〉など単純な動作で変化するものを好む．①はたらきかけに対してものが揺れたり，転がったりする変化そのものが楽しいが，最初は画一的な変化のほうが分かりやすい．②次第にものに変化をもたらす自己のはたらきかけそのものが楽しくなる．ものの関係性が理解されるようになってくると，ものから得られる刺激よりも，③もの同士の因果関係を発見することのほうがより楽しくなってくる．4歳過ぎ頃からは決まりきった遊び方ではなく，④自分でいろいろ工夫して変化を作ることがおもしろくなる（**表4・5-8**）．

7）役割遊び

イメージができてこないと，遊びもその〈ふり〉をしたり，役割ごっこというようなかたちにはなりにくい．1歳前では，①母親を介して，心地よい刺激をもたらすぬいぐるみなどと遊ぶことができる．②動物のぬいぐるみなどを素材にした話のやりとりが楽しめるようになって，次第にものにも話しかけるようになる．2歳を過ぎる頃になって〈ふり〉をする遊びができるようになる．③おもちゃの電話などを実物に見立てて遊べるようになる．さらに④自分や家族の生活動作をそこに反映させて，人形を相手にミルクを飲ませる，髪をとかす，服を着せるなど人形を相手に世話をすることができるようになる（**表4・5-9**）．

8）協同・競争遊び

1歳以前では，①単に場所を共有しているだけで，相互交渉はほとんど見られないが，②乗りものや，揺れ遊具などに一緒に乗ったりする体験を重ねることにより，次第に他児を意識するようになる．またそれと同時に，③スイッチを押して，ふたをあけるというように順番があるおもちゃで数多く遊んで，おもちゃの仕組みを理解するようになる．④他

表 4・5-6　造形遊びの発達

(4)造形遊び	6カ月〜	1歳2カ月〜	2歳6カ月〜	4歳6カ月〜6歳
	・かき混ぜるもの	・描けるもの	・思う通りに作れる素材，道具	・作る動作の拡大を促す素材，道具
	・水 ・砂 ・泥	・フェルトペン	・シャベル，バケツ，じょうろ，ふるい ・粘土	・絵の具 ・テープ ・折り紙 ・ビーズ

表 4・5-7　構成・想像遊びの発達

(5)構成・想像遊び	6カ月〜	1歳2カ月〜	2歳6カ月〜	4歳6カ月〜6歳
	・つかみやすい積み木	・積みやすい積み木	・考えながら使うもの	・他児と協力して作るもの
	・軽く，手のひらに入る積み木	・たる型積み木 ・ブロック	・組み積み木 ・ドミノ	・大型積み木 ・レゴ

表 4・5-8　探索・適応遊びの発達

(6)探索・適応遊び	6カ月〜	1歳2カ月〜	2歳6カ月〜	4歳6カ月〜6歳
	・ゆっくりした動きの玩具 ・固有な性質を保って変化する玩具	・簡単な操作で動かせる玩具 ・筋道が分かる玩具	・構造に興味を持たせる玩具	・変化が作れる玩具 ・筋道を考えさせる玩具
	・自動車 ・起きあがり小法師 ・ビジーボード	・ミニカー ・汽車遊び	・プラレール ・リモコン自動車 ・型はめ→パズル	・ジオラマ ・あぶり出し

表 4・5-9　役割遊びの発達

(7)役割遊び	6カ月〜	1歳2カ月〜	2歳6カ月〜	4歳6カ月〜6歳
	・誰かに似て親しめる人形	・触れあえる人形 ・社会的な関係を体験する玩具	・友達になって遊べる人形 ・社会的な行動を誘う玩具	・役をつけて遊べる人形 ・鑑賞用人形 ・社会的関係を理解する玩具
	・ぬいぐるみ ・布の人形	・ぬいぐるみ（大）	・おしゃべり人形 ・買物ごっこ ・一人電話 ・ままごとセット	・着せ替え人形 ・職業ごっこ

表 4・5-10　協同・競争遊びの発達

(8)協同・競争遊び	6カ月〜	1歳2カ月〜	2歳6カ月〜	4歳6カ月〜6歳
	・他の子どもと場所を共有する	・一緒に遊べる遊具	・順序が覚えられる玩具	・ルールがあって集団で楽しめる玩具
	・砂場 ・遊びのコーナー	・滑り台 ・プール	・ゲーム ・パチンコ	・TVゲーム

表 4・5-11　運動遊びの発達

(9)運動遊び	6カ月〜	1歳2カ月〜	2歳6カ月〜	4歳6カ月〜6歳
	・手足の動きを促す玩具	・手足の動きと姿勢の保持を促す	・粗大運動とバランス感覚を育てる	・巧緻動作，協調動作を促す遊具
	・起きあがり小法師	・かたかた ・木馬 ・プルトイ	・三輪車類 ・ボール類 ・ブランコ ・サーキット	・バッティング ・ローラースケート

児と遊ぶことが楽しくなること，遊びの仕組みが分かるようになってはじめて，他児と競争することが楽しみとなる（**表 4・5-10**）．

9）運動遊び

6カ月以前では腹臥位，坐位などをとらせてたり，自ら姿勢を変換するようなはたらきかけがよい．そこで，① 子どもは体重移動といろいろな姿勢からの手伸ばしを経験することになる．② 姿勢バランスを余裕を持って保てるようになると，高低のある3次元の空間を移動したり，前進すること自体が楽しみになってくる．さらに，③ 支持面が不安定な所，狭い所，高い所などより高度なバランスと全身の協調を要求するような遊びが楽しめるようになる．4歳過ぎ頃から，④ 粗大な運動から協調性，巧緻性などいわゆる技能が要求されるような遊びが楽しみとなる（**表 4・5-11**）．

4・5・5　それぞれの発達段階で遊ばれるおもなおもちゃ

表 4・5-12, 13 はおもちゃを発達的に見たものである．**表 4・5-12** は年齢別に好まれるおもちゃを並べたものであるが，**表 4・5-13** はそれをさらに各発機能別に並べ直したたものである．

表 4・5-12　発達年齢からみたおもちゃ遊びの種類（岩崎，1999）

年齢	内容
3カ月	・音と一緒に，回転したり，揺れたりするもの（メリー類など） ・ぴかぴか光るもの
〜6カ月	・軟らかな材質で握りやすいもの（ウレタン，毛糸，スポンジ製の縫いぐるみ） ・振ると音が出るもの（唖鈴型のがらがら） ・握りやすく，振ると動くもの ・つつくと動き，離すと元に戻るもの（起きあがり小法師）
6カ月〜1歳	・単純で大きく，カラフルな絵本 ・いろいろな材質の丸や四角の積み木（木製，プラスティック，ウレタン） ・つかめるもの（紐，布，スポンジ片） ・つまんで引き出せるもの（ティッシュペーパー） ・握って振ると音が出るもの（唖鈴型より複雑な形のラトル） ・絞るとへこんだり，音がでるもの（スクイーズトイ） ・生活に関連する道具のおもちゃ（スプーン，カップ） ・取り出せるもの（入れ子式の重ねコップ） ・ゆっくり動くもの（風船） ・音の出るもの（オルゴール） ・叩くと音がでるもの（太鼓） ・容器の開け閉め（蓋のついた箱）
1〜1歳6カ月	・容器からのものの出し入れ（箱に入ったブロック） ・ひもを引くと動くもの（プル・トイ） ・積み重ねることができるもの（積み木） ・はめる，差し込むおもちゃ（ペグボード，はめ絵，パズルボックス） ・押すと音が出て動くもの（カタカタ） ・砂をすくったり，入れたりする道具（シャベルとバケツ） ・両手で持つ大きいブロックやボール ・生活に関連する道具（鍋，スプーン，コップ） ・ハンマーで叩くもの（もぐら叩き） ・日常生活で見られる身近な品物がのっている絵本 ・縫いぐるみ，人形（いろいろの形，色，素材） ・動くおもちゃ（自動車，バス） ・子どもの歌
1歳6カ月〜2歳	・滑り降りるもの（滑り台） ・よじ登れるもの（階段，ジャングルジム） ・揺れる乗りもの（揺れ木馬，揺り椅子） ・両手で持たなければならない大きく少し重いもの（木製ブロック） ・縫いぐるみ，人形（いろいろの形，色，素材） ・動くもの（車，バス） ・閉めたり，開けたりすることができるもの ・形を見てさし込むもの（はめ絵） ・大きさに沿って順番に入れるもの（入れ子カップ） ・叩くもの（ハンマー） ・ページをめくるもの（絵本） ・短いお話を聞くこと
2歳	・揺れる乗り物（揺れ木馬，揺り椅子，ブランコ） ・滑り降りるもの（滑り台） ・登ったり，中に入ったりするもの（大きな段ボール箱） ・乗ってこぐもの（三輪車） ・実物の形をした乗りもの（トラック，電車） ・投げたり，転がしたりするもの（いろいろな大きさのボール） ・生活に関連する道具（電話，ままごとの食器，その他の生活用品） ・砂をすくったり入れたりする道具（バケツ，シャベル，ふるい） ・叩くもの（ペグをハンマーで叩く） ・叩いたり，こすると音が出る楽器（太鼓，マラカス） ・描くもの（クレヨン，紙，絵の具，筆） ・絵を見てはめるもの（はめ絵） ・はさみで切ること（鋏と紙） ・こねて形を作るもの（プレイドー，紙粘土，クッキーの型抜き） ・手で塗りたくるもの（フィンガーペインティング） ・抱くもの（いろいろなサイズの縫いぐるみ，人形） ・並べたり，めくったりできるもの（カード） ・水遊び（プール，水道） ・歌うこと（子どもの歌）

	・見るもの（身近なものがのっている絵本） ・公園，動物園，遊び場などに行くこと
3歳	・揺れる乗りもの（揺れ木馬，揺り椅子，ブランコ） ・滑り降りるもの（滑り台） ・乗って運転するもの（三輪車，車） ・とったり，貼ったりできるもの（シール絵本） ・描くもの（筆，絵の具，フィンガーペインティング） ・形を見て差し込むもの（8片以上のはめ絵） ・叩いてリズムをとる楽器（太鼓，マラカス） ・いろいろな手の操作で音の出るおもちゃ ・吹くもの（ラッパ，しゃぼん玉） ・電車セット ・ひも通し ・ドミノ ・踊ること（ふりのついた歌） ・動物園，公園へ行くこと ・買物，探検に行くこと
4歳	・形を見てさしこむもの（幾何学模様のはめ絵） ・形を見て並べるもの（幾何学模様の積み木） ・実物に似たもの（トラック，飛行機） ・自分で並べたり配置するもの（ドールハウス） ・操作できるもの（荷台の上げ下げができるダンプカー） ・バチで叩く楽器（シロホン） ・ごっこ遊びをするもの（ままごとセット） ・登ったり，なかに入ったりするもの（大きな段ボール箱） ・形をつくるもの（紙粘土） ・折るもの（色紙） ・お話ごっこ
5歳	・跳び跳ねるもの（縄跳び） ・ふりをするもの（着せ替え，ままごとセット，おもちゃの兵隊） ・こいで進むもの（スクーター） ・吹いて音を出すもの（ラッパ，笛） ・絵を見てはめるもの（ジグソーパズル） ・自然環境を見に行くこと ・生き物と接すること（魚，鳥，動物）
6歳	・糸を通すもの（ビーズ） ・のって運転するもの（自転車） ・描くもの（塗り絵） ・狙ってものを操作するもの（バッティング，ボーリング） ・手をよくコントロールして動かすもの（魚つりセット） ・指で弾くもの（おはじき） ・描く，作る（クレヨン，粘土，レゴ） ・リズムをとって音を出すもの（打楽器） ・バランスをとるもの（平均台） ・実際の社会的な機能を果たす場所へ行く（消防署，図書館，お店）
7歳	・ドールハウス ・ドミノ ・ヨーヨー ・コマ ・ゲーム盤 ・凧 ・ジグソーパズル
8歳〜12歳	・ゲーム盤，TVゲーム ・プラモデル ・切手，コイン，石の収集 ・木工道具 ・指人形 ・カード ・ボール遊び

表 4・5-13　機能別にみたおもちゃ遊びの発達 (岩崎, 1999)

	3カ月	6カ月	9カ月	1歳
見る	メリー類, 光る	吊り下げ玩具	絵本	
手・腕		ラトル類 触る, 握るもの 起きあがり小法師 ビジーボード	ぬいぐるみ, ボール 積み木 (手に入るもの) スクイーズ・トイ 引く, 押すと動くもの (自動車, ダックボール)	
指			入れるもの 指先でつまむもの 叩くもの	
聴く			オルゴール, 子どもの歌	

	1歳6カ月	2歳	3歳	4歳	5歳	6歳
操作	容器からの出し入れ, 容器の開け閉め					
	入れ子		紐通し, はさみ			
	ペグボード, はめ絵			8片以上のはめ絵		ジグソーパズル
	自動車		プラレール, パズル	ジオラマ		
	ブロック, ジョイント遊び, 組み積み木, レゴ			大型積み木		
	イタズラボックス→動かすおもちゃ					
	縫いぐるみ, 人形→話しかける人形			→ポーズ人形→着せ替え		
	ままごと道具		電話	→ドールハウス		
	水遊び, 砂遊び		クレヨン, 粘土, 砂遊び道具	→絵の具, 折り紙		
			カード	ゲーム		
	ピアノ, 太鼓, ラッパ		カスタネット, マラカス, キーボード		シロホン	ハーモニカ, 縦笛
見る・聴く	布絵本→絵本 (写実的, 身近なもの) →シール絵本→立体絵本→ストーリーのある絵本→字のある絵本					
	子どもの歌			振りのついた歌		
		お話を聞く			お話ごっこ	
粗大運動	引く・押すおもちゃ					
			揺れ木馬			縄跳び
			滑り台, ジャングルジム			
			ブランコ			
			三輪車			スクーター
		砂場		段ボールの家, プール, 公園, 買物, 探検	ペット	

1) Takata N (1969). The play history. *Am J Occup Ther*, 23, 314-318.
2) ノックス S (山田孝訳, 1981).「遊びの尺度」pp. 311-335. 協同医書出版.
3) Parten MB (1993). Social play among school children. *Journal of Abnormal Psychology*, 28, 136-147.
4) Bledsoe N & Shepherd J (1982). A study of reliability and validity of a preschool play scale. *Am J Occup Ther*, 36, 783-788.
5) Morrison C, et al (1991). The contribution of motor skills and playfulness to the performance of preschoolers. *Am J Occup Ther*, 45, 687-694.
6) Behnke C & Fetkovich M (1984). Examining the reliability and validity of the play history. *Am J Occup Ther*, 38(2), 94-100.
7) Harrison H & Keilhofner G (1986). Examining the reliability and validity of a preschool play scale. *Am J Occup Ther*, 40, 167-175.
8) Kielhofner G et al (1983). A comparison of play behaviors on non-hospitalized and hospitalized children. *Am J Occup Ther*, 37, 305-312.
9) Howard A (1986). Developmental play ages of physically abused and non-abused children. *Am J Occup Ther*, 40, 691-695.
10) Bundy A (1986). A comparison of the play skills of normal boys and boys with sensory integrative dysfunction. *The Occupational Therapy Journal of Research*, 9, 84-100.
11) Clifford J & Bundy A (1989). Play preference and play performance in normal boys and boys with sensory integrative dysfunction. *The Occupational Therapy Journal of Research*, 9, 202-217.
12) Shepherd J et al (1994). Play skills of preschool children with speech and language delays. *Physical & Occupational Therapy in Pediatrics*, 14 (2).
13) Sparling J et al (1984). Play techniques with neurologically impaired pre-schoolers. *Am J Occup Ther*, 38(9), 603-612.
14) Anderson J et al (1987). Integrating play in neurodevelopmental treatment. *Am J Occup Ther*, 41(7), 412-426.
15) Esdaile S (1996). A play focused intervention involving mothers of preschoolers. *Am J Occup Ther*, 50(2), 113-123.
16) Wulff SB (1985). The symbolic and object play of children with Autism. S Review. *Journal of Autism and Developmental Disorders*, 15 (2), 139-148.
17) Murphy, G., et al (1985). Increasing simple toy play in profoundly mentally handicapped children. 1. Training to play. *Journal of Autism and Developmental Disorders*, 15(4), 375-388.
18) 渡辺勧持, 他(1976). 最重度精神遅滞児のあそびと遊具. 発達障害研究. 1(2), 123-132.
19) アンリオ J (佐藤信夫訳, 1986).「遊び」p. 131. 白水社.
20) 西村清和(1990).「遊びの現象学」p. 19. 頸草書房.
21) Bundy A (1993). Assessment of play and leisure：Delineation of the problem. *Am J Occup Ther*, 47 (3), 217-222.
22) ハートレイ R, 他（上田礼子訳, 1989).「子どもの発達と遊び」pp. 1-16, 岩崎学術出版社.
23) マイケルマン S(山田孝訳, 1981). ライリー M, 遊びと探索学習. pp. 193-257. 協同医書出版.
24) シャノン P (山田孝訳, 1981). ライリー M「遊びと探索学習」pp. 357-387, 協同医書出版.

25) アラン（森有正訳，1990）．「定義集」p. 131．みすず書房．
26) プラトン（森，池田，加来訳，1976）．「プラトン全集13」法律．p. 424．岩波書店．
27) シラーF（浜田正秀訳，1982）．「西洋の教育思想9」美的教育．玉川大学出版部．
28) ブーバーM（稲葉稔・佐藤吉昭訳，1969）「哲学的人間学」みすず書房．
29) 大沢正道（1984）．「遊戯と労働の弁証法」p. 138．紀伊國屋書店．
30) フィンクE（千田義光訳，1976）「遊び―世界の象徴として」せりか書房．
31) 西村清和：前掲書．p. 28
32) 町沢静夫，吉本隆明（1986）．「遊びと精神医学」pp. 222-227．創元社．
33) 梅津八三，他編（1981）．「新版心理学事典」平凡社．
34) マルクーゼH（南博訳，1958）．「エロス的文明」紀伊國屋書店．
35) パスカル（松波信三郎訳，1965）．「パンセ」pp. 127．河出書房．
36) 牛島定信・北山修編（1995）．「ウィニコットの遊びとその概念」p. 63．岩崎学術出版社．
37) エリクソンEH（仁科弥生訳，1977）．「幼児期と社会Ⅰ．」pp. 285-301．みすず書房．
38) Groos K (1898). *Play of man*. New York. D. Appleton.
39) Robinson A (1977), Play：The arena for acquisition of rules for competent behavior. *Am J Occup Ther*, 31(9). pp. 248-253.
40) 大島清（1989）．「脳が快楽するとき」p. 38．情報センター出版局．
41) エインスワースS（依田明訳，1983）．「アタッチメント：情緒と対人関係の発達」金子書房．
42) 小嶋謙四郎（1983）「乳児期の母子関係―アタッチメントの発達」医学書院．
43) ダンJ（古澤頼雄訳，1979）．「赤ちゃんときげん」．p. 32．サイエンス社．
44) モンタギューA（佐藤・他訳，1977）．「タッチング」p. 154．平凡社．
45) ニューマンB＆P（福島訳，1990）．「新版生涯発達心理学」p. 136．川島書店．
46) アクスラインV（小林治夫訳）．「遊戯療法」岩崎学術出版社．
47) 増田靖弘監修（1989）．「演ずる遊びの解説」遊びの大辞典．p. 361．東京書籍．
48) 増田靖弘監修：前掲書．p. 643.
49) 増田靖弘監修：前掲書．p. 871.
50) Kielhofner G (1980). A model of human occupation, Part 1：Conceptual framework and content. *Am J Occup Ther*. 34. pp. 572-581.
51) Kielhofner, G：A model of human occupation, Part 2：Onto genesis from the perspective of temporal adaptation. *Am J Occup Ther*, vol. 34, pp. 657-663.
52) ライリーM（山田孝訳）．前掲書．pp. 139-181，pp. 179-180
53) ピアジェJ（大伴茂訳，1956）．「臨床児童心理学Ⅲ」児童道徳判断の発達．同文書院．
54) 河崎道夫（1996）．「あそびのひみつ」p. 83．ひとなる書房．
55) 佐佐木信綱（1948）．「梁塵秘抄」p. 146．好學社．
56) Jホイジンガ（里見元一郎訳，1974）．「ホモ・ルーデンス」p. 31．河出書房新社．
57) Rカイヨワ（清水・霧生訳，1970）．「遊びと人間」pp. 19-55．岩波書店．
58) Jアンリオ（佐藤信夫訳，1986）．「遊び」pp. 59-74．白水社．
59) 増田靖弘監修：前掲書．p. 50.
60) 湯浅泰雄（1998）．「身体論」p. 22．講談社学術文庫．
61) 鎌田東二（1994）．「身体の宇宙誌」pp. 23-24．講談社学術文庫．
62) Kagan J (1971). *Change and continuity in infancy*. Wiley.
63) 野村雅一（1994）．「ボディランゲージを読む」（桂枝雀：枝雀落語と身振り）．pp. 306-309．平凡社．
64) 山田洋次（1984）．「映画を作る」p. 63．国民文庫．大月書店．
65) レスタック（河内十郎訳，1981）．「脳の人間学」新曜社．

66) 清水民子 (1988). 遊びと保育. 特集「保育を考える」. 教育と医学. 慶應通信.
67) 伊藤良子 (1991).「いないいないばあ」はなぜ面白いのか. 山崎愛世・心理科学研究会編著「遊びの発達心理学」p. 11. 萌文社.
68) アラン J, 他 (1986).「情緒育ち・育て方」p. 13. 全国心身障害児福祉財団.
69) アフォルター FD (冨田昌夫監訳, 1993).「パーセプション」p. 7. シュプリンガー・フェアラーク東京.
70) 山田洋次：前掲書. p. 178, p. 184.
71) ヴィゴツキー L (柴田義松, 森岡修一訳, 1976).「児童心理学講義」p. 30. 明治図書.
72) 河崎道夫 (1996).「あそびのひみつ」p. 200. ひとなる書房.
73) 河崎道夫：前掲書. p. 157.
74) 上山真知子 (1991).「つもりの伝えあい」遊びの発達心理学.「ごっこ遊びの会話」山崎愛世・心理科学研究会編著. p. 86. 萌文社.
75) 西村清和：前掲書. p. 57.
76) 西村清和：前掲書. p. 20.
77) 増田靖弘：前掲書. p. 59.
78) 河崎道夫：前掲書. p. 99.
79) エリクソン EH (仁科弥生訳)：前掲書. p. 331.
80) ピアジェ J (大伴茂訳, 1967).「遊びの心理学」黎明書房.
81) Mack W (1982). A synthesis of occupational behavior and sensory integration concepts in theory and practice, part 1. theoretical foundations. *Am J Occup Ther*, 36 (6). pp. 365-374.
82) ライリー M (山田孝訳, 1981).「遊びと探索学習」協同医書出版.
83) Büler C (1935). *From birth to Maturity*. Kagan Paul, Trench, & Co., Ltd.
84) Anderson J, et al (1987). Integrating play in neurodevelopmental treatment. *Am J Occup Ther*, 41 (7), pp. 421-426.
85) 渡辺勧持, 他 (1976). 最重度精神遅滞児のあそびと遊具. 発達障害研究. 1, (2), pp. 123-132.
86) バウワー. TGR (鯨岡峻訳, 1982).「ヒューマン・ディベロプメント」p. 386. ミネルヴァ書房.
87) ブリューゲル P (1972).「ブリューゲル P」p. 60. 美術出版社.
88) グリナウェイ K (岸田衿子訳, 1993).「ケイト・グリナウェイの遊びの絵本」立風書房.
89) 江戸子ども文化研究会編 (1993).「浮世絵のなかの子どもたち」くもん出版.
90) 田沼武能 (1994).「地球星の子どもたち」朝日新聞社.
91) 松村康平 (1978). 子どものおもちゃと遊びの指導. 保育学講座 7. pp. 64-65. pp. 150-176. フレーベル館.

5

子どもの養育支援態勢

5・1 養育支援としての作業療法 172
 5・1・1 育児の意味 172
 5・1・2 育児が問われる時 173
 5・1・3 個別的な問題としての親子関係 173
 5・1・4 親子関係を規定するもの 174
 5・1・5 親と子の自立の過程 176
 5・1・6 子どもの障害受容の過程 176
 5・1・7 親の初期の悩みの本質 179
 5・1・8 障害受容が意味すること 179
 5・1・9 育児の援助者としての作業療法士 180
 5・1・10 障害児のきょうだいに対する配慮 181
5・2 チーム医療 182
 5・2・1 チーム医療の必要性 182
 5・2・2 固有の視点と共有すべきもの 182
 5・2・3 目的達成型解決のすすめ 182
 5・2・4 〈意志決定〉過程における問題点 183
 5・2・5 臨床におけるチームワークのあり方 183
 5・2・6 チーム医療の中の作業療法士の役割 184
5・3 障害児支援の社会制度 185
 5・3・1 心身障害児福祉施策の根本理念 185
 5・3・2 障害の軽減や改善に向けられた支援 186
 5・3・3 家庭での介護に向けられた支援 187
 5・3・4 心身障害児の学校教育 188
 5・3・5 心身障害児の療育をする家族への経済的支援 188
 5・3・6 社会参加を促進するサービスや施策 189
 5・3・7 施設サービス 189

5・1 養育支援としての作業療法

5・1・1 育児の意味

　人は自力で生存していくだけの力を持たないまま誕生を迎えるので，人間の出生は生理的に未熟な状態での誕生と呼ばれることがある[1]．これに対して，進化の過程で大きくなりすぎた頭蓋のまま産道を無事に通過するためには，胎生40週前後で生まれる必要があったという説明がある[2]．しかし自立までに長い養育期間がかかる理由は，別の角度から考えることもできる．未成熟状態での誕生を育てられるべき能力という点から眺めると，それは未熟なまま生れ，親と対面しながら長い期間をかけなければ育たないような能力が人に求められているからともいえる．

　乳児は生れながらにして，危険の回避や，摂食をはじめとする生命維持に有利な反射機構を備えていることはよく知られている．こういう土台を基礎に，乳児は環境への適応能力を身につけ，環境を利用しながら生きていく力を充実させていく．しかし人は一人では生きてゆけず，自立した後でも人と関わりながら生きてゆく．人の子どもは直接生存に関わらない遊びに長い時間を費やすが，それは人がはじめから人と関わる技能を必要としているからにほかならない．最近の乳児研究は乳児が生まれながらにして，人と関わっていく力を備えた存在であることを明らかにしているが[3,4]*1，この生きてゆく力と人と関わる力がともに育つこと，それが人の養育に長い時間がかかることの発生学的な理由といえる．

　そのような意味が込められた育児は，育てる側にとっても，人間の固有の生を実感させる体験といってもよい．育児は養育者にとって多大の労苦を要する作業であるが，子どもが成長した結果だけではなく，世話する過程そのものがまた喜びをもたらす経験でもある．養育者の子どもに対する愛情は，恋愛や子どもが親に示す愛とは違って，一方的で見返りを求めない愛，相手を独占しない愛の側面を持っている．そういう意味では，人にとっての育児とは動物に共通する種族保存のための養育行動に尽きるものではなく，人間らしさの本質に触れるような経験のひとつともいえる[5]*2．人には他者に対する利他行動があり，多くの宗教や思想はそれを人間の本来的なあり方という．人は愛し，愛された経験を持つ

---

*1　エンデ (Emde, R) は親の養育活動を促進する自発的微笑を新生児の中に確認し，コンドン (Condon, WS) らは乳児が生れながらにして，母親の語りかけに同調していることを明らかにしている．

*2　動物にも敵に襲われた時，犠牲になって多くの仲間を逃がす利他行動が見られるという．イザードはこのような行動が種の保存に有利であり，それを遺伝的素質の中に持った動物が種としての繁栄を遂げたという．しかし人間の場合の利他行動は，このような種の保存ということのためではなく，あくまで個としての他者が強く意識されている．

から，他人の犠牲的行為の価値を認め，自らの中にもそういう可能性を信じることができるようになるのである．そういう意味では愛されて育つ子どももさることながら，育てる養育者も育児を通して自己を成長させるといってもよい[6),7)]*3．

5・1・2　育児が問われる時

　子どもの側に育つ力が満ちている時は，育児に特別な知識や技術の必要性を感じないばかりか，育児そのものが問題にされることも少ない[8)]．しかしスポーツ，音楽，勉強など親が一定の目標を設定して育児をしようとする時，育児のあり方やその方法論が問題にされるようになる．特に幼児の知育教育では"3歳からでは遅すぎる"として，知育の開発と称するはたらきかけが早期化する傾向がある．早期からの知育偏重が問題視されるようになると，今度は情緒や創造性などの右脳機能の開発を唱える教育が矢継ぎばやに出てくる．いずれにしても「這えば立て，立てば歩めの親ごころ」というような親の期待を，あの手この手で商売の標的にした教育産業である．こういう風潮の背景には，子どもへの期待が「人よりすぐれて欲しい」と願うところにまで膨張した親のいびつな願望が見え隠れする．

　養育者が育児に何らかの困難や身体的・精神的苦痛を感じる時には，育児のあり方に対する問いもより深刻なものとなる．夜泣きから，健康状態，発育の遅れまで問題はさまざまであるが，家庭内暴力，不登校，非行となると専門家による援助が必要になる場合もある．発達障害を持つ子どもの家族が抱える悩みは，これに属する問題といえる．わが国の自閉症児の医療のさきがけとなった故十亀史郎は「発達障害児を持つ時，親は親であることを最も鋭く問われる」と述べているが[9)]，発達障害児の育児は確かに育児を根本的に考えさせる材料を多く含んでいる．

5・1・3　個別的な問題としての親子関係

　育児書をはじめとする，育児に関する書物は数多い．「不登校，こうしてわたしは危機を乗り越えた」というような体験談もある．しかし他人の体験談を自分の育児に応用しようとしても，いつもうまくいくという保証はない．また教師やカウンセラーなど教育や育児の専門家といわれる人たちにも，自分の育児についての悩みがないわけではない[10)]．そうしてみるとそもそも正しい育児というような普遍的な方法が存在するのかという疑問も出てくる．育児がもともと特定の生育歴を持った親と特定の家族構成の中で育てられる子どもとの相互作用であれば[11)]，普遍的な育児論などは考えにくくなる．親子関係が特定の個と個の間で，個別的に進行していくものであるならば，育児に関する問題の切り口も，また親と子のぶつかり合いの中にしか見い出し得ないものかもしれない．偶然の結果である親子の組み合わせが，親は子を，子は親を「偶然ではなく自分で選んだ」[12)]という実感が持てる

---

*3　新生児医療のスペシャリスト山内逸郎は〈育児〉は〈育自〉につながると述べている（「新生児」p. 124，岩波書店）．

ようになる過程が実質的親子関係成立の鍵となるようである．

5・1・4　親子関係を規定するもの

　図5・1-1は親の養育態度を愛情（拒否的か，保護的か）と対人関係（支配的か，服従的か）を指標にしてまとめたものであるが，サイモンズ（Symons, PM）はこの組み合せから，〈かまいすぎ型〉〈甘やかし型〉〈残忍型〉〈無視型〉の4種類の養育態度を設定し，宮城はそれに対応する子どものパーソナリティーの特徴を記述している[13]．しかしこの図は，親の性格からその典型的な養育態度を想像させるものではあっても，〈過保護〉〈強要〉〈放任〉など親の個々の養育態度から，親子の関係を判断するためのものではない．相互に作用し合う親子関係の現れ方は，もう少し複雑で力動的な関係を持つものである．

　親子の関係についての理解は，対人関係について深く掘り下げたマルセル（Marcel, G）[14]，ブーバー[15]，レビナス[16]ら現代の哲学者の洞察から得るところが多い．マルセルは，人間が持つ関係性を〈所有〉と〈存在〉という用語を使って説明している．人とものとの関係は基本的には〈所有〉という関係になるが，人と人との関係はどちらか一方に帰属させることができないので，そのことを〈存在〉という用語で表現している．この概念を親子関係のひとつの指標とし，〈愛情〉という指標のかわりに，〈感情の共感性〉を指標とする方が，もう少し力動的な親子関係を描けるように思われる（図5・1-2）[*4]．〈共感〉とは感情的なやりとりがある関係をいい，その反対の〈孤独〉は感情的交流の欠如を意味する．つまり親子関係を規定するものは，① 子どもが独立した存在としてとらえられること，② 親子間に感情的交流があることのふたつであり，その現れ方はむしろさまざまなかたちをとりうることを知っておくべきであろう．

　「すべての現代人は家族にとってよい人（父，母，子ども）として振る舞おうとする強迫に支配されている」と斎藤はいう[17]．そしてこの理想像が逆に人々の親子関係に対する考え方を縛っている側面がある．発達障害の療育現場では，「あんなに過保護では」というような親の悪口をよく耳にすることがある．作業療法士はいろいろな形を取り得る親子関係の力動性と個別性をもっと知る必要がある．

　「感情的に子どもを叱ってはいけない」とよくいわれる．しかし感情的に叱るからこそ，親子の関係が双方の意識の前面に出て，相手の存在がより意識化される場合もありうる[18]．いずれにしても画一的な助言や理想的な母親像を語るだけでは，現実的で有効な忠告とはならない．発達障害の臨床に携わる専門家は，まず親子関係を成立させている本質をよく理解し，親子関係の現れ方に関しては，その個別性を柔軟な目で見る必要がある．

[*4] 親子関係では，愛という名のもとに，子どもがプレッシャーを受けることが多い．愛の内容自体があいまいである．

図5・1-1 親の養育態度の類型（サイモンズ，1977）

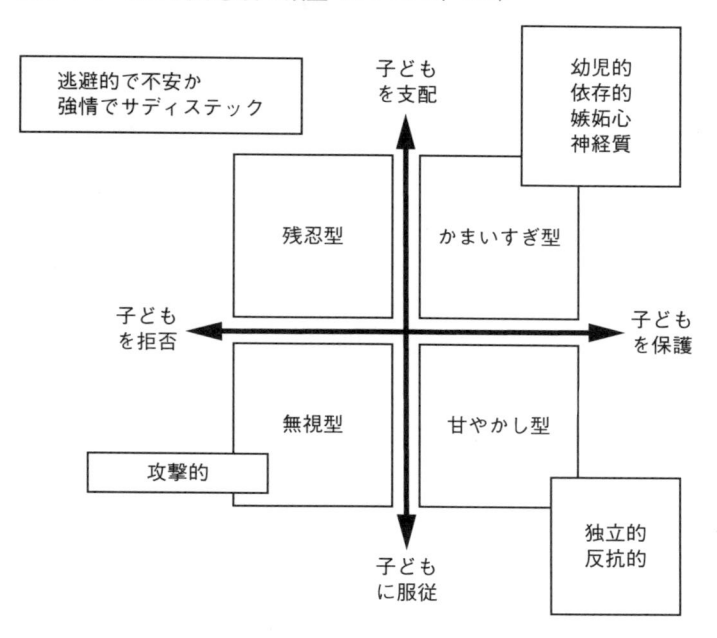

```
                        子ども
                        を支配
                          ↑
  逃避的で不安か                       幼児的
  強情でサディステック                   依存的
                                    嫉妬心
                                    神経質

          ┌─────────┬─────────┐
          │ 残忍型   │ かまいすぎ型 │
  子ども   │         │         │    子ども
  を拒否 ←─┼─────────┼─────────┼─→ を保護
          │ 無視型   │ 甘やかし型 │
          └─────────┴─────────┘

  攻撃的                              独立的
                                     反抗的
                          ↓
                        子ども
                        に服従
```

図5・1-2 親子の関係のあり方

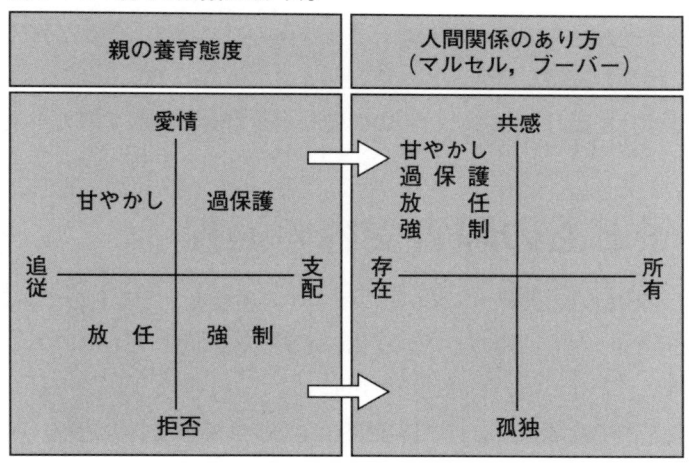

親の養育態度	人間関係のあり方（マルセル，ブーバー）
愛情 甘やかし　過保護 追従 ─────── 支配 放任　強制 拒否	共感 甘やかし 過保護 放任 強制 存在 ─────── 所有 孤独

5・1・5　親と子の自立の過程

　図 5・1-3 は，自立の過程における子どもと親との関係を図式化したものである．自立とは子どもと親との関係が希薄になっていくことではなく，新しい関係に入ることを意味している．それゆえ親にとっての子どもの自立の過程は，親自身が自分に期待されている新しい役割に気づき，それを変化させていく過程ともいえる．自立の過程を推進させる力は，親と子の双方から発揮されている．しかし子どもの「いつまでも子どもでいたい」親の「いつまでも子どもであって欲しい」というように，双方から自立を阻止する力も同時にはたらいている．この拮抗の度合が強くなる思春期では，子どもはこの分裂した心情を親の態度の中に写そうとする．親は子どもの要求に一喜一憂し，そのつど動揺すべきではないといわれるが，それは子どもが親の中に自分の分裂した自我を映そうとしているからである．鏡が動くと，自分の姿も見えにくくなってしまうのである．

　自立の過程はこの拮抗関係の中で促進されるので，親はこのふたつの側面に配慮する必要がある．河合によると人は昔から〈母性原理〉と〈父性原理〉という異なるふたつのやり方で，この拮抗関係に対応してきたという．父性原理とはこうあるべきだという規範を示し，それを実行させ結果に対する責任を問う態度をいう．それに対して母性原理とは，すべてを受け入れ暖かく包み込むことである[19]．父性的・母性的とは，必ずしも実際の父親・母親の役割をいうわけではなく，母親が父性と母性の両方を持ったり，祖父母など家族のほかの一員がそれを受け持っても差し支えないものである．しかし育児にはこのいずれかではなく，両方が同時に必要とされるというのである．子どもは親からこのようなふたつのはたらきかけを受けながら，自らの問題を自分自身で克服する力を獲得していくのである．

5・1・6　子どもの障害受容の過程

　発達障害児と親の自立の関係も，基本的には上述の過程をたどるものである．図 5・1-4 は先天的な奇形を持つ子どもの親の心情の変化の過程を図式化したものであるが[20]，すべての発達障害を持つ子どもの親の心的過程に類似するものと見てよい．そしてここに描かれる各段階は，成人の中途障害における障害者自身による障害受容の過程，終末医療患者における死の受容の過程にも通じる共通性を持つものである[21]*5．縦軸は悲しみやショックの大きさの程度を表し，横軸はその持続時間を示す．それぞれの段階はオーバーラップし，必ずしもひとつの段階を克服してから，次の段階に進むというわけではないが，①ショック期，②否認期，③混乱期，④再起期という段階をたどって障害の受容が進行していく．

---

　*5　キュブラー・ロス（Kübler-Ross, E）は死の受容段階を，①否認と隔離，②怒り，③取り引き，④抑うつ，⑤受容の5段階に区分している．

図5・1-3　子どもの自立の過程 (石川憲彦, 1985)

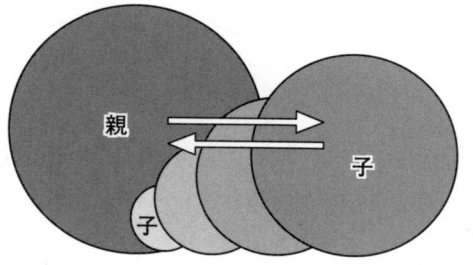

いつもそばにいてほしい存在
→ 必要な時だけいてほしい存在
→ 家で待っていてくれればいい存在
→ 心の中にいてくれればいい存在

図5・1-4　障害の受容の諸段階 (Drotar, 1975)

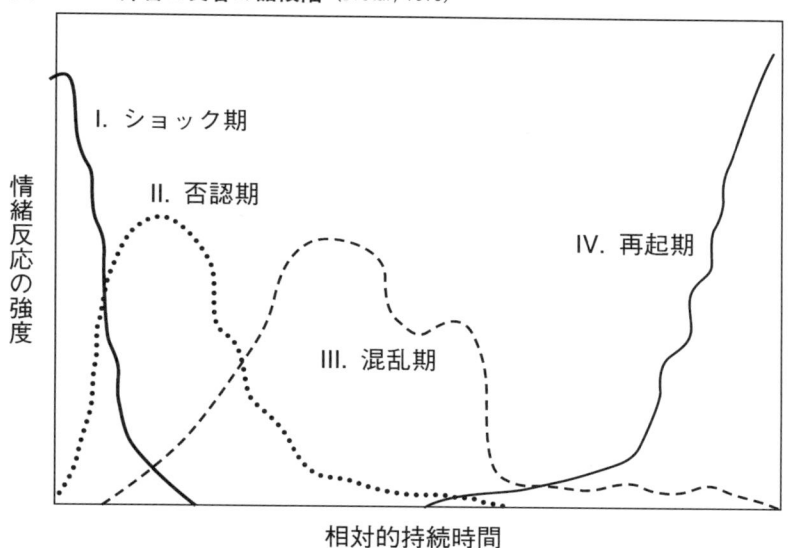

I. ショック期
II. 否認期
III. 混乱期
IV. 再起期

情緒反応の強度

相対的持続時間

1）ショック期

　ショック期は，まったく予想しなかっただけに，子どもの障害をどのように受け止めてよいかわからず，呆然自失の状態になる時期といえる．障害が告知された時，世界が向こう側とこちら側に断絶されたように感じたという親の感想を聞いたことがあるが，悲しみも含めて一時的に感受性そのものが低下する傾向さえある．

　そのショックは，① 喪失感（期待が裏切られたこと）と ② 不条理性（何の正当な理由もなく自分の身に起こったこと）にその本質がある．それゆえ障害が軽いからショックが小さくなるというようなものではない．人は「なぜ自分にこのようなことが起こった」のか

を問い，そう問いつつ「何かの間違いではないだろうか」と現実を打ち消そうとする．この時期，親の気持ちは嘆きと願望との間を際限なく揺れ動く．

2）否認期

　ショック期は時間的には比較的短く，次第に障害の存在を強く否定したい気持ちが大きく膨らんでくる．ショック期がむしろ現実感が乏しい時期であったのに対して，この時期は激しい情緒的な反応を示し，苦痛が伴う感情が比較的長く続く．この時期，病院をたびたび変えるというようなことが見られるが，これは事実を知りたいというより，先に下された診断を打ち消してもらいたい気持ちが強くはたらくからともいえる．専門家の言動に過敏になることも多いので，医療関係者はどのように障害や予後について説明するかに頭を悩ませる．親によっては突然の奇跡を待望したり，超自然的な力にすがろうとする傾向もある．事実に抵抗している状態なので，発達障害児の親と見られることに反発し，健常児の親に対する嫉妬・羨望が見られることもある．

3）混乱期

　障害の事実を認めざるをえないようになって，大きな怒りと悲しみに打ちひしがれる．否認する気持ちが比較的強い場合は気丈にしていられることもあるが，それも何かの調子で突然落ち込むというように不安定である．この時期には指導が始まっている場合が多いが，自分が価値を置いている治療にしか興味を示さなかったり，逆に手当たり次第何でも試みるといったことも見られる．一般に福祉施設より医療施設，医療施設の中でも一般病院より大学附属病院，地方より都会というような基準で治療機関が選ばれる傾向がある．また治療的，教育的な関わりに対しては熱心であるが，保護的，福祉的な関わりに対してはそれほど積極的にならないという傾向もある．時に自分の身に起こった運命に怒りを覚え，怒りが外に向かう時は，まわりの人の親切を素直に受け取れず攻撃的になったりする．反対に怒りが内に向かうと，子どもの障害の原因と思われるようなことを際限なく反芻し，自罰的になったりする．

4）再起期

　子どもの養育にも慣れ，育児にそれなりの自信がつくと，気持ちも少しずつ安定してくる．それにつれて子どもの中の優れた点にも目が行くようになり，子どもの成長にも希望が持てるようなる．そうなると心配の対象も，子どもの遊ばせ方，食事や睡眠の問題など子どもの生活に則した現実的なものになってくる．ほかの障害児の親との交流が，親の気持ちの変化のきっかけになることが多いが，子どもの治療に関わる専門家の対応もそれに劣らず大きなきっかけとなる．親がほかから慰めを受け入れられるようになるという意味でこの時期を〈慰めの時期〉ということもできるが，人によっては育児を放棄し，仕事などほかに目を向けることによって慰めを得ようとする場合もありうる．慰めの口実を見つ

けただけでは立ち直ったとはいえないのであるが，すべての親が子どものありのままの状態を受け入れ，喜びを持って育児に取り組むようになるとは限らない[22]．

　子どもの障害の受容は徐々に促進されるが，必ずしも直線的に上昇していくとは限らず，しばしば紆余曲折することもある．特に就学問題や他児と比較されるような機会を契機に，再び気持ちが落ち込むようなことも多い．このように障害の受容は特定の時点で一挙に成立するものではなく，仮の受容を何度か繰り返すうちに徐々に実現していくものである．

5・1・7　親の初期の悩みの本質

　親の悲しみや悩みの本質が何であるか知ることは，治療に携わるものにとって有益である．周囲の人はともかく，親自身も自らの悩みが子どもの障害に起因するものと思っているふしがある．しかし子どもの障害はきっかけではあっても，その本当の原因は，子どもの障害の事実を「悲しく感じてしまう」感じ方，「不幸と感じてしまう」親の受け止め方にあるといってよい．つまり親の悲しみは，子どもがいわゆる"普通ではなかった"と思うところにあるので，子どもの障害が比較的軽いからといって，悲しみが軽減されるものでもない．親の初期の苦悩は，往々にして子どもの持つ現実的な問題と結びついておらず，自己の悲しみを悲しんでいるようなきらいがある．そういう意味では，親による子どもの障害の受容とは，中途障害における障害者自身による障害受容，終末医療患者における死の受容と同様，親自身によって解決されなければならない問題といえる．

　障害の受容とは障害という事実の受け止め方の変更，さらにいえば事実を測る自らの価値観の変更やその再構築ともいえる．価値観とは知識として学ばれるものではなく，それまで個々人が生きてきた経験の中で圧縮され，現実の生活の中でそのつど試されてきたものの見方であり，それによって人生に対処する「ものさし」ともいえる．そう考えると「発達障害児を持ったことを不幸と感じてしまう」感じ方こそが，それまでの人生で集約された価値観の反映といえる．初期の否認期，混乱期に見られた悲しみや怒りは，それまで自分が持っていた価値観に修正を迫られた時に，必然的に生ずる親の情緒的反応といえる．

5・1・8　障害受容が意味すること

　個人の価値観は，個人が属する社会一般の通念やそれを支えている価値観と無縁ではない．家族や友人をはじめとする有形・無形の影響を受けながら個人の価値観は形成される．そういう意味では，親の悩みは社会の大多数が持つ一般的な価値観にその核を持つものであり，親の悲しみは社会の価値観の反映ともいえる．差別的な社会や時代と，人権が尊重される社会や時代とでは，障害児を持ったことに対する感じ方は当然異なってくるはずである．しかし理想的な福祉社会になっても，障害そのもの不便さが解消されるわけではない．障害受容の問題を社会との関係の中で完全に解決することはできず，それはあくまで個人が克服しなければならない問題として残されているのである．

　災難と呼ばれるような事態における苦痛とは，それが何の前触れもなく一方的にやって

きて，ひとの自由を著しく制限するところにある．そういう不条理性をギリシャ悲劇や旧約聖書の時代から，人は文学や思想の大きなテーマとして取り上げてきた．ヨブ記は，災難を因果論的に理解することの限界を指摘している[23),24)]．苦痛には確かに外へ向かうエネルギーを抑制する代わりに，内的世界に気づかせてくれる側面がある．普段は見えなくて，かえって不幸の中で見えてくる真実もあり，それを促進するものが「痛み」であると指摘したのは，ヴェーユ（Weil, S）であった[25)*6]．難病で若くして亡くなったオコナー（O'Conner, F）は，暴力や殺人の背後に常に人間の救いを問題にしてきたアメリカ南部の作家であった[*7]．彼女は「人間の魂には可能性を受け入れ，予期されざるものを入れる通路が常に開けている」[26)]と述べ，人間が経験を通して変化しうる存在であり，予期しないものも受け入れることができる存在であるという．

5・1・9　育児の援助者としての作業療法士

　育児は親子の個別な関係の中で進展する経験である．それゆえ正しい育児というものが最初にあって，専門家に障害児の育児を託すという発想は，本来の育児の姿からは最も遠いものとなる．しかし育児の困難さがあると，親が自分の子どもの将来に明るい見通しを持つことがむずかしくなることも事実である．養育者が育児に疲れていると，子どもの弱い点ばかりが目につき，子どもの優れている点，健康である部分が見過されがちになる．育児の援助とは，まず育児を困難にしている問題をひとつひとつ解決していくことの中にある．つまりそういう実際のはたらきかけの中で，八方ふさがりと思えた事態も変わりうるものであることが伝わるのである．そういう意味では専門家としての技能の獲得は，援助者としての本質に関わる問題といえる．発達障害児の領域においては，多くの問題が顕在化していない段階から，それらを予測しながら対処する必要がある．そういう具体的で確かな知識と技術だけが，人に希望を与え，人を助けることができる．

　作業療法士による子どもへのはたらきかけが，結果として親の障害受容の過程を促進させるようはたらくことはありうる．作業療法士は親の内面に直接的にはたらきかけるわけではないが，家族は援助を必要とするものとして作業療法士の前に立っている．障害受容の初期段階では，「この子は普通になるのですか」と単刀直入に切り出され，答えに窮する場合も多々ある．「それが受け入れられるまでは明言しないほうがよい」という意見があれば，「嘘でも将来に希望を持たせたほうがよい」という意見もある．ここで重要なのはどう答えるかということではなく，〈子どもに希望があるということがどのように伝わるか〉ということである[27)]．つまり模範解答のような台詞を暗記しておいても仕方がないのである．

---

*6　ヴェーユ（1909〜1943）：病身でありながらルノー工場での重労働の中で思索を重ね，ファシズムに抵抗し，人間の不幸についての思索を深めた1940年代のフランスの女性哲学者．

*7　オコナー（1925〜1964）：アメリカのジョージア州で，土地のことばと生活習慣をもとに優れた短編を書いている．短編集「善人はなかなかいない」，長編小説「賢い血」（筑摩書房），「オコナー短編集」（新潮文庫）などの邦訳がある．

障害の受容は親の問題であるが，親の訴えを聞き，親の悪戦苦闘をつぶさに眺め，それに応えようとする周りの対応が，結果的に何らかの慰めや励ましの効果を持つことは十分考えられることである．人は相手の善意に触れて，自己の健康な部分に気づき，自分に内在する力をよみがえらすこともある．作業療法士のはたらきかけが，間接的に親にも治療的な意味を持ち得ることがあるとすれば，そういうことである（図5・1-5）．

5・1・10　障害児のきょうだいに対する配慮

　親に障害児に対する贖罪的な意識がはたらいていることもあってか，乳幼児期には治療や訓練の重要性が強調されなくても，熱心に療育機関に通う親は多い．療育に熱心であることはよいことであるが，母親が障害児の世話に没頭することによって障害児のきょうだいに及ぶかも知れない影響について考える必要がある．障害児を持つ親の目はどうしても障害児に注がれることが多くなり，きょうだいは親の「注意渇望状態」に陥る危険性がある．障害児のきょうだいは自分の大切なおもちゃを障害児に取られて「○○ちゃんは分からないんだから貸して上げなさい」といわれ，母親に甘えたくても「○○ちゃんがぐずっているからまたあとでね」と肩すかしを食う経験を何度となく重ねている．わがままをいいたい盛りの子どもが，そうすることを罪悪のように感じるならば，それは自我の発達にとって望ましいことではない．親自身はそれに気づきにくいからこそ，誰かがそのことについて言及する必要がある．

5・2 チーム医療

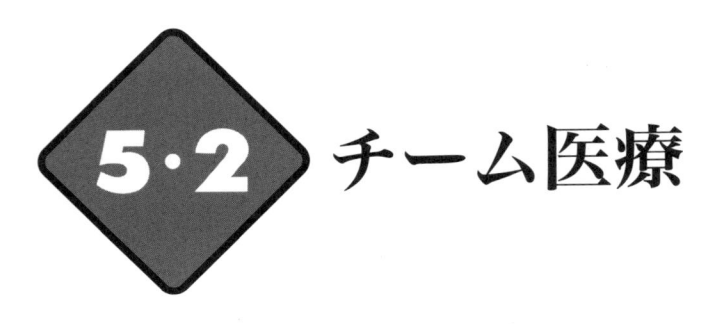

5・2・1 チーム医療の必要性

　発達障害に携わる職種も，医師，看護婦，理学療法士，作業療法士，言語療法士，臨床心理士，教師，保母，指導員，ケースワーカーと多彩である．このことは発達障害児に対する取り組みが高度化しているだけでなく，多方面から考えていることを反映するものである．固有な視点が多数存在すると問題を多方面から眺められ，それだけ問題に対する取り組みもきめ細かくなる．しかし細分化が進むと，それぞれの取り組みに不協和音が起きないように全体の調整も求められるようになってくる．基本的には各職種の専門性のレベルが低いと多様性そのものがマイナスにはたらき，反対にそれぞれのレベルが上がれば上がるほどチームとしての機能がよりよく発揮されるようになる．

5・2・2 固有の視点と共有すべきもの

　複数の職種が仕事をともにすると，そこに職員間の人間関係が反映されるようになる．そのため仕事の領域を決め，仕事内容に摩擦が生じないような配慮が図られる．しかしチーム医療の本質とは，そのような職場における対人関係の維持につきるものではなく，チームとして機能を積極的に実現するものでなければならない．職種が複数存在してもそのはたらきかけが独自なものでなければ，問題を多方面から見るというチーム医療の利点が得られない．したがってチーム医療では，まずそれぞらの職種はその専門性を十分発揮し，少なくても家族や職場の仲間に対しては，それぞれのはたらきかけの内容を説明できなければならない．チーム医療とはそれぞれの守備範囲をひたすら維持するというようなものではなく，時にはお互いの領域に踏み込み，その主要な機能と役割についての議論を深めることがあってもよい．

　各自がてんでんばらばらな取り組みをしていると，職種が複数あることがかえって問題の解決を妨げることにもなりかねない．つまり職種間である程度の問題の共通理解が存在しなければ，各職種からのはたらきかけが効率よく運ばない．アプローチにはそれぞれの職種の持ち味があるとしても，その機序の理解や基本的なアプローチの方向性に関しては，チームには統一した見解が必要である．

5・2・3 目的達成型解決のすすめ

　地域保健での問題解決の方法として，岩永は〈目的達成型解決〉を提唱している．彼に

よると，ある問題を各専門家が分析しその専門領域別にアプローチする〈問題分析型解決〉方法では，問題が多領域にわたっている場合，専門家同士の責任のなすりつけになる場合が多いという．問題の指摘から始めるのではなく，むしろ「こうなってほしい」という目標を共同で設定することから出発すると問題解決がスムーズにいくと述べている[28]．発達障害を持つ子どもは自分から訴えない分，彼らのニーズはまわりの人の判断の正しさと熱意に委ねるしかない．そういう意味では，この〈目的達成型解決〉という発想は，発達障害を持つ子どもの問題解決に向いている．

子どもに対する期待や目標を共同で確認することによって，そこに共同の意志が出現し，目標の実現に責任を持とうとする意欲がチーム全体にみなぎってくる．実際個々人が有能であっても，こういう治療的取り組みを実現する意欲が組織全体にみなぎっていなければ，個々の能力も十分発揮されるものではない．療育の成果はひとえに活力ある療育組織を作れるかどうかにかかっているともいえる．

5・2・4 〈意志決定〉過程における問題点

自らによる〈意志決定〉が困難である発達障害児であるからこそ，子どもの権利やニーズが正当に代弁されなければならない．療育方針や目標などは，ケース会議などで議論され決定されることが多い．親だから子どもニーズを代弁しているとも限らないように，また多数決で決まった内容が，常に正しいものとも限らない．ケース会議での議論が職場での地位や人間関係によって歪められていないかよく吟味する必要がある．会議には常に集団力動作がはたらいている．ケース会議が理念の主張の場になったり，内容の妥当性の議論が，「どちらがより子どものことを考えているか」というような問題にすり換えられてしまうこともある．理想がチームにみなぎっている組織では，子どものニーズに反することが自然に排除されるような自浄作用がはたらきやすいのに対して，理想が欠如した組織では，いかに民主的な方法が踏まれようとも，子どものニーズは常に危機にさらされる．正当な意見が尊重されるシステム作りは，その組織の存在に関わる問題といってもよい．

5・2・5 臨床におけるチームワークのあり方

医師は治療，看護婦は健康生活の維持，臨床心理士は認知機能，言語療法士はコミュニケーション，理学療法士は運動機能，作業療法士は日常生活動作というように，子どもに対するはたらきかけは各自が得意とする領域で分担されることが多い．子どもの療育にたいするキーパーソンが明確な場合は，そういう仕事の分担も悪くはない．しかし施設入所など，集団で子どもの養育に責任を持つ組織では，基本的な問題の理解や目標は，チームと家族に共有されながら，同時にその療育に責任を持つものが病棟の職員の中に存在しなければならない．

チームワークの具体的方法もいくつか考えられるが，ケース会議などデータをもとにした話合いもさることながら，実際に治療体験を共有することがもっとも有効と思われる．

それぞれの取り組みを見学したり，参加したり，さらに協同でセラピーを行なうなどの機会を持つことを提唱したい．作業療法士と他の療法士，作業療法士と指導員，作業療法士間のベテランと新人などいろいろなペアが考えられるが，いずれにしても治療現場の共有は双方向の学習と共通の認識を生む土壌であることは間違いない．

5・2・6 チーム医療の中の作業療法士の役割

作業療法士はこどものすべての活動の障害をターゲットしているので，"何でも屋"と呼ばれやすい．しかしこの何でも屋は各職種間の調整という点に関しては逆に有利な立場にあり，そのことがむしろ積極的に生かされるべきである．あえて領域を分担するのであれば，問題行動やその子どもの生活の質をもっとも阻害しているような問題に対して作業療法士は取り組むとよい．

施設の中では，作業療法士は他職種の中でもとりわけ子どもの生活に直接携わる職種との連携を深める必要がある．作業療法士が治療場面である程度見通しがついた問題に関しては，積極的に療育職員に受け継いでもらい，作業療法士が身を引くような場面があってもよい．しかしある指導の継続を病棟職員に依頼する場合，その指導の実施が病棟職員に可能な状態にまで下ごしらえしておく必要がある．作業療法士自身に実現されていないことが，病棟で継続されるとは考えられにくい．チームワークによる療育とは療育上の技術や知識のやりとりをすることであって，個々人が果たさなければならない問題を他人に依存することではない．

表 5・2-1 障害児・知的障害者施設数・定員の推移　　　　　（単位：カ所，人，各年10月1日現在）

	平成7年	8	9
児童のための施設			
知 的 障 害 児 施 設	295 (17,776)	291 (17,376)	284 (16,695)
自 閉 症 児 施 設	7 (338)	6 (298)	6 (360)
知 的 障 害 児 通 園 施 設	222 (8,139)	223 (8,151)	226 (8,309)
盲 児 施 設	19 (657)	16 (516)	15 (506)
ろ う あ 児 施 設	17 (643)	17 (641)	16 (591)
難 聴 幼 児 通 園 施 設	26 (860)	27 (876)	27 (893)
肢 体 不 自 由 児 施 設	70 (7,619)	69 (7,699)	69 (7,336)
肢 体 不 自 由 児 通 園 施 設	79 (3,270)	81 (3,340)	81 (3,360)
肢 体 不 自 由 児 療 護 施 設	8 (425)	7 (410)	7 (400)
重 症 心 身 障 害 児 施 設	78 (8,009)	79 (8,077)	82 (8,327)
心 身 障 害 児 総 合 通 園 センター	11	12	12
知的障害者のための施設			
知 的 障 害 者 更 生 施 設 (入所)	1,085 (73,682)	1,125 (76,247)	1,175 (79,386)
知 的 障 害 者 更 生 施 設 (通所)	239 (9,109)	255 (9,854)	285 (11,100)
知 的 障 害 者 授 産 施 設 (入所)	210 (13,256)	213 (13,660)	215 (13,590)
知 的 障 害 者 授 産 施 設 (通所)	608 (22,997)	656 (24,980)	704 (26,966)
知 的 障 害 者 福 祉 ホ ー ム	58 (698)	62 (778)	65 (818)
知 的 障 害 者 通 勤 寮	112 (2,665)	113 (2,683)	117 (2,775)
知 的 障 害 者 福 祉 工 場	20 (615)	25 (735)	29 (835)
在宅知的障害者デイサービスセンター	11	37	64

(注) （ ）内は定員数
(資料：厚生省「社会福祉施設等調査」等)

5・3 障害児支援の社会制度

5・3・1　心身障害児福祉施策の根本理念

　障害者施策は，昭和56年（1981）の完全参加と平等をテーマとした「国際障害者年」を契機に制度の整備，施策の拡充が急速に進められてきた．しかしこの時期は少子高齢化という人口構造の変化に対する長期計画が強く求められた時代でもあり，高齢者・児童に向けられた施策の推進計画がいち早くそれぞれ「新ゴールドプラン」，「エンゼルプラン」として結実している（平成6年）．いわば福祉の主要な3分野といわれる高齢者・児童・障害者のうち，高齢者・児童の分野が先行し，障害者施策推進の計画が少し遅れた格好となってしまっていた．こういう事態に対して早く計画を作ることが求められ，平成8年になって「障害者プラン～ノーマライゼーション7か年戦略～」として障害者福祉の推進計画がスタートした．このプランが現在の障害者福祉施策の青写真であり，心身障害児の福祉施策もこれに沿って整えられて行くものである．このプランは人生のすべての段階において人間らしく生きること，障害者が障害のないものと同等に生活するというリハビリテーションやノーマライゼーションの理念に支えられたものである．

　本章ではこのうち発達障害児の療育にもっとも関係の深い心身障害児に関する制度や施策についてのみ触れる．これらの情報の窓口や相談の機関として児童相談所や各市町村の福祉課があり，療育のチームの中では社会福祉士がそれを本務としている．しかし子どもの治療ごとに家族と顔を合わせる作業療法の臨床現場では，利用できる社会資源についての相談を受けることも少なくない．また作業療法士にとっても，自らの治療的はたらきかけをより効果的にするためにも，さまざまなサービスや制度について知っておく必要がある．障害者福祉の推進計画が策定された時期は，地方の自主性を尊重され始めた時期とも重なっている．「障害者プラン～ノーマライゼーション7か年戦略～」も国によって主導されるというより，住民にもっとも身近な行政主体である各市町村にその具体化が期待されるものであった．それゆえここでは心身障害児福祉は① 子どもの障害の軽減や改善，② 家庭での介護負担の軽減，③ 経済的援助，④ 子どもの生活の拡大と社会参加の促進，⑤ 教育，⑥ 施設福祉という点から概観することのみに留める．各市町村，指定都市，都道府県におけるこれらのサービスや事業の具体的な内容の確認は，むしろ読者に委ねられたことがらといえる．

5・3・2　障害の軽減や改善に向けられた支援

1）心身障害児通園事業

　就学までの期間，家庭生活や集団生活への適応，基本的生活習慣の獲得の場として，心身障害児のための各種の通園施設・通園事業が各市町村に整備されつつある[*8]．これらの事業の実施主体は市町村であるが，地域の福祉施設に委託されていることが多い．通園施設は原則的に就学前幼児を対象としているが，学校教育終了後の作業所・授産施設にはなじまない重度の知的障害児，重症心身障害児など在宅で生活する心身障害児のための活動の場としての心身障害児通園事業もある[*9]．障害54年以降，人口20万人以上の都市では，発達障害児の早期発見，早期療育とともに相談・指導・診断・検査・判定を総合的に行ない，障害に応じた療育訓練を行なう場として心身障害児総合通園センターが整備されつつある[*10]．このように小規模通園施設から総合療育センターまで障害児が身近な環境でできるだけ適切な指導・療育・訓練が受けられるような体制の整備が図られている．

　作業療法士は，心身障害児総合通園センター，重症心身障害児施設，肢体不自由児施設の外来，通園部門などで在宅障害児に関わってきたが，通園事業心身障害児通園施設機能充実モデル事業が理学療法士，作業療法士の入職を容易にしたので，市町村が実施する通園事業に直接携わる作業療法士も増えてきた．

2）補装具の交付・修理

　必要な補装具（車椅子，座位保持装置，頭部保護帽，補聴器，歩行器，歩行補助つえ）の交付や修理のサービスが提供されている．下肢装具，車椅子，座位保持装置の作成，選定は，作業療法士や理学療法士の助言に基づいて医師が処方し，業者の制作に委ねられるのであるが，作業療法士は必要書類の取得家庭などを家族に助言する必要がある．在宅の重度障害者には，ワープロ，意思伝達装置など日常生活を送っていく上で必要と判断された用具なども給付の対象となっている．これらはすべて身体障害者手帳の取得が前提とされて給付されるが，通常，障害の等級と前年度納税額に応じた自己負担がある．

　家庭や学校，社会への適応に困難があること，それが一過性のものではなく固定し，永続するものであることを証明するものが障害手帳であり，身体障害に対しては身体障害者手帳，知的障害に対しては療育手帳が交付される．これらはいくつかの等級に分けられて

[*8]　平成12年4月現在，全国452カ所．
[*9]　平成8年度からはそれまでモデル事業であった重症心身障害児（者）通園事業が一般事業化し，A型20カ所，B型56カ所が就学前児及び養護学校卒業後在宅で生活する重症児の療育や活動の場として機能している（平成8年）．平成8年から始まった障害者プラン―ノーマライゼーション7か年戦略では重症心身障害児（者）通園事業を含むすべての心身障害児通園事業が14年迄に1300カ所整備されることになっている．
[*10]　平成12年4月現在，全国12カ所．

いるが，障害児手当ての給付，各種の助成を受けるため受けるために必要な一種の証票といえる．作業療法の臨床では，座位保持装置の製作などでこの身体障害者手帳が必要となってくる．手帳の交付には指定された医師の診断書を添えて一定の申請手続きが必要であるが，障害の程度にもよるが概して発達のごく初期では，身体障害者手帳は交付されたいことが多い．

3）その他のサービス

心身障害児に歯科的な問題が多いが，治療に子どもが泣いたり，抵抗したりすることで民間の歯科医院で治療が拒否され，そのことが家族にとって大きな問題となっていた．昭和50年から各都道府県の口腔センターに対して障害児の歯科治療のための助成が行われ，障害児の扱いに慣れた歯科医によって歯科治療の受療が確保されるようになり，この助成措置が保護者に喜ばれている．作業療法士も地域における障害児歯科治療機関を知っているとよい．

5・3・3　家庭での介護に向けられた支援

かつて施設への措置入所が福祉施策の中心的な業務であった時代もあったが「国際障害者年」とそれに続く「国連・障害者の十年」を経て，障害を持つ子どもが家庭に生活基盤を置きながら，地域の中で育ち，自立し，自由に活動できるようになることのほうがよりよいと考えれるようになってきた．こういう考えが現在の福祉施策の基本理念となっている．そういう意味では家庭での介護に向けられた各種の支援サービスはもっともこの理念に沿うものといえる．

家庭での介護に向けられた支援は，心身障害児施設に委託される事業が多いが，市町村が直接実施する事業もある．前者では①心身障害児短期入所事業（ショートステイ），②心身障害児短期療育事業，③知的障害者生活能力訓練事業，④心身障害児者巡回相談療育相談事業，⑤心身障害児（者）地域療育等支援事業などがある．①は施設が一時的に子どもを預かる制度であるのに対して，②，③は何らかの訓練目的を持って一定期間入所する制度である．①は当初，重度の障害者にその利用が限られていたが，平成6年から中・軽度障害児にも対象が広げられてきた．また利用理由も冠婚葬祭，保護者の病気などの理由に限られていたが，現在では家族の私的事由でも利用できるようになってきた．これは制度面において家族の精神衛生にも目が注がれるようになってきたよい例といえる．また療育経験者などに時間単位で介護を委託したり，民間団体に24時間対応型のサービスを委託するような心身障害児（者）生活サポート事業などを持つ市町村も少なくない．また学齢児に対して，放課後一定時間遊ばせる心身障害児・集団活動訓練事業を民間に団体に委託する制度を積極的に推進している市町村もある．

④，⑤は心身障害児施設が持つ療育機能を積極に生かそうとするもので，在宅福祉を担当する専門職員（コーディネーター）をおいて，在宅障害児の療育の相談や指導に当たる

ものである．市町村が直接実施する事業としては，訪問介護（ホームヘルプサービス）事業がある．これは重度の障害児を療育する家庭に対してホームヘルパーを派遣して，在宅での介護，家事を手伝うサービスといえる[*11]．先に述べた障害児（者）地域療育事業，心身障害児通園事業，デイサービス事業は生活技術の指導・訓練を目的にしたものであるが，家庭での障害児の介護負担の軽減という側面も持っている．

5・3・4 心身障害児の学校教育

学校教育は福祉施策とはいえないが，その指導期間の長さ，指導体制の充実度という点で，発達障害児の成長に大きな影響を与えるはたらきかけのひとつであることには間違いない．昭和54年から重症心身障害児も学校教育を受けることができるようになったが，その内容は療育の技術に重なる部分が多い．教育の分野でも，就学前から教育相談や指導の重要性が認識され，各都道府県の教育委員会では早期教育相談，幼稚部教育，ことばの教室などを実施していることが多い．学齢時期における特殊教育としては盲学校，聾学校および養護学校の他，小中学校における特殊学級における教育の他，通級制度[*12]などがあるが，近年特に後期中等教育の機会の拡充が叫ばれ高等部への進学率はほぼ90％近くになっている（平成10年）．平成10年度から32の都道府県において高等部の訪問教育も始まっている．また学習障害児（LD）への理解を深めるような研修やリーフレットの配布が教員に対して行なわれている．

5・3・5 心身障害児の療育をする家族への経済的支援

1）児童扶養手当

発達障害を持つ子どもを持つ家族に対して，子どもの療育を支援するための経済的支援の制度がある．基本的に①子どもを扶養するための手当て，②医療および③各種の助成制度，④税金・公共料金の減免などがそれである．①に関しては，20歳未満の在宅の障害児には，その保護者に対して手当てが支給され，20歳以上では本人に対して障害基礎年金が支給される[*13]．手当は特別児童扶養手当，障害児福祉手当など数種類に分けられており，基本的に障害の程度に応じてその支給金額が高くなっていくが，保護者の所得制限がある．

[*11] 平成8年から始まった障害者プラン―ノーマライゼーション7か年戦略では14迄に障害者プランにおいて4万5千人上乗せすることになっている．

[*12] 平成5年から実施されるようになった制度で，小中学校の通常の学級に在籍し，主として各教科等の指導を通常の学級で受けながら，障害の改善に必要な特別の指導を特別な指導の場で受ける教育形態である．

[*13] 特別児童扶養手当（身障1～3級，療育B中以上）では月額51,550円（平成12年4月現在）となっている．20歳以上の障害基礎年金は1級で100万5,300円となっている（平成12年4月現在）．

2）各種助成制度

重度心身障害者(児)には，医療費助成制度があり，保険診療分が助成されることになっている．また保護者は，確定申告，住民税申告または年末調整時に申告すると，子どもの障害の程度に応じて所得税，市県民税の控除が受けられる．この他，自動車税，自動車所得税，NHK 放送受診料などの減免措置もある．また移動や行動範囲の拡大に対する助成措置があり，JR，バス，国内航空，タクシーの旅客運賃の割引などもある．玄関，台所，浴室，便所の改造なども助成の対象とされている．

5・3・6　社会参加を促進するサービスや施策

障害児の社会参加はいろいろな分野から促進される．① 人々に障害児への理解を促す普及啓蒙活動，② 障害児自身の社会での学習機会の充実，③ 心身障害者が地域社会に住み易くするような事業，④ スポーツなど心身障害者が活躍できる場を広げる等のことが考えられる．

① に関しては，国や地方自治体レベルでの普及啓蒙活動から市町村，福祉施設が主体となって行うものまでさまざまあり，また障害者の問題に関する学習の機会がさまざまなかたちで存在することが望ましい．欠格条項の扱いの見直しなども障害者の社会参加を促進するものであるが，地方自治体でも障害者週間などにおいていろいろな普及啓蒙活動が行われている．教育委員会が行っている障害児と障害を持たない生徒との交流を促進するような事業や，福祉施設や社会福祉協議会が主催している福祉やボランティアの教育などもその一環と考えることができる．

障害児を受け入れる保育所に対する助成措置なども発達障害児の社会参加を促進するサービスのひとつといえるが，障害者が放課後や週末に，地域の中で遊び，生活技術，自然に接する機会が持たせようとする事業なども ② に属するサービスといえる．③ はグループホーム，福祉ホーム等の整備事業などがあり，平成 14 年には「障害者プラン～ノーマライゼーション 7 か年戦略～」スタート時の約 4 倍の 2 万人分が整備されるはずになっている．④ には，全国身体障害者スポーツ大会，ゆうあいピック（知的障害者スポーツ大会），パラリンピック，市町村が行う「市町村社会参加促進事業」スポーツ大会，などがあり，年々知的障害者，身体障害者のスポーツの振興が各地で本格的になってきている．

5・3・7　施設サービス

発達障害児のための施設には通所と入所施設があり，表 1 はその一覧である．障害児ができる限り家庭に生活の基盤を置きながら地域社会の中で暮らすことが，「国際障害者年」及び「国連・障害者の十年」以降の基本的な理念であり，その理念からいえば，児童福祉施設の機能への期待も当初の目的から当然変わってこなければならない．先に触れた心身障害児短期入所事業(ショートステイ)，心身障害児短期療育事業，知的障害者生活能力訓

練事業，心身障害児者巡回相談療育相談事業，心身障害児（者）地域療育等支援事業など地域の療育体制の整備に向けられた多くの施策は，児童福祉施設に単なる生活施設として機能から在宅障害児にも療育・指導機能が提供される場としての期待を反映したものといえる．

近年では知的障害児施設や肢体不自由児施設には，児童虐待や家庭での養護性の低下などの理由による入所が少なくないと聞く．確かに児童施設には家庭にかわって育つ場所としての機能はなくならないが，知的障害児施設では一旦入所してしまうと社会生活に移行する事例は少なく，家庭に替わっての長期の生活の場になってしまう場合が多いという事実を忘れてはならない．ライフステージのすべての段階において人間らしく生きること，障害者のないものと同等に生活し活動する社会を目指すという理念のもとでは，児童の居住施設の存在理由やその役割についての議論があってもよい．

1) ポルトマン A（高木正孝訳，1961）．「人間は何処まで動物か」p. 60．岩波書店．
2) モンタギュー A（佐藤，他訳，1977）．「タッチング」p. 49．平凡社．
3) Emde R Gaensbauer T, Harmon R（1976）. Emotional expression in infancy：*A biobehavioral study*. 7, Psychological Issues, Monograph Series, 10，I，no. 37.
4) Condon WS & Sander L（1974）. Neonate movement is synchronized with adult speech：Interactional participation and language acquisition. *Science*, 183, pp. 99-101.
5) イザード CE（荘厳舜哉監訳，1996）．「感情の心理学」p. 451．ナカニシヤ出版．
6) 氏家達夫（1998）．子育てと親育ち．発達，73（19）p. 17．
7) 柏木恵子（1998）．子ども・育児による親の発達．発達，19（73）p. 17．
8) スターン D（1979）．「母子関係の出発」p. 2．サイエンス社．
9) 十亀史郎（1986）．「親たち」への手紙．pp. 4-6．心を開く．14．自閉症児・者親の会全国協議会．
10) 河合隼雄（1980）．「家族関係を考える」p. 186．講談社．
11) 石川憲彦（1985）．「子育ての社会学」pp. 54-55．朝日新聞社．
12) 野本文幸（1989）．「お父さん子育てしてますか」p. 18．朝日新聞社．
13) 宮城音弥（1960）．「性格」p. 103．岩波書店．
14) マルセル G（松波，掛下訳，1977）．「存在の神秘」マルセル著作集．春秋社．
15) ブーバー M（田口義弘訳，1978）．「我と汝/対話」みすず書房．
16) レビナス E（合田，谷口訳，1993）．「われわれのあいだで」叢書ウニベルシタス 415．法政大学出版局．
17) 斎藤 学（1992）．「子供の愛し方がわからない親たち」p. 3．講談社．
18) 野本文幸（1989）．「お父さん子育てしてますか」pp. 97-101．朝日新聞社．
19) 河合隼雄（1991）．河合隼雄全対話．p. 28．
20) Drotar D（1975）. The adaptation of Parents to the Birth of an Infant With a Congenital Malformation：*A hypothetical Model Pediatrics*, vol. 56 No. 5.
21) キュブラー・ロス E（川口正吉訳，1971）．「死ぬ瞬間」pp. 65-170．読売新聞社．
22) アラン J，他（1986）．「情緒の育ち，育て方」p. 35．全国心身障害児福祉財団．
23) 川島重成（1982）．「ギリシャ悲劇の人間理解」新地書房．
24) マルティーニ CM.（今道瑤子訳，1991）．「ヨブ記の黙想」女子パウロ会．
25) ヴェーユ S（1967）．「神を待ちのぞむ」ヴェーユ著作集IV．pp. 81-96．春秋社．

26) 横山貞子（1999）．訳者あとがき．p. 219．フラナリー・オコナー作品集「善人はなかなかいない」筑摩書房．
27) 上田　敏（1993）．「リハビリテーションを考える」p. 217．青木書店．
28) 岩永俊博（1995）．第29回日本作業療法学会指定講演「共生と再生に向けた生活の支援学」p. 64．14，特別号，作業療法．

索 引

【欧文】

AAMD 24
AAMR 12
Academic Skill Disorder 15
Alain J 59
ATNR 80,90,93
atypical 72
Axline V 59
Ayres J 30
Bobath K & B 54
Bowlby J 58
Bridges KMB 121
Brunnstrom,S 53
Buber M 135
Burton G 37
clean ones hand 104
cognition 100
cognitive 101
Condon WS 172
conductive reasoning 115
delay of learning 15
Descartes R 63
developmental disability 10
diagnostic and statistical manual of mental disorders 14
dirty ones hand 104
discrimative stimulus 60
distortion of learning 16
divertissement 136
DSM-III-R 15
DSM-IV 14,15
Eande R 172
EBM 64
enactive representation 106
ergotherapy 37
Erikson EH 119
Esquirol D 24
evidence based medicine 64
excitatory facilitation 53
Fabricius 63
facilitation technique 30
flexor recoil phenomenon 93
Freud S 58
Fristig M 30

functional play 151
game 146
Hall H 37
Heck AO 22
heel strike 87
Henriot J 134
Hyperactive child 65
ICD-10 14
iconic representation 106
idiot 22
illusion 145
impairment 45,50
inhibitory facilitation 53
inter-personal 101
international classification of diseases 14
intra-personal 101
intrinsic motivation 134
Itard M 24
Jernberg A 59
jouer 147
Jung C G 59
Kabat H 53
Kephart N 30
Knott M 53
learning disability 15
learning disorder 15
lend ones hand 104
Levinas E 13
Licht S 29
Linacre T 63
Mack W 150
Magnus R 30
Marcel G 174
MAX 121
maximally discriminative facial movement 121
McGraw M 30
mental retardation 12
motor 101
neurodevelopmental treatment 54
neurophysiological treatment 53
normal child 72

object play 151
occupation 37
operant 60
operant behavior 60
Pascal B 136
Pavlov IP 60
perception 100
perception of control 134
Piaget J 57
Pinel P 24
play 147
PNF 53
practice play 151
process theory 51
proprioceptive neuromuscular facilitation 53
reconstruction therapy 37
Reed E 37
Rehtinen L 57
reinforcing 60
reinforcing stimulus 60
Rood M 53
Schaltenbrand G 30
Séguin EO 24
sensory 101
Skinner BF 60
social reference 126
soft neurological signs 51
spielen 147
Stage Theory 51
Stern D 120
STNR 84,95
Strauss AA 30
Sullivan HS 58
suspension of reality 134
symbolic play 153
symbolic representation 106, 110
TEACCHプログラム 66
three-term contingency 60
throw ones hands 104
TLR 80,93
toe off 87
traitment moral 24
typically developed child 72

Vojita V 54
Voss D 53
Vygotsky L 137
Wallon H 59
Werner H 30
WHO 第10回修正国際疾病分類基本分類表 14
work-cure 37

【あ】

アーウィン校知的障害児学校 32
愛情期待期 122
愛情の対象 124
愛着 125
愛着形成期 123
愛着行動 58,122
アウシュビッツ収容所 21
青い衣裳の王女マルガリータ 24
アクスライン 59
あざみ寮 28
足，足指でのバランス反応 85
足の空間での保持 82
あすなろ学園 27
遊具 157
遊び 37,51,111,112,114,135,136,172
遊びが育てる能力 160
遊びの3要素 134
遊びのカタルシス 138
遊びの発達 149
遊びの発達段階 154
遊びの発達の発展的階層モデル 150
遊びの分類 140
遊びの分類，ピアジェによる 150
遊びの本質 140
遊びの要素 134
頭と体幹との分離 84
アテトーゼ型 92
甘やかし型 174
アメリカ白痴および精神薄弱者施設医務職員協会 24
新井英夫 31
アラインメント 85
アラン 59,135
アリストテレス 22,104
α 波 108
アンリオ 134,140

【い】

医学的情報 45
医学的診断名 10
医学的リハビリテーション 18,31,67
医学モデル 21
遺棄・撲滅の時代 22
育児 39,172
育自 173
育児の援助 180
移行対象 136
石井亮一 27
意志決定 183
いじめ 19
石山学園 32
異常 72
異常心理学 73
イタール 24
位置覚 108
一足一段 88
一体運動 97
遺伝病 10
イド 58
移動運動 51
移動経験 75
移動療法 37
糸賀一雄 27,28
イメージ 109,152
イメージの操作 143
意欲の低下 44
医療費助成制度 189
岩崎佐一 27
インタクトサバイバル率 10
インデックスの成立 114
インフォームド・コンセント 43
隠喩的言語 118

【う】

ヴィゴツキー 137
ウイルス感染 10
ウィルバー 24
ウエイン郡立養護学校 32
ヴェーユ 180
上田法 66,67
ウェルナー 30
歌川芳虎 157
内村鑑三 24

産めよ増やせよ運動 23
運動 101
運動覚 108
運動学的視点 50
運動企画 109
運動出力 58
運動と精神的機能の相互作用 57
運動のコントロール 78
運動パターン 50

【え】

エアーズ 30
映像的表象 106
エスキュロル 24
エネルギーの充塡 134
絵本遊び 161
絵本遊びの発達 160
エリクソン 119
エレファントマン 23
遠隔受容感覚情報 108
演ずる遊び 145
演ずる楽しさ 144
エンゼルプラン 185
延滞模倣 115
エンデ 172

【お】

近江学園 27,28,31,32
応用行動分析理論 53,59,60,62,64,65,66,67
大江健三郎 13
大阪市立思斉学校 28
大阪治療教育院 27
おかげ参り 23
岡野豊四郎 27
小栗康平 13
遅れ 73
遅れと異常 72
脅かしごっこ 144
オペラント 60
オペラント行動 60,61
おもちゃ 157
おもちゃと一体になつて遊ぶ時期 159
おもちゃとの関わり方 158
おもちゃとの出会い 158
おもちゃに遊ばれる時期 159
おもちゃに誘われて遊ぶ時期

索引

159
おもちゃを生かして遊ぶ時期 159
親の初期の悩みの本質 179
親の養育態度の類型 175
音楽 58
音楽リズム遊び 159
音楽リズム遊びの発達 160
音声の防衛的使用 109
温度覚 108

【か】

カード 161
快，不快の感情の対象 123
快経験 134
快系列 121
介入方法 44
介入理論 62
概念 152
概念化 110
快の対象 142
快の追求 136
回避反応 89,99,108
カイヨワ 140
快楽原則 137
カウンセリング 19
学習障害 14,15
学習能力障害 15
学習の障害 15
学習の停滞 15
学習の歪み 16
隠すなかれ運動 29
覚醒状態 18
覚醒の中枢 126
学力不振 65
笠井福松 27
笠碁 148
下肢の交互運動 84
下肢の分離 81
柏学園 12,16,28,29
柏倉松蔵 16,29
片足立ち 88
カタルシス 137
価値観の反映 179
学級崩壊 19
学校教育 188
活動システム理論 78
桂枝雀 37,141
家庭内暴力 19

加藤普佐次郎 31,37
過渡的空間 136
カバット 53
過保護 174
かまいすぎ型 174
鎌田東二 140
紙芝居 161
ガレノス 63
川田貞治郎 27
感覚 100,101
感覚・運動遊び 149
感覚・運動遊びの発達 151
感覚・運動期の発達段階，
　ピアジェによる 113
感覚・運動経験 57
感覚・運動的思考期 111
感覚・運動的段階 112
感覚―反射レベル 103
感覚遊び 155
感覚刺激 101,149
感覚処理過程 102,149
感覚処理機構 102
感覚処理能力 126
感覚統合療法 55,64,65,67
感覚統合療法理論 30,53
感覚統合理論 55,56,57,149
感覚統合理論の業績 56
感覚と運動の高次化理論 58
感覚入力 58
感覚入力の統合 56
眼球運動 94
眼球コントロール 90,91
環境視 90,98
環境刺激 61
環境適応 118
環境認知 74
環境の探索 126
環境の理解 106
眼瞼反射 90
眼瞼の反射，危険回避のための 117
菅 修 31
感情 102,117
感情・社会性・自己概念の発達過程 123
感情の機能 118
感情の共感性 174
感情の合理性 118
感情の発達段階 122
感情の表出方法 122

感情発達 121
感情表出 103
感じる遊び 142
感じる楽しさ 140
感じる楽しさの発展 143
観念論 63

【き】

機械的連合 115
危機警告手段 135
奇形 14
危険回避のための眼瞼の反射 117
競う遊び 147
競う遊びの発展 147
競う楽しみ 146
北練平 31
機能障害 45,50
機能的遊び 151
気晴らし 136
気分転換 134
虐待・嘲笑の時代 22,23
救貧施設 24
旧約聖書 180
教育産業 173
教育の時代 22,24
強化刺激 60,61
共感 174
協調 74
協調，目と手の 89
協調動作，両手の 74
協同・競争遊び 162
共同意識 120
共同作業 43
共同で幻想 145
京都府癲狂院 25
強要 174
ギリシャ悲劇 180
キールホフナー 138
筋緊張の状態 50
金原亭馬生 147
筋ジストロフィー症 15
緊張性迷路反射 80,93,107

【く】

空間理解 152
具体的段階 112
屈曲逃避反射 89

195

久保寺保久　27
久美愛園　27
クラフトマンシップ　138
グリム童話　23
クリュックシャンク　57
クリュッペルハイム　29
グループダイナミックス　58
グループによる主要な評価領域　49
グループによる問題の性質　48
グループホーム　189
呉秀三　37

【け】

形式的操作　111
形式的段階　112
ケイデンス　86,87
頸のコントロール　93
ケース会議　45,183
ゲーム　146
ケファート　30,57
言語能力テスト　58
現実原則　137
原始反射　80
原始反射の統合　78
健常児　72
幻想　145
元禄宝永珍話　23

【こ】

古・旧皮質系回路　102
構音機構　108
口腔センター　187
攻撃行動　58
交叉神展反射　89
高次化作用　109
高次脳機能障害　15
抗重力伸展活動　94
口唇期　58
構成・創造遊び　162
構成遊び　152,153,155,156
構成遊びの発達　153
構成的能力　154
構造化　66
行動の要素　101
行動変容理論　64
行動療法　64
行動理論　63

興奮的促通　53
江北農園　27
公明学校　28
肛門期　58
交友期　123
合理論　63
コーディネーター　187
小金井学園　27
股関節の外転・伸展立位での　85
呼吸機能　18
国際障害者年　18,185,187,189
国連・障害者の十年　18,187,189
古事記　22
児玉昌　27
ゴッコ遊び　115
ごっこ遊び　144,153
骨盤・大腿での支持性　84
固定視　98
孤独　174
ことば　110,118,152
ことば・数遊び　161
ことば・数遊びの発達　160
ことばの教室　188
子ども遊びづくし　157
子どもの遊び　157
小林提樹　18,29
コミュニケーション　118
コミュニケーションの発達　119
固有感覚　145
固有感覚系　55
固有感覚刺激　54
固有受容性神経筋促通法　53
コロロメソッド　58
ゴンドラに乗つた猫　75
コンドン　172
コンピタンシー行動　149
コンピテンス　125
混乱期　178

【さ】

坐位から膝位への時期　83
再起期　178
再建療法　37
在宅福祉　187
作業　37
作業行動理論　149
作業所　186
作業治療　37
作業の障害　37

作業療法士の役割　39
作業療法の見方　36
作業療法の目的　36
作業療法白書　16
作業療法評価　43,44
サッケード運動　90
サリバン　58
サリバン先生　31
サルペトリエール施療院　32
三項目随伴性　60
残忍型　174

【し】

視・聴覚，楽しみとしての　143
シェーマ　111
ジェスチャー　161
ジェンバーグ　59
視覚機能　89
視覚機能の発達　90
視覚情報　90
視覚定位　90,98,112
自覚的なはたらきかけ　36
視覚のはたらき　90
視覚反射　98
自我形成期　123
自我の展開　58
自我の発達　19,102,181
自我の浮遊状態　145
信楽寮　28
時間感覚　152
識別能力　90
刺激の落差，よろこびとしての　142
志向期　123
試行錯誤　148
志向多様期　123
自己概念　122
自己制御　67
自己調節期　122
自己統制　67
自己有能感　125
四肢・体幹の動き　81
姿勢　51
姿勢・移動運動　89
姿勢・移動運動の発達　75,79
姿勢・移動能力　75
姿勢コントロール　15,30,78
姿勢コントロール能力　50
姿勢調節能力　76,78

姿勢の発達　76,78
姿勢の変換　79
姿勢反応　30
姿勢変換能力　79
姿勢保持　18
姿勢保持能力　79
姿勢保持の基盤つくり　79
施設の地域化　42
施設のボーダーレス化　19
肢体不自由　12
肢体不自由児　16
肢体不自由児施設　16,186
シチズンシップ　138
膝関節の伸展，立位での　85
疾患分類，発達障害　14
実質的親子関係　174
児童福祉法　32
児童扶養手当　188
死の受容の過程　176
自発運動　106
自発性　134
自発的で自由な活動　135
自発的微笑　121,122,172
自閉症　14,15
自閉症児　50,51,72,155
姉妹ごっこ　144
島田療育園　29
島村学園　27
島村保穂　27
社会参加の推進　41
社会人　138
社会制度　185
社会的遊び　122,156
社会的参照　126
社会的弱者　20
社会的スキルの低下　15,65
社会的微笑　122
社会的ルール　126
社会福祉士　185
社会へのはたらきかけ　40,41
尺側把握　98
瀉血　63
シャルテンブラント　30
ジャンプ　88
重症児を守る会　29
重症心身障害児施設　186
重症心身障害児通園モデル事業　18
重心移動　87
集団志向性　125

集団力動性　140
重度知的障害児の遊び　154
修養学院　25
授産施設　186
手指把握　98
手掌支持　95
手掌把握　98
手掌把握反射　89,93,94
主体性　134
恤救規則　25
恤救施設　26
シュトラウス　30,57
受容遊び　151,155
受容的交流療法　59
主要な評価領域の選択　47
主要な問題とその対処　45
上・下肢の協調性　84
障害基礎年金　188
障害児・知的障害者施設数　184
障害児歯科治療機関　187
障害児手当ての給付　187
障害児の親の会　41
障害児のきょうだい　181
障害児の処遇の歴史　20
障害児福祉手当　188
障害者白書　16
障害者プラン　185,188
障害受容　179
障害受容の過程　176
障害の受容の諸段階　177
浄化作用　138
条件反応　60
上肢機能　89
上肢の支持性　82
上肢の体幹からの分離　93
情緒　67,101,117
象徴遊び　149,153
象徴機能の形成　107
象徴的表象　106,110
情緒系処理回路　102
情緒的共感　59
情緒的交流　126
情動　117
常同行動　154
情動的関係　125
情動発達　117
情報の整理と主要な問題の想定　45
ショートステイ　187,189
初期歩行　86

処遇の歴史　22
職業人　138
職能療法　37
助成措置　189
触覚系内部　55
触覚刺激　54
触覚防衛　65
ショック期　177
白川学園　27
自律神経系情報　126
自立の過程　176,177
新・フロイト学派　58
人格の低下　11
神経学的視点　50
神経学的徴候　51
神経筋疾患　15
神経筋促通技法　30,53,54
神経生理学的基盤　50
神経生理学的視点　51
神経生理学的治療法　53
神経発達学的治療　64
神経発達学的治療法　17,54,65,66
神経発達学的治療理論　53
人権思想　11
進行性筋ジストロフィー症　14
新ゴールドプラン　185
心身障害児者巡回相談療育相談事業　187,190
心身障害児（者）地域療育等支援事業　187
心身障害児総合通園センター　186
心身障害児短期入所事業　187,189
心身障害児短期療育事業　187,189
心身障害児通園事業　186,188
心身障害児通園施設機能充実モデル事業　18
心身障害児福祉施策　185
身体遊び　151
身体障害者手帳　186
身体図式　152
人体精気論　63
身体的保護の時代　22
心的外傷　59
侵入　66
新皮質系回路　102
シンボル　115

索引

197

心理・社会的機能　117
心理リハビリテーション　66,67
心練　28

【す】

睡眠の中枢　126
巣鴨病院　25
杉田直樹　27
スキップ　88
スキナー　60
杉の子組　28
スターン　120
ストレス　137
ストレスの解消　134
ストレスの解消法　137
スポーツマンシップ　138
ずり這い　78

【せ】

生育歴　45
生活技能　37,40,51
精気論　63
成熟歩行　86
性衝動　58
正常発達の指標　72
生殖期　58
整肢療護園　12,29,32
精神運動発達　107
成人終末医療患者　19
精神遅滞　10
精神遅滞児　51
精神薄弱　10
精神薄弱児愛護協会　24
精神発達遅滞　12,14,15
精神分析学理論　58
精神分析理論　63
製造遊び　153
生存原則　118
生得的な感情　119
税の控除　189
生命医学　18
生命維持機能　18
生理学的教育法　27
生理学的治療教育法　28
生理学的理論　62,63
生理的屈曲　93
生理的屈曲姿勢　80,107
生理的防御姿勢　76

世界作業療法連盟　37
セガン　24,25
摂食機能　18,108
摂食反射　117
切断　14,15
接地，足底全体での　87
セラプレイ　59,66
セルフコントロール　50
前概念的思考段階　115
前概念的段階　112
潜在能力　44,50
前社会相　122
前象徴的段階　154
染色体異常　10
全人的アプローチ　11
前操作的段階　111,112
浅草寺カルナ学園　27
選択的運動　74
前庭感覚　57,145
前庭感覚，楽しみとしての　143
前庭感覚系　55
前庭感覚刺激　54
前庭刺激　126
先天奇形　15
潜伏期　58
全米知的障害者協会　12,26

【そ】

早期教育相談　188
造形遊び　161
相互依存性　125
操作　111
創作活動　19
操作的段階　112
喪失感　178
想像遊び　153
十亀史郎　27,173
足関節の背屈　85

【た】

第1次運動野　93
第1次循環反応　112,149
第1次体性感覚野　93
第2次循環反応　114,149
第3次循環反応　114
第3次小学校令　26
体液論的解釈　63
体幹・骨盤のコントロール　81

体幹の回旋，立位での　85
体幹の完全伸展，立位での　85
胎教音楽　108
退行現象　58
代償　65
対象遊び　151
対象関係論　58
対称性緊張性頸反射　84
対人関係　101
体性感覚　57
体性感覚，楽しみとしての　143
台乗せ反応　99
対物遊び　151
ダウン症児　76
高木憲次　12,28,29
滝乃川学園　24,27
他者を志向する　145
田代義徳　12,16
立ち上がり，膝位からの　86
立ち直り反応　30,78
抱っこ法　59
達成行動　149
多動児　65
田中正雄　27
田村一二　32
田村春雄　37
男根期　58
探索・適応遊び　162
探索行動　125,149

【ち】

地域療育事業　188
知育教育　173
チーム医療　182
チーム医療の必要性　182
チーム医療の本質　182
チームワーク　183
知覚　100
知覚―自発的運動レベル　103
知覚経験　106,143
筑峰学園　27
知的自己中心性　116
知的障害　12
知的障害児　155
知的障害児，中等度　18
知的障害児通園施設　18
知的障害者生活能力訓練事業　187,189
知能　111,112

注意渇望状態　181
注視　90
注視点の移行　90
中枢部の安定性　73
調節　57, 111
超早期の治療　17
直感的　116
直感的思考段階　112, 115
治療　36, 44
治療医学　36
治療原則　16
治療的介入　44
治療的な介入理論　53
治療的はたらきかけ　10
治療のための評価　44
治療プログラム　43
治療プログラムの立案　51

【つ】

追視　90
通園事業心身障害児通園施設機能
　充実モデル事業　186
通園施設，知的障害児　18
痛覚　108
通級制度　188
筑波学園　27
伝い歩き　85
積み木　153

【て】

手足の不自由な児童　12
定義，発達障害の　10
デイサービス事業　188
低酸素脳症　10
低能児学級　26
デカルト　63
適応　39
適応への援助　40
手と感情の相互作用　104
手と認知の相互作用　104
手のアーチ　95
手の機能の多様化　95
手伸ばし　94
手のはたらき　89
てんかん　14
転倒　76
転導推理　115
転導性　65

電話　161

【と】

頭・頸部のコントロール　81
同化　57, 111
桃花塾　27
東京市立光明学校　29
東京都立青鳥養護学校　28
東京府癲狂院　25
瞳孔反射　90
動作的表象　106
動作法　66
橈側把握　98
頭頂葉感覚野　100
動的3指握り　98, 99
道徳の系譜　23
道徳療法　24
道徳療法家　28
逃避反射　93, 94
頭部外傷　14
ドーマン・デラカート法　67
ドーマン法　66
独占しない愛　172
特別児童扶養手当　188
跳び降り　88

【な】

内・近接受容感覚　108
内的心的現実　136
内的欲求　134
慰めの時期　179
ナチス・ドイツ　21
731部隊　21
喃語　135

【に】

ニーチェ　23
握りの型　97
二足一段　88
日常生活からの逸脱　140
日常動作の能力低下　51
二分脊椎　14, 15
日本作業療法士協会　37
日本書紀　22
日本霊異記　22
乳児　172
二立歩行　76, 86

人形の目反射　90
人間発達学理論　72
認識　100
認識─随意運動レベル　103
認知　100, 101, 102
認知機能　89, 100
認知系処理回路　102
認知発達　53, 106
認知発達段階　112
認知発達治療　58
認知発達治療法　67
認知発達の構造　111
認知発達療法　59
認知発達理論　57, 110
認知理論　63

【ね】

ねり歩く　145
粘土　153

【の】

脳炎　10
脳炎後遺症　14
脳幹網様体　126
脳幹網様体賦活系　118
脳血管障害　14
脳性まひ　11, 14
脳性まひ児　30, 50, 54
能動・受動的触経験　59
脳の重さ　104
脳の活性化　105
脳の成長　105
能力低下　11, 44
ノーマライゼーション　20, 185
ノット　53
野村実　31

【は】

パーセプション　66
パーソナリティー　174
バートン　37
ハーベイ　63
ハーメルンの笛吹き男　23
ハイガード　86, 96
ハイリスク児　50
白筋線維　93
白痴　12, 22

索引

199

把持　94
パスカル　136
はたらきかけ　36
はたらきかける手　99
八幡学園　27
発達・運動学的治療法　54
発達学的視点　50
発達課題の階層　74
発達過程理論　51
発達検査　101
発達障害　10
発達障害作業療法　10
発達障害とは　10
発達障害の原因　10
発達障害の構造　74
発達障害,疾患分類　14
発達診断　72
発達段階理論　51
発達テスト　72
発達の援助　39
発達の遅滞　11
発達プロフィール　101
パブロフ　60
林蘇東　27
原子基　41
パラシュート反応　83,95
バランス反応　76
反射機構　172
晩熟生学級　26
パンセ　136
判断機能　118
判断形式　125

【ひ】

ピアジェ　57,58,110,137,149
引き起こし反射　89
被虐待児　19
非言語的手段　118
非現実性　134,135
膝の伸展,立脚相での　87
非実利性　135
非社会相　122
ビセトール施療院　32
非対称性緊張性頸反射　80
左・右への体重移動,立位での　85
非定型　72
否認期　178
ピネル　24
皮膚感覚　138

ヒポクラテス　63
ピボット　78
百科全書派　24
ビューラー　153
評価　43
評価・治療　44
評価・治療の手順　45
評価の解釈　50
評価の過程　46
評価の実際　47
評価の手順　45
表象化能力　126
表象的思考段階　111
表象的段階　112
表象の理解　127
ひるこ　22
広島教育治療院　27

【ふ】

ファシリテーション・テクニック
　30,66
ファブリチウス　63
不安　59
ブーバー　135,174
不快系列　122
不器用　65
福祉の時代　32
輻湊運動　92
富士育児院　27,28,41
藤倉学園　27
不条理性　178
父性原理　176
不適応の解決方法　40
不登校児　19
浮遊の枠組み　148
プラトン　22,135
ブリッジ　82
ブリッジス　121
ブリューゲル　157
ふりをする遊び　144
ブルーナー　106
プルトニウムの人体実験　21
ブルヌヴィーユ　25,26
ブルンストローム　53
プレイ　147
フロイト　58
フロスティヒ　30,57
ブロック　153,161
プロテスタンティズム倫理　23

文化人類学的　126
分娩まひ　14,15
分離運動　74,97

【へ】

ベアテ・シロタ・ゴードン　31
平衡維持　76
平衡反応　78
米国知的障害者協会　24
ヘック　22
ヘレン・ケラー　31
偏見と差別　22
ヘンゼルとグレーテル　23
弁別刺激　60

【ほ】

ホイジンガ　140
ボイタ　54
ボイタ法　66,67
防御的な手　99
放任　174
訪問介護　188
ホームヘルプサービス　188
ホール　37
ボールビー　58
歩行する猫　75
歩行速度　87
保護伸展反応　78
ボス　53
ホスピス　19
母性原理　176
補装具　186
補装具の交付・修理　186
ホッピング反応　85
ボバース　17,54
ボバース法　67
本庄睦男　41
本能的把握反応　95,99

【ま】

巻き戻り現象　93
マクグロウ　30,78
マグナス　30,78
魔女狩り　23
マック　149
末梢神経まひ　14
間引き　23

マルセル　174
マンハッタン計画　21

【み】

見返りを求めない愛　172
未熟　72,73
三田谷治療教育院　27
三田谷啓　27
ミドルガード　86
南カリフォルニア感覚統合検査　55

【む】

無意識の表情　120
無視型　174
鞭と鎖　23

【め】

迷路性立ち直り反応　76
目と手の協調　89,93
目の手の発達　98
目的達成型解決　182,183

【も】

ものの永続性　143
ものの永続性の理解　114
ものの法則性の理解　152
模倣　111,112
模倣遊び　155
模倣による学習　52
モロー反射　80,89,93,107
問題分析型解決　183

【や】

役割遊び　162
八事少年寮　27
山内逸郎　173

山田洋次　141
山脇東洋　63

【ゆ】

優位手　99
遊戯療法　59,138
遊具　58
優生学思想　21
優生学的思想　23
ユング　59

【よ】

養育支援　172
養育のネグレクト　40
養護学校　16
養護学校義務制　26
幼児虐待　19
要素的機能の構造　102
幼稚部教育　188
余暇人　138
抑制的促通　53
吉本隆明　135
欲求　111
四つ這い位での平衡反応　84
四つ這い移動　83
ヨブ記　180

【ら】

ライリー　138,149
落第生学級　26

【り】

リード　37
理学療法士及び作業療法士法　37
立体覚　108
リナクル　63
離乳後期　108
離乳食前期　108

離乳食中期　108
リヒト　29
療育　29,30
療育センター　18
療育手帳　186
療育の地域化　18
両眼視　98
梁塵秘抄　139
両手の協調動作　74
量の保存　116
臨床的な分類　45

【る】

類推　115
ルード　53
ルール　126,148
ルール，遊びの中に見られる　148
ルール，対立を明確にする　146
流竄録　24

【れ】

レーチネン　57
レクリエーション　19
レスポンデント行動　60
レビナス　13,174
連合反応　65
練習遊び　149,151

【ろ】

ローガード　86
六方学園　27

【わ】

脇田良吉　27
渡辺政太郎　41
渡辺代吉　27,41
ワロン　41,59

〈著者略歴〉

岩崎清隆（いわさききよたか）

1971年，上智大学文学部哲学科卒業．1973年，同大学院哲学研究科修士課程修了．1985年，アメリカ・ワシントン州，ブジェットサウンド大学大学院作業療法学科修士課程卒業．
1978年，重症心身障害児施設「希望の家」療育病院勤務．
1992年，群馬大学医療技術短期大学部作業療法学科助教授．1996年，群馬大学医学部保健学科助教授．
共著書として，「作業療法学 3. 発達障害」（作業療法学全書．協同医書出版社，1999），「重症心身障害」「ADLとその周辺」（医学書院，1994），「新・感覚統合法の理論と実践」（学習研究社，1997）

発達障害と作業療法［基礎編］

発　行	2001年6月20日　第1版第1刷©
編　者	鎌倉矩子・山根　寛・二木淑子
著　者	岩崎清隆
発行者	三輪　敏
発行所	株式会社 三輪書店
	〒113-0033 東京都文京区本郷6-17-9　本郷綱ビル
	☎ 03-3816-7796　FAX 03-3816-7756
印刷所	三報社印刷 株式会社

本書の無断複写・複製・転載は，著作権・出版権の侵害となることがありますのでご注意ください．

ISBN 4-89590-149-1　C 3047

■三輪書店の定評ある作業療法関係の教科書

◉精神科作業療法が基礎から分かる本格的な教科書
精神障害と作業療法
山根　寛

臨床と教育に長年心血を注ぎ「作業療法とは何か」を問い続けてきた著者が「現象を通して見えてきたもの，自らの体験を通して確かめられたことを」首尾一貫した確かな視点から体系的に書き下ろした精神科作業療法の本格的な教科書。精神障害領域における作業療法をその基礎から理解し，実践に結び付けていくために必要な基本事項を広く網羅的に解説。

●定価(本体3,398円+税)
ISBN4-89590-066-5
B5　頁210　1997

◉「基礎作業療法学」のテキストに最適
ひとと作業・作業活動
編集　鎌倉矩子・山根　寛・二木淑子
著者　山根　寛・二木淑子・加藤寿宏

作業療法の原点である「作業」「作業活動」を，ヒトの進化・脳の働き・身体・心・学習などと関係づけながら，治療・援助・関わりの道具としての作業や，作業活動の特性と効果を明らかにする待望のテキスト。作業分析の章では，一般的分析に加えて精神・身体・発達障害の各領域ごとに具体的な限定的分析の方法を詳細に提示。

●定価(本体3,300円+税)
ISBN4-89590-097-5
B5　頁184　1999

◉「作業治療学－集団の活用」のテキストに最適!!
ひとと集団・場
集まり，集めることの利用
編集　鎌倉矩子・山根　寛・二木淑子
著者　山根　寛・香山明美・加藤寿宏・長倉寿子

「ひとが集まること」，「ひとを集めること」とは何か。それが，なぜ治療や援助の手段として用いられるのか。ヒトの進化，個の発達，家族や社会の成り立ちから，ひとと集団の関係を解き明かし，集団を療法に利用するときの集団の特性，効果，種類，利用のコツについてわかりやすく解説する。

●定価(本体3,300円+税)
ISBN4-89590-115-7
B5　頁220　2000

◉いま，研究がおもしろい。卒論，学会発表，論文執筆に必携
作業療法士のための研究法入門
鎌倉矩子・宮前珠子・清水　一

作業療法の臨床と科学に寄与する「研究」の手ほどき。基礎編では研究を始める心構えや準備，研究計画の立て方，必要な手続きなどの量的研究をはじめ，エスノグラフィックスタディや事例研究などの質的研究までを射程に入れ，さまざまな様式の作業療法研究の進め方を，実例をまじえながら具体的に分かりやすく解説。

●定価(本体3,200円+税)
ISBN4-89590-068-1
B5　頁160　1997

◉考え方から製作の実際までをイラストと写真で解説。好評に応えて大幅改訂。
手のスプリントのすべて 第2版
矢崎　潔

著者自身によるイラストと写真をふんだんに使用した解説で，スプリントのすべてがわかる。著者25年間の経験を集大成する労作。実践に裏打ちされた充実した内容は教科書としても臨床でのマニュアルとしても利用できる。第2版では，最新の装具を追加紹介。

●定価(本体6,600円+税)
ISBN4-89590-086-X
A4　頁172　1998

お求めの三輪書店の出版物が小売書店にない場合は，その書店にご注文ください。お急ぎの場合は直接小社に。

〒113-0033　東京都文京区本郷6-17-9 本郷綱ビル　三輪書店　☎03-3816-7796　FAX 03-3816-7756　振替 00180-0-255208